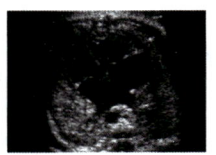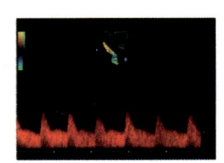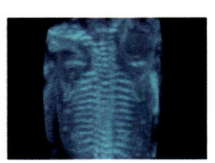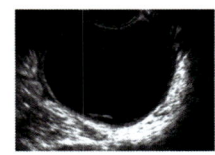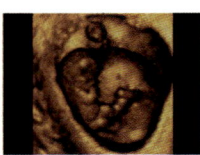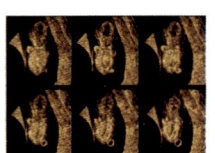

Ultrassonografia em Ginecologia, Obstetrícia e Mastologia

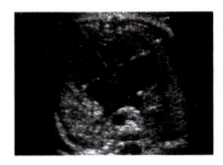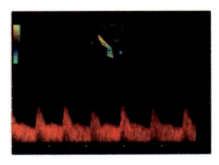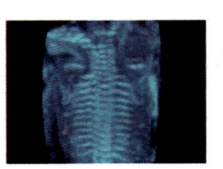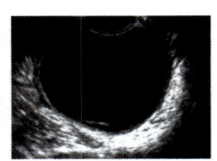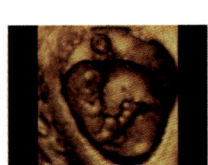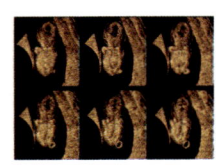

Série Ultrassonografia
Perguntas e Respostas para Provas de Título e Concursos

Editor
Adilson Cunha Ferreira

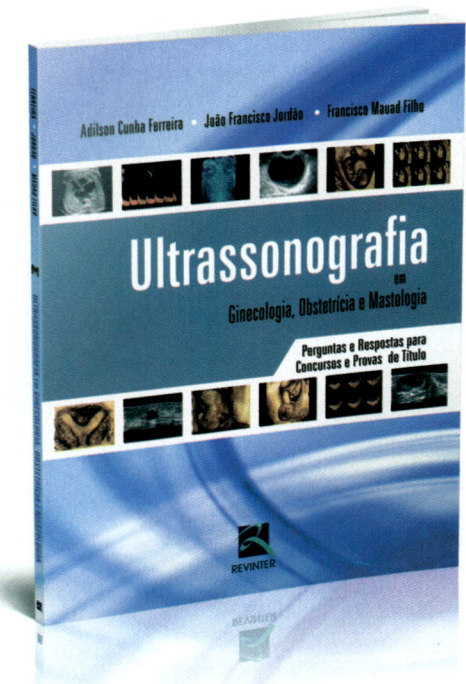

Ultrassonografia em
Ginecologia, Obstetrícia e Mastologia
Adilson Cunha Ferreira • João Francisco Jordão • Francisco Mauad Filho

Medicina Fetal
Adilson Cunha Ferreira • Denise Vaz Oliane • Evaldo Trajano • Francisco Mauad Filho

Medicina Interna
Adilson Cunha Ferreira • João Francisco Jordão

Pequenas Partes
Adilson Cunha Ferreira • João Francisco Jordão • Fernando Mauad

Tridimensional e Novas Tecnologias
Adilson Cunha Ferreira • Wellington de Paula Martins

Reprodução Humana
Adilson Cunha Ferreira • Denise Vaz Oliane • Antonio Helio Oliani

Ultrassonografia em Ginecologia, Obstetrícia e Mastologia

Perguntas e Respostas para Provas de Título e Concursos

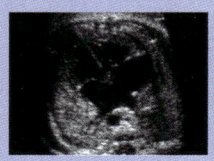 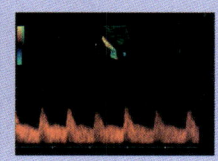 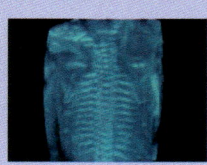 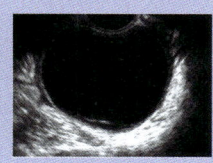 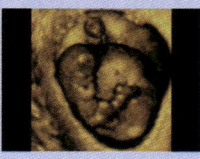 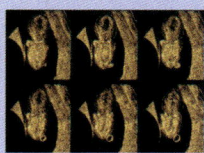

Adilson Cunha Ferreira
Professor da Escola de Ultrassonografia e Reciclagem Médica de Ribeirão Preto
Professor do Núcleo de Ultrassonografia, Teleecografia e Medicina Fetal do IDI –
Instituto de Diagnóstico por Imagem de Ribeirão Preto, SP
Especialização em Ultrassonografia pela Sociedade Americana de Ultrassonografia – ICEAF
Professor da Pós-Graduação em Ginecologia e Obstetrícia da Faculdade de Medicina de São José do Rio Preto – FAMERP
Mestrado e Doutorado Pela Universidade de São Paulo – Faculdade de Medicina de Ribeirão Preto
Presidente do Departamento de Ultrassonografia do Centro Médico de Ribeirão Preto, SP
Membro Titular do Colégio Brasileiro de Radiologia
Presidente da APUS – Associação Paulista de Ultrassonografia

João Francisco Jordão
Professor da Escola de Ultrassonografia e Reciclagem Médica de Ribeirão Preto – EURP
Professor do Núcleo de Ultrassonografia, Teleecografia e Medicina Fetal do IDI –
Instituto de Diagnóstico por Imagem de Ribeirão Preto, SP
Membro Titular do Colégio Brasileiro de Radiologia

Francisco Mauad Filho
Diretor da Escola de Ultrassonografia e Reciclagem Médica de Ribeirão Preto
Professor-Associado da Universidade de São Paulo – Faculdade de Medicina de Ribeirão Preto
Professor da Escola de Ultrassonografia e Reciclagem Médica de Ribeirão Preto
Membro Titular do Colégio Brasileiro de Radiologia
Diretor Científico da Sociedade Brasileira de Ultrassonografia

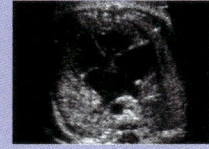 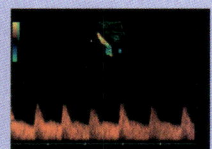 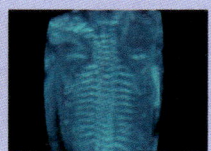 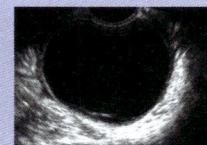 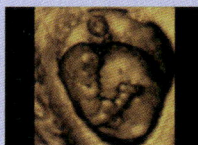 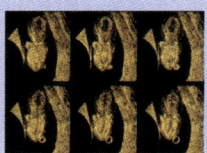

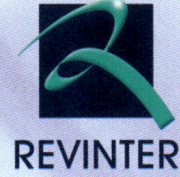

REVINTER

Ultrassonografia em Ginecologia, Obstetrícia e Mastologia – Perguntas e Respostas para Provas de Título e Concursos
Copyright © 2012 by Livraria e Editora Revinter Ltda.

ISBN 978-85-372-0434-4

Todos os direitos reservados.
É expressamente proibida a reprodução
deste livro, no seu todo ou em parte,
por quaisquer meios, sem o consentimento
por escrito da Editora.

Contato com os autores:
ADILSON CUNHA FERREIRA
adilson@teleecografia.com.br

JOÃO FRANCISCO JORDÃO
jfjordao@ultra-sonografia.com.br

FRANCISCO MAUAD FILHO
mauad@ultra-sonografia.com.br

Desenhos esquemáticos:
DR. HERMES PRADO

CIP-BRASIL. CATALOGAÇÃO-NA-FONTE
SINDICATO NACIONAL DOS EDITORES DE LIVROS, RJ
F439u

Ferreira, Adilson Cunha
  Ultrassonografia em ginecologia, obstetrícia e mastologia : perguntas e respostas para provas de título e concursos / Adilson Cunha Ferreira, João Francisco Jordão, Francisco Mauad Filho. - Rio de Janeiro : Revinter, 2012.
  il.

  Inclui bibliografia
  ISBN 978-85-372-0434-4

  1. Aparelho genital feminino - Ultrassonografia. 2. Ultrassom em obstetrícia. 3. Mamas - Ultrassonografia. 4. Feto - Imagem ultrassônica. I. Jordão, João Francisco. II. Mauad Filho, Francisco III. Título.

11-6751.   CDD: 618.107543
                CDU: 618.1-073

A precisão das indicações, as reações adversas e as relações de dosagem para as drogas citadas nesta obra podem sofrer alterações.
Solicitamos que o leitor reveja a farmacologia dos medicamentos aqui mencionados.
A responsabilidade civil e criminal, perante terceiros e perante a Editora Revinter, sobre o conteúdo total desta obra, incluindo as ilustrações e autorizações/créditos correspondentes, é do(s) autor(es) da mesma.

Livraria e Editora REVINTER Ltda.
Rua do Matoso, 170 – Tijuca
20270-135 – Rio de Janeiro – RJ
Tel.: (21) 2563-9700 – Fax: (21) 2563-9701
livraria@revinter.com.br – www.revinter.com.br

DEDICATÓRIAS

À minha esposa Cristine *(B)*,
Por seu caráter, pela sua moral e ética. Pelo exemplo demonstrado e cultivado na educação dos nossos filhos.
Pelo apoio e, principalmente, pelo amor compartilhado....
Aos meus filhos
Luísa e Lucas. Razão maior do meu viver...
Ao meus pais
Terezinha e Adive....
Ao meu irmão
Zezinho, meu grande professor na escola da vida.
À família Jorge,
Isac, Leila, André, Tininha e meus afilhados Giovana e Blumblum, pela grande oportunidade da convivência familiar.

Adilson

Dedico este livro, primeiramente, a Deus, pela saúde, fé e perseverança que me tem dado.
À Gislaine, minha fiel companheira, pelo apoio e incentivo.
Às minhas filhas, Ana Carolina e Isabela, pelo reconhecimento à minha profissão, abrindo mão de horas de lazer familiar.
Aos meus pais, João e Helena, aos quais honro pelo esforço com o qual mantiveram seus filhos na escola, permitindo-lhes condições de galgar êxito na profissão.
Aos meus colegas, pela parceria na busca de novos conhecimentos e pela colaboração na elaboração desta obra.

Jordão

A realização deste livro tem grandes significados.

Primeiramente, pela sua contribuição na área de conhecimentos em ecografia ginecológica e obstétrica. A proposta das discussões de perguntas e respostas comentadas vai ao encontro da necessidade dos nossos ecografistas e clínicos tocoginecologistas, de conhecer as indicações, limitações desta área da imagem para os nossos clínicos, hoje seu "estetoscópio".

Tenho certeza de que esta obra fará parte das bibliotecas dos ecografistas e clínicos.

Que este livro seja dedicado a todos os nossos ex-alunos.

"Comece fazendo o que é necessário, depois o que é possível, e de repente você estará fazendo o impossível." *(São Francisco de Assis)*

Mauad

Sumário

Apresentação ix
Prefácio xi
Colaboradores xiii

PARTE 1
Ultrassonografia em Ginecologia

1 Anatomia Ecográfica da Pelve Feminina e Técnicas de Exame 3
Adilson Cunha Ferreira
João Francisco Jordão
Flavio Luíz de Faria Marsico
RESPOSTAS COMENTADAS 8

2 Ginecologia Geral 13
João Francisco Jordão
Adilson Cunha Ferreira
Rejane Ferlin
RESPOSTAS COMENTADAS 18

3 Reprodução e Infertilidade 23
Adilson Cunha Ferreira
Waldemar Naves do Amaral
Antonio Helio Oliani
RESPOSTAS COMENTADAS 26

4 Neoplasia Ovariana 29
Adilson Cunha Ferreira
João Francisco Jordão
Adriana Gualda Garrido
RESPOSTAS COMENTADAS 35

5 Útero 41
Adilson Cunha Ferreira
João Francisco Jordão
Antonio Helio Oliani
RESPOSTAS COMENTADAS 45

6 Análise Doppler 49
Adilson Cunha Ferreira
João Francisco Jordão
Fernanda Martelli D'Agostini
RESPOSTAS COMENTADAS 53

7 Histeroendossonografia 57
Adilson Cunha Ferreira
João Francisco Jordão
Denise Cristina Mós Vaz Oliani
RESPOSTAS COMENTADAS 58

8 Malformações Uterinas 59
Adilson Cunha Ferreira
João Francisco Jordão
Rodrigo Pinheiro Gomes
RESPOSTAS COMENTADAS 61

9 Casos com Imagens 63
Adilson Cunha Ferreira
João Francisco Jordão
Marcel Andreazza Clemente
RESPOSTAS COMENTADAS 74

PARTE 2
ULTRASSONOGRAFIA EM OBSTETRÍCIA

10 URGÊNCIAS 81
Adilson Cunha Ferreira
João Francisco Jordão
Flavio Luíz de Faria Marsico
RESPOSTAS COMENTADAS 89

11 PRIMEIRO TRIMESTRE 95
Adilson Cunha Ferreira
Francisco Maximiliano Pancich Gallarreta
Rejane Ferlin
RESPOSTAS COMENTADAS 110

12 SEGUNDO TRIMESTRE 117
Adilson Cunha Ferreira
Reginaldo Antônio de Oliveira Freitas Júnior
José Eduardo Chúfalo
RESPOSTAS COMENTADAS 121

13 MALFORMAÇÕES FETAIS 123
Adilson Cunha Ferreira
Evaldo Trajano
Rejane Ferlin
RESPOSTAS COMENTADAS 124

14 GESTAÇÕES MÚLTIPLAS 125
Adilson Cunha Ferreira
Evaldo Trajano
Mario S. F. Palermo
RESPOSTAS COMENTADAS 127

15 PLACENTA 129
Adilson Cunha Ferreira
João Francisco Jordão
Mario S. F. Palermo
RESPOSTAS COMENTADAS 133

16 CORDÃO UMBILICAL 137
Adilson Cunha Ferreira
João Francisco Jordão
Miguel Ruoti Cosp
RESPOSTAS COMENTADAS 142

17 LÍQUIDO AMNIÓTICO 145
Adilson Cunha Ferreira
João Francisco Jordão
Francisco Mauad Filho
RESPOSTAS COMENTADAS 148

18 ANÁLISE DOPPLER 151
Adilson Cunha Ferreira
Fabricio Costa
Francisco Mauad Filho
RESPOSTAS COMENTADAS 156

19 PRINCÍPIOS FÍSICOS DA ANÁLISE DOPPLER ... 159
Adilson Cunha Ferreira
João Francisco Jordão
Francisco Mauad Filho

20 ECOGRAFIA EM OBSTETRÍCIA – EXAME MORFOLÓGICO FETAL 165
Adilson Cunha Ferreira
Gerson Grott
Manuel Gallo Vallejo
RESPOSTAS COMENTADAS 168

21 ECOGRAFIA EM OBSTETRÍCIA – HIDROPISIA FETAL 171
Adilson Cunha Ferreira
Denise Cristina Mós Vaz Oliane
Sang Choon Cha
RESPOSTAS COMENTADAS 177

22 ECOGRAFIA EM OBSTETRÍCIA – DESVIO DE CRESCIMENTO FETAL 181
Adilson Cunha Ferreira
Fernando Mauad
Evaldo Trajano
RESPOSTAS COMENTADAS 186

23 CASOS COM IMAGENS 191
Adilson Cunha Ferreira
João Francisco Jordão
Manuel Gallo Vallejo
RESPOSTAS COMENTADAS 201

PARTE 3
ULTRASSONOGRAFIA EM MASTOLOGIA

24 ECOGRAFIA DAS MAMAS 207
Adilson Cunha Ferreira
João Francisco Jordão
Carlos César Montesino
Fernanda Martelli D'Agostini
RESPOSTAS COMENTADAS 211

APRESENTAÇÃO

Conheci o professor Mauad ainda estudante. Comecei a trabalhar com ele faz *"alguns anos"*. Já adquirimos a maior idade. Em todo este tempo, pude perceber a sua vontade de ensinamento. Seus atos e investimento como professor foram sacramentados com a criação da EURP. Realizamos juntos muitos cursos preparatórios para obtenção dos títulos de especialista e habilitação. E daí surgiu a idealização deste livro.

O resultado desta obra, sem dúvida, irá influenciar a prática da ultrassonografia em estudantes, médicos, professores e em todos os profissionais que, direta ou indiretamente, utilizam este fantástico método.

A tarefa de reunir não só colaboradores, mas, principalmente, amigos nacionais e internacionais altamente gabaritados, resultou em um livro com uma qualidade que se percebe durante a leitura de cada capítulo.

Esta primeira edição registra e espelha a nossa vontade de ensinar e colaborar com o aprimoramento daqueles que se dedicam à difícil missão do diagnóstico ecográfico.

Adilson Cunha Ferreira

PREFÁCIO

A ultrassonografia é a área diagnóstica que possui um grande número de especialistas, muitos com dedicação exclusiva. Em nosso país, podemos dizer que somos apaixonados por futebol; e na imagem, pela ultrassonografia. Desta forma, inúmeros pacientes fazem exames ecográficos realizados por profissionais bem treinados neste campo da Medicina. Entretanto, as dificuldades do dia a dia são inevitáveis, e as dúvidas aparecem de forma natural.

Ultrassonografia em Ginecologia, Obstetrícia e Mastologia – Perguntas e Respostas para Provas de Título e Concursos, escrito pelo Dr. Adilson Cunha Ferreira *et al.*, abrange, de forma objetiva, didática e prática, as principais dúvidas e questionamentos que surgem na rotina diagnóstica da ultrassonografia dentro deste campo da Medicina.

A divisão do livro em três partes facilita o aprendizado e encontra as principais perguntas que devem ser sabidas dentro de cada tópico.

A correlação imaginológica foi outra preocupação dos autores, visando o melhor entendimento entre a clínica e a ultrassonografia. Assim, aproximadamente um terço da obra apresenta figuras que ilustram de forma brilhante os achados anatômicos, clínicos e cirúrgicos.

Nestes 33 anos que acompanho a especialidade, pude ver o aparecimento e o crescimento de vários profissionais que hoje são figuras notórias no ensino da ultrassonografia nacional. O Dr. Adilson Cunha é uma destas pessoas, incansável no trabalho de ensinar e aprimorar a excelência dos conhecimentos dos jovens profissionais que surgem a cada dia. De certo, este livro contribuirá ainda mais no aprimoramento do ensino médico da ultrassonografia.

Airton Pastore

Colaboradores

❏ COLABORADORES INTERNACIONAIS

Fabricio Costa, MD, PhD
Clinical Fellow in Obstetrical and Gynaecological Ultrasound –
Ultrasound Department –
Royal Women's Hospital

Manuel Gallo Vallejo
Chefe da Unidade de Medicina Fetal do Hospital Universitário
Materno-Infantil Carlos Haya y Hospital Internacional Xanit
Diretor do Instituto de Medicina Fetal Andaluz (IMFA)

Mario S. F. Palermo
Doctor en Medicina
Profesor Adjunto de Obstetricia de la
Facultad de Medicina de Buenos Aires (UBA)
Jefe del Departamento Materno-Infantil del Hospital Nacional Prof. Alejandro Posadas)
Director de la Unidad Docente Hospitalaria (Hospital Prof. Alejandro Posadas)
Director de Diagnomed (Institución Afiliada a la
Facultad de Medicina de la Universidad de B. A.) –
Área Medicina Fetal
Coordinador el Área Ecografica de Departamento
Materno-Infantil del Hospital Prof. Alejandro Posadas
Médico Especializado en Ecografía y Perinatologia

Miguel Ruoti Cosp
Doctor en Medicina y Cirurgia, Facultad de Ciências Médicas,
Universidad Nacional de Asunción (UNA)
Profesor Asistente Cátedra de Gineco-Obstetricia, Facultad de
Ciências Médicas, (UNA)

❏ COLABORADORES NACIONAIS

Adriana Gualda Garrido
Membro da Comissão Nacional de Ultrassonografia

Antonio Helio Oliani
Mestrado e Doutorado em Medicina – Ginecologia pela Universidade Federal do Rio de Janeiro – UFRJ
Pós-Doutorado nas Universidades do Porto e
Nova de Lisboa – Portugal
Professor Adjunto, Doutor e Chefe do Departamento de
Ginecologia e Obstetrícia da Faculdade de Medicina de
São José do Rio Preto – SP (FAMERP)
Professor Agregado da Faculdade de Ciências da
Saúde da Universidade da Beira Interior – Portugal

Carlos César Montesino
Mestrado em Medicina Interna pela UFPR
Médica Ultrassonografista do Hospital de Clínicas da UFPR
Doutoranda em Ciências da Saúde pela FAMERP
Fellow King's Kollege Hospital – Londres
Doutorado em Ciências pelo
Instituto do Coração (USP) – INCOR (2003)
Mestrado em Tocoginecologia pela
Faculdade de Medicina de Ribeirão Preto (USP) (1994)
Título de Especialista em Ginecologia e Obstetrícia – TEGO (1994)
Título de Especialista em Mastologia pela
Sociedade Brasileira de Mastologia (1995)
Título de Habilitação em Mamografia pela
FEBRASGO-CBR–SBM (1996)
Curso de Cirurgia Plástica no Instituto Europeo di Oncologia,
Milão – Itália (1996)
Curso de Mamografia no Hospital Karolinska,
Estocolmo – Suécia (1996)

Denise Cristina Mós Vaz Oliani
Mestrado e Doutorado em Ciências da Saúde – Medicina pela
Faculdade de Medicina de São José do Rio Preto – (FAMERP)
Chefe da Unidade de Reprodução Humana e Imaginologia em
Ginecologia e Obstetrícia do Departamento de
Ginecologia e Obstetrícia da FAMERP
Diretora do Instituto de Medicina Reprodutiva e Fetal de
São José do Rio Preto – SP

Evaldo Trajano
Presidente da Comissão Nacional de Ultrassonografia da FEBRASGO

Fernanda Martelli D'Agostini
Residente do Primeiro Ano do IDI, Instituto de Diagnóstico de Ribeirão Preto

Fernando Mauad
Professor da EURP Escola de Ultrassonografia de Ribeirão Preto
Radiologista Membro Titular do Colégio Brasileiro de Radiologia
Pós-Graduando da Faculdade de Medicina da
Universidade de São Paulo de Ribeirão Preto (FMRP-USP)
Médico-Assistente da Radiologia da FMRP –USP
Coordenador da Disciplina de Imagenologia da
Universidade Barão de Mauá – Ribeirão Preto.
Mestre em Radiologia pela FMRP-USP.

Flavio Luíz de Faria Marsico
Residente do primeiro Ano do IDI, Instituto de Diagnóstico de Ribeirão Preto

Francisco Maximiliano Pancich Gallarreta
Ginecologista e Obstetra pela Universidade Federal de Santa Maria (UFSM)
Preceptor do Serviço de Ginecologia e Obstetrícia da UFSM
Preceptor do Serviço de Radiologia da UFSM
Mestrado em Medicina pela FAMERP – USP

Gerson Grott
Professor da Escola de Ultrassonografia e Reciclagem
Médica de Ribeirão Preto

José Eduardo Chúfalo
Mestrado e Doutorado em Tocoginecologia pela FMRP – USP
Professor da EURP
Professor Titular do Curso de Medicina da UNAERP

Marcel Andreazza Clemente
Residente do Terceiro Ano do IDI, Instituto de Diagnóstico de Ribeirão Preto

Reginaldo Antônio de Oliveira Freitas Júnior
Professor Doutor pela Faculdade de Medicina da
Universidade de São Paulo
Professor da Faculdade de Medicina da Universidade Federal do Rio Grande do Norte

Rejane Ferlin
Mestrado em Medicina Interna pela UFPR
Ultrassonografista do Hospital de Clínicas da UFPR
Doutorado em Ciências da Saúde pela FAMERP
Fellow King's Kollege Hospital – Londres

Rodrigo Pinheiro Gomes
Residente do Segundo Ano do IDI, Instituto de Diagnóstico de Ribeirão Preto

Sang Choon Cha
Livre Docente pela FMUSP
Presidente da Associação Brasileira de Ultrassonografia

Waldemar Naves do Amaral
Graduação em Medicina pela Universidade Federal de Goiás (1985)
Especialização em Obstetrícia e Ginecologia pelo Instituto
Nacional de Assistência Medica da Previdência Social (1988)
Especialização em Ginecologia e Obstetrícia pela
Associação Médica Brasileira (1988)
Especialização em Atuação Exclusiva em Ultrassonografia Geral pela
Associação Médica Brasileira (1995)
Mestrado em Doenças Infecciosas e Parasitárias pelo Instituto de
Patologia Tropical e Saúde Pública (2003)
Doutorado em Doenças Infecciosas e Parasitárias pelo Instituto de
Patologia Tropical e Saúde Pública (2006)
Aperfeiçoamento em Habilitação em Ultrassonografia
Diagnóstica pela Sociedade Brasileira de Ultrassonografia (1987)
Professor Auxiliar da Universidade Federal de Goiás
Diretor-Técnico da Fértile Diagnósticos
Membro Titular da Sociedade Brasileira de
Videocirurgia – SOBRACIL

Ultrassonografia em Ginecologia

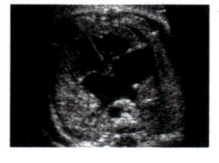 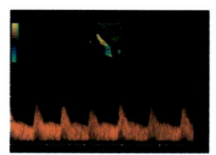 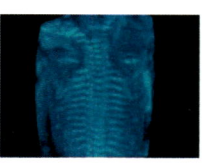 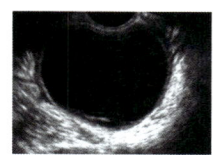 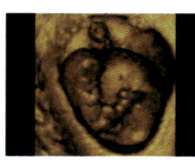 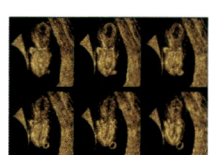

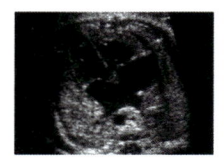 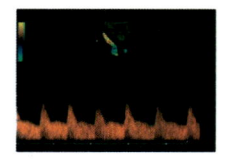 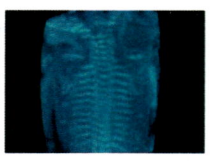 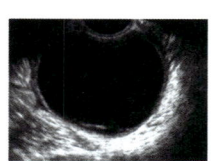 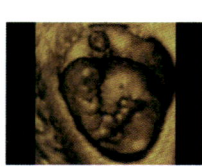 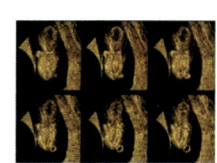

CAPÍTULO 1
Anatomia Ecográfica da Pelve Feminina e Técnicas de Exame

Adilson Cunha Ferreira
João Francisco Jordão
Flavio Luíz de Faria Marsico

1. **Quais das alternativas abaixo são verdadeiras?**
    I - A pelve verdadeira é limitada anteriormente pelo púbis e ramos pubianos.
    II - A pelve verdadeira é limitada posteriormente pelo sacro e cóccix e lateralmente pelo íleo e ísquio.
    III - A pelve verdadeira contém o sistema genital, parte inferior do trato intestinal, bexiga e parte dos ureteres.
    IV - A pelve falsa é limitada pelos ossos ilíacos e base do sacro posteriormente e parede abdominal anterolateralmente.
    São corretas:
    (a) I, II e III.
    (b) I e III.
    (c) Todas.
    (d) Apenas I e II.

2. **Assinale a alternativa falsa:**
    (a) A pelve verdadeira é limitada anteriormente pelos músculos retos abdominais.
    (b) A pelve verdadeira é limitada posteriormente pelo sacro.
    (c) A pelve falsa é a parte da cavidade que se localiza entre as fossas ilíacas.
    (d) A pelve falsa é limitada pelos ossos ilíacos e base do sacro.

3. **Com relação à irrigação arterial da pelve:**
    I - As artérias ilíacas externas e internas são ramos da artéria ilíaca comum.
    II - As artérias ilíacas apresentam fluxo de maior velocidade e resistência com padrão trifásico, onde a fase protodiastólica possui velocidade negativa (reversa).
    III - A artéria ilíaca interna vai originar a artéria uterina.
    IV - A artéria ilíaca interna possui a fase protodiastólica da onda negativa, porém menos pronunciada.
    Estão corretas:
    (a) I e II.
    (b) II, III e IV.
    (c) IV.
    (d) I, II, III e IV.

4. **Em relação à técnica de avaliação ultrassonográfica pélvica via transvaginal é correto afirmar que:**
    (a) A bexiga da paciente deverá estar cheia.
    (b) A bexiga deverá estar vazia, e o exame é realizado com transdutores endocavitários.
    (c) São utilizados transdutores de, no máximo, 6 MHz.
    (d) A bexiga deverá estar distendida, e o exame deve ser realizado com transdutores com mais de 7,5 MHz.

5. **Assinale a alternativa falsa:**
    (a) Os principais grupos de linfonodos pélvicos são: ilíacos comuns, ilíacos externos, ilíacos internos, sacrais e obturadores.
    (b) Os ovários drenam para linfonodos ilíacos externos.
    (c) As tubas drenam para linfonodos aórticos.
    (d) Os linfáticos do útero, região inferior do corpo, seguem lateralmente até os ilíacos externos.

6. **A ultrassonografia transvaginal apresenta todas as vantagens, exceto:**
    (a) Detecção mais precoce da atividade cardíaca embrionária.
    (b) Fácil identificação do embrião e vesícula vitelínica.
    (c) Medida do volume uterino.
    (d) Medida mais precisa do colo uterino.

7. **Qual das seguintes afirmações define melhor o termo janela acústica?**
    (a) Uma superfície livre de ar.
    (b) Uma estrutura homogênea.
    (c) Uma área através da qual o som passa sem impedimentos.
    (d) Uma área que consiste apenas em refletores especulares.

8. **As proporções do corpo e do colo são diferentes conforme a idade:**
    I - Na infância o colo predomina sobre o corpo.
    II - Na puberdade eles se equivalem.
    III - Em nulíparas o corpo tem comprimento pouco superior ao colo.
    IV - Em multíparas o comprimento do corpo pode ser duas vezes maior que o do colo.
    São corretas:
    (a) I, II e III.
    (b) I e III.
    (c) Apenas I e II.
    (d) Todas.

9. **Por quais vias pode ser feita a avaliação ultrassonográfica da pelve?**
    I - Abdominal.
    II - Endovaginal.
    III - Transperineal.
    IV - Endorretal.
    São corretas:
    (a) I, II e III.
    (b) I e III.
    (c) Todas.
    (d) Apenas I e II.

10. **Quais são as limitações técnicas da avaliação pélvica por via abdominal?**
    (a) Tipo de transdutor utilizado (baixa resolução).
    (b) Interposição da bexiga urinária repleta.
    (c) O biotipo do paciente (panículo adiposo espesso).
    (d) São corretas a e c.

11. **Quais são as indicações da ultrassonografia transvaginal?**
    (a) Avaliação da infertilidade.
    (b) Alterações ginecológicas.
    (c) Reprodução assistida.
    (d) Todas as alternativas anteriores.

12. **O nível de beta-HCG em que o saco gestacional poderá ser primeiramente representado pela ultrassonografia endovaginal ou abdominal é chamado de:**
    (a) Zona discriminatória.
    (b) Níveis de ensaio qualitativos.
    (c) Um radioimunensaio.
    (d) Nível beta.

13. **Um cisto paraovariano surge:**
    (a) Do ducto de Gartner residual.
    (b) Do ducto wolffiano residual.
    (c) Dentro do Wolff.
    (d) Opções a e c.

14. **Uma hidrossalpinge pode ser identificada na ultrassonografia transvaginal mostrando:**
    (a) Sua origem perto dos cornos uterinos, como demonstrado pelo endométrio.
    (b) Dobras relativamente espessas.
    (c) Falta de tecido ovariano ou estroma o circundando.
    (d) Todas as opções anteriores.

15. **A bexiga urinária na ultrassonografia pélvica:**
    (a) Deve estar repleta, e sua avaliação precede à avaliação da pelve.
    (b) Afasta as alças intestinais.
    (c) a e b estão corretas.
    (d) Deve ser esvaziada antes do exame.

16. **Analise as afirmativas:**
    I - Pequenos cistos ovarianos com menos de 2 cm estão associados a cistos funcionais.
    II - Massas volumosas com mais de 5 cm, mesmo que de natureza cística, têm significado clínico.
    III - O aspecto anecogênico dos cistos simples é caracterizado pela ausência de ecos, paredes finas e reforço.
    IV - Os cistos simples não podem ter conteúdo levemente ecogênico.
    São verdadeiras:
    (a) I e II.
    (b) I, II e III.
    (c) II, III e IV.
    (d) I, II, III e IV.

17. **A hidrossalpinge:**
    (a) Tem origem perto dos cornos uterinos.
    (b) Apresenta septos completos.
    (c) Não tem tecido ovariano ou estroma circundando.
    (d) As alternativas a e c estão corretas.

18. **No diagnóstico diferencial dos corpos lúteos, deverão ser também considerados:**
    (a) Tumores císticos do ovário.
    (b) Hematossalpinge.
    (c) Endometriomas.
    (d) Todas as opções anteriores.

19. **A posição do paciente que permite movimento livre da sonda no plano horizontal, enquanto a exploração endovaginal é executada, é a:**
    (a) A posição de Trendelenburg.
    (b) A posição de litotomia.
    (c) A posição de Sims.
    (d) A posição inclinada.

20. A posição da mesa de exame para a ultrassonografia endovaginal é:
    (a) A posição de Trendelenburg.
    (b) A posição de litotomia.
    (c) A posição de Sims.
    (d) A posição de Fowler.
21. Quando uma mesa de exame ginecológico não está disponível para executar um estudo transvaginal, uma mesa de exame plana regular poderá ser usada se uma almofada de espuma com 15-20 cm de espessura for utilizada para elevar o (a):
    (a) Pelve.
    (b) Cabeça.
    (c) Pernas.
    (d) Joelhos.
22. A condição prévia mais importante para a ultrassonografia endovaginal é:
    (a) Esvaziar a bexiga urinária.
    (b) Encher adequadamente a bexiga urinária.
    (c) Colocar o paciente na posição de Trendelenburg.
    (d) Selecionar uma sonda de baixa frequência.
23. Qual das seguintes opções não é verdadeira para a ultrassonografia endovaginal?
    (a) Ambos os ovários são sempre vistos simultaneamente.
    (b) Uma bexiga vazia é necessária antes da exploração.
    (c) Os ovários são identificados pela presença de folículos.
    (d) Uma massa grande pode ser omitida.
24. O método mais apropriado para desinfetar as sondas transvaginais de organismos, inclusive o vírus da AIDS, é:
    (a) Alvejante caseiro diluído.
    (b) Óxido de etileno.
    (c) Uma autoclave.
    (d) Agente com base em glutaraldeído.
25. O diâmetro de um folículo de Graaf maduro varia de:
    (a) 3 a 5 mm.
    (b) 10 a 12 mm.
    (c) 18 a 24 mm.
    (d) 24 a 30 mm.
26. A preparação para um estudo endovaginal não requer:
    (a) Aplicação de uma cobertura da sonda.
    (b) Desinfecção da sonda.
    (c) Esvaziamento da bexiga.
    (d) Uma ducha vaginal, terapia antibiótica ou ambas antes de a sonda ser inserida.
27. Uma bexiga completamente expandida em uma paciente que está se submetendo a uma ultrassonografia transvaginal irá:
    (a) Ocupar a maior parte da imagem e deslocar órgãos de interesse fora do alcance focal.
    (b) Aumentar o alcance focal, permitindo uma melhor intensificação da imagem.
    (c) Permitir melhor visibilização dos orgãos pélvicos.
    (d) Produzir baixa atenuação e resultar em ampliação reduzida.
28. A mesa de exame é inclinada para a ultrassonografia endovaginal com o propósito de:
    (a) Drenar o fluido para fora e para longe do fundo de saco.
    (b) Empurrar o intestino em direção à cabeça, para fora da verdadeira cavidade pélvica.
    (c) Aumentar o enchimento da bexiga para melhor delinear as estruturas pélvicas.
    (d) Agrupar fluido intraperitoneal no fundo de saco, para melhor esboçar órgãos pélvicos.
29. A limitação principal da ultrassonografia endovaginal é que:
    (a) Só pode ser feita no 1º trimestre.
    (b) Seu campo de visão é limitado.
    (c) Só pode ser usada para avaliar uma gravidez ectópica.
    (d) Só pode ser usada para avaliar os folículos.
30. O uso de um transdutor endocavitário de alta frequência resulta em:
    (a) Menos penetração, mais ampliação e melhor resolução.
    (b) Mais penetração, menos resolução e menos ampliação.
    (c) Maior penetração, mais ampliação e melhor resolução.
    (d) Nenhuma mudança.
31. Qual das seguintes opções não é verdadeira em relação à bexiga urinária na ultrassonografia endovaginal?
    (a) A parede da bexiga não poderá ser identificada quando a bexiga estiver quase vazia.
    (b) A bexiga quase vazia pode estar à direita da tela.
    (c) A bexiga quase vazia pode estar à esquerda da tela.
    (d) A bexiga quase vazia pode estar na verdadeira posição anatômica.

32. **Assinale a alternativa verdadeira:**
    (a) Os principais grupos de linfonodos pélvicos são: sacrais comuns, ilíacos ascendentes, ilíacos descendentes e lombares.
    (b) Os ovários drenam para linfonodos ilíacos externos.
    (c) As tubas drenam para linfonodos aórticos.
    (d) Os linfáticos do útero, região inferior do corpo seguem lateralmente até os ilíacos externos.

33. **Quais as limitações da ultrassonografia transvaginal?**
    (a) Baixa resolução dos transdutores.
    (b) Campo de visão restrito.
    (c) Impossibilidade em avaliar a bexiga urinária.
    (d) Contraindicação na possibilidade de gravidez.

34. **Quais as contraindicações do exame transvaginal?**
    (a) Gestação.
    (b) Obesidade.
    (c) Dor pélvica aguda não tolerada pela paciente.
    (d) Sangramento vaginal ativo.

35. **Quais as artérias que irrigam o ovário?**
    (a) Uma proveniente do ramo anexial da artéria uterina.
    (b) Outra proveniente da artéria ovariana.
    (c) a e b estão corretas.
    (d) Nenhuma das alternativas anteriores.

36. **Como é a drenagem venosa do útero?**
    (a) Por meio das veias uterinas para as veias ovarianas, pelos ramos ligamentares.
    (b) Os plexos venosos uterino e vaginal formam as veias uterinas que, dispostas em pequenos plexos em torno de suas respectivas artérias, terminam na veia ilíaca interna.
    (c) As veias arqueadas drenam diretamente para a veia cava inferior.
    (d) A veia uterina direita drena para a veia cava inferior, e a veia uterina esquerda para a veia renal esquerda.

37. **Como deve ser avaliada a bexiga urinária pela ultrassonografia pélvica?**
    (a) Deve estar repleta, e sua avaliação precede à avaliação da pelve.
    (b) Permite diagnóstico de tumores e cálculos vesicais.
    (c) a e b estão corretas.
    (d) A avaliação da bexiga urinária não é parte integrante da ultrassonografia pélvica.

38. **O que observar na avaliação dos vasos sanguíneos na massa pélvica ovariana?**
    (a) A sua localização.
    (b) O arranjo dos vasos na massa.
    (c) A sua morfologia.
    (d) Todas as alternativas anteriores.

39. **Qual é o método de escolha na avaliação de meninas com suspeita de massas ginecológicas?**
    (a) Ressonância magnética (RM).
    (b) Tomografia computadorizada (TC).
    (c) Laparoscopia.
    (d) Ecografia (US).

40. **O uso de um transdutor endovaginal de alta frequência resulta em:**
    (a) Menor penetração, maior ampliação e melhor resolução.
    (b) Maior penetração, menor ampliação e menor resolução.
    (c) Menor penetração, menor ampliação e melhor resolução.
    (d) Maior penetração, maior ampliação e melhor resolução.

41. **A taxa de aceitação entre pacientes para ultrassonografia endovaginal em relação à via suprapúbica é de:**
    (a) 5%.
    (b) 20 a 35%.
    (c) 50 a 60%.
    (d) Superior a 90%.

42. **Assinale a incorreta:**
    (a) Os ovários começam a ser diferenciados a partir da 6ª semana de gestação.
    (b) Os ovários descem para a pelve durante o 3º mês intrauterino.
    (c) O ovário no adulto mede de 2,5 a 5 cm de comprimento.
    (d) O volume ovariano na puberdade tende a ser menor que na mulher adulta.

43. **Assinale a alternativa incorreta:**
    (a) Os ovários não são revestidos pelo peritônio.
    (b) Os tumores ovarianos malignos espalham-se de formas rápida e extensiva.
    (c) Os tumores ovarianos causam compressão frequente do ureter.
    (d) Os implantes peritoneais são frequentes nos tumores ovarianos malignos.

44. **A acurácia da ultrassonografia em detectar a neoplasia trofoblástica gestacional tem sido estimada em mais de:**
    (a) 90%.
    (b) 60%.
    (c) 40%.
    (d) 20%.

45. Quais dos seguintes diagnósticos não mimetizam as características da neoplasia trofoblástica gestacional?
(a) Endometriose.
(b) Hematoma.
(c) Leiomioma.
(d) Abortamento retido.

46. Assinale a alternativa verdadeira:
(a) A salpingite aguda é caracterizada por exsudato purulento no interior da tuba.
(b) Hidrossalpinge é achado frequente na salpingite aguda.
(c) Líquido livre no fundo de saco de Douglas é frequentemente causado por acúmulo de pus.
(d) O agente mais frequente na salpingite aguda é o *Staphylococcus aureus*.

47. A imagem ultrassonográfica mais habitual do abscesso tubovariano é:
(a) Massa anexial hipoecogênica complexa.
(b) Massa anexial hipoecogênica com *debris*.
(c) Líquido livre no fundo de saco de Douglas.
(d) Todas as alternativas anteriores.

48. Considere as alternativas:
I - As imagens ecográficas dos ovários devem inicialmente levar em consideração o período menstrual da paciente.
II - O grupo etário é informação significativa.
III - É importante o conhecimento da condição hormonal da paciente.
IV - Não existe diferença na interpretação das imagens ovarianas em diferentes faixas etárias.
Estão corretas:
(a) I e II.
(b) I, III e IV.
(c) I, II e III.
(d) I, II, III e IV.

49. As alternativas abaixo são vantagens da ultrassonografia transvaginal, exceto:
(a) Permite um estudo anatômico detalhado.
(b) Menor risco de produção de artefatos de propagação.
(c) Avalia adequadamente úteros volumosos.
(d) Melhor avaliação de útero retrovertido.

50. São desvantagens da ultrassonografia transvaginal:
(a) Não é possível ser realizada em pacientes muito jovens (virgens).
(b) Pode estar limitada em úteros muito anteversofletidos.
(c) Profundidade de varredura limitada pelos transdutores de alta frequência.
(d) Todas as alternativas estão corretas.

51. A artéria ilíaca comum:
I - Tem origem na bifurcação aórtica ao nível de L4.
II - Na margem inferior de L5, sobre a asa do ilíaco, bifurca-se em artérias ilíacas internas e externas.
III - É facilmente identificada em cortes longitudinais ou em decúbito lateral esquerdo.
IV - Tem como ramo principal a artéria uterina.
São verdadeiras:
(a) I e II.
(b) I, II e III.
(c) Apenas a II.
(d) I, II e IV.

52. Quais as alternativas verdadeiras?
I - A artéria uterina tem origem na artéria ilíaca interna.
II - A artéria uterina dirige-se para frente e para baixo medialmente ao longo da parede lateral da pelve, junto ao ureter e, em seguida, curva-se medialmente em direção à cérvix.
III - A artéria ovariana origina-se na aorta, pouco abaixo das renais.
IV - A artéria ovariana contribui para a nutrição da tuba, do ovário e do útero.
São verdadeiras:
(a) I e II.
(b) I, II e III.
(c) Apenas a II.
(d) I, II, III e IV.

53. Quanto à bexiga:
(a) Quando vazia, só pode ser avaliada pela ultrassonografia transvaginal.
(b) Repleção vesical deve ser adequada tanto para sua própria avaliação, como também para avaliação do útero e anexos.
(c) A ultrassonografia transvaginal não permite avaliação da parede posterior da bexiga, do trígono e da uretra.
(d) É uma estrutura anecoide de paredes ecogênicas e finas, situada atrás do útero e na frente dos anexos.

54. Assinale a alternativa falsa:
(a) Pequenos cistos ovarianos com menos de 2 cm estão associados a cistos funcionais.
(b) Massas volumosas com mais de 5 cm, mesmo que de natureza cística, têm significado clínico.
(c) Aspecto anecogênico dos cistos simples caracterizado pela ausência de ecos, paredes finas e reforço posterior são um indicador da natureza benigna dos cistos.
(d) Os cistos simples não podem ter conteúdo levemente ecogênico.

Respostas Comentadas

1. **(c)**
   A pelve verdadeira é limitada anteriormente pelo púbis e ramos pubianos, posteriormente pelo sacro e cóccix e lateralmente pelo íleo e ísquio. Contém o sistema genital, parte inferior do trato intestinal, bexiga e parte dos ureteres.

2. **(a)**
   A pelve falsa é a parte da cavidade que se localiza entre as fossas ilíacas e acima da linha terminal, sendo considerada uma parte da cavidade abdominal. É limitada pelos ossos ilíacos e base do sacro posteriormente e parede abdominal anterolateralmente.

3. **(d)**
   As artérias ilíacas externas e internas são ramos da artéria ilíaca comum, que por sua vez é ramo da aorta. Apresentam fluxo de maior velocidade e resistência com padrão trifásico, onde a fase protodiastólica possui velocidade negativa (reversa). A artéria ilíaca externa está situada próximo à parede pélvica e apresenta a fase protodiastólica da onda mais pronunciada, isto é, mais negativa. A artéria ilíaca interna vai originar a artéria uterina, possui a fase protodiastólica da onda negativa, porém menos pronunciada.

4. **(b)**
   O exame transvaginal é realizado com a bexiga da paciente vazia, usando frequências do transdutor mais elevadas, de 7,5 MHz ou mais, para melhor visibilização do útero e anexos.

5. **(b)**
   Os principais grupos de linfonodos pélvicos são: ilíacos comuns, ilíacos externos, ilíacos internos, sacrais e obturadores. Os ovários drenam para linfonodos aórticos. O colo drena para os linfonodos ilíacos internos, externos e sacrais. Os linfáticos do útero, região inferior do corpo, seguem lateralmente até os ilíacos externos. O fundo e a região superior do corpo uterino drenam para os linfonodos aórticos. As tubas drenam para linfonodos aórticos.

6. **(c)**
   A ultrassonografia transvaginal apresenta várias vantagens: possibilidade de se usar transdutores de alta frequência, próximo à região a ser estudada, permitindo melhor nitidez na imagem (melhor resolução); permite um bom estudo da pelve em pacientes obesas, com incontinência urinária e em útero em retroversão acentuada.

7. **(c)**
   O termo janela acústica refere-se a uma área por meio da qual o som passa sem impedimentos, proporcionando melhor avaliação das estruturas adjacentes.

8. **(d)**
   As proporções do corpo e colo são diferentes conforme a idade:
   - Na infância o colo predomina sobre o corpo.
   - Na puberdade eles se equivalem.
   - Em nulíparas o corpo tem comprimento pouco superior ao colo.
   - Em multíparas o comprimento do corpo pode ser duas vezes maior que o do colo.

9. **(c)**
   A avaliação ultrassonográfica da pelve pode ser feita pelas vias:
   - Abdominal.
   - Endovaginal.
   - Transperineal.
   - Endorretal.

10. **(d)**
    Os resultados da avaliação pélvica por via abdominal são limitados e dependentes de condições técnicas apropriadas. As limitações técnicas incluem: tipo de transdutor utilizado (baixa resolução), determinantes de atenuação do feixe acústico, como o biotipo do paciente (panículo adiposo espesso) e a presença de cicatrizes abdominais. Dificuldades também são encontradas em algumas particularidades anatômicas como na avaliação de útero retrovertido. Nesta via de exame, é necessária adequada repleção vesical, que tem como objetivo promover o deslocamento das alças intestinais e permitir a visibilização dos órgãos genitais através do que chamamos de "janela ultrassonográfica".

11. **(d)**

12. **(a)**
    O nível de beta-HCG em que o saco gestacional poderá ser primeiramente representado pela ultrassonografia endovaginal ou abdominal é chamado de zona discriminatória da gonadotrofina coriônica humana.

13. **(d)**
    Umas das variedades de massas não surgem diretamente do útero ou dos ovários. Cistos paraovarianos surgem do ducto de Gartner residual no mesovário.

14. (d)
A hidrossalpinge normalmente aparece como uma estrutura fusiforme que está separada do ovário. Pode ser identificada pela falta de tecido ovariano que a cerca.

15. (c)
A perfeita avaliação do conteúdo e parede da bexiga urinária à ultrassonografia permite o diagnóstico de tumores e cálculos vesicais, muitos descobertos durante um exame rotineiro da pelve.

16. (b)
Pequenos cistos com menos de 2 cm estão associados a cistos funcionais (folículos), enquanto que massas volumosas com mais de 5 cm, mesmo que de natureza cística, passam a ter um significado clínico. O aspecto anecogênico dos cistos simples é caracterizado pela ausência de ecos, paredes finas e reforço posterior, o que indica a natureza benigna dos cistos. Os cistos simples podem ser levemente ecogênicos, traduzindo esta condição, há presença de conteúdo líquido de alto teor proteico, hemático, particulado ou inflamatório.

17. (d)
A hidrossalpinge normalmente aparece como uma estrutura fusiforme que está separada do ovário. Pode ser identificada pela falta de tecido ovariano que a cerca. Não tem septos verdadeiros e sim dobras de sua parede.

18. (d)
Uma área de ecogenicidade aumentada dentro de uma massa ovariana predominantemente cística será provavelmente vista nos corpos lúteos hemorrágicos, mas, também, pode ser vista em cistadenomas mucinosos, abscessos tubovarianos, endometriomas e cistos dermoides.

19. (b)
As coxas elevadas na posição de litotomia permitem movimentos livres da sonda de lado a lado (plano horizontal).

20. (d)
A paciente deveria estar deitada na posição de litotomia, com a mesa de exame na posição de Fowler (Trendelenburg inverso). A paciente não deveria ser colocada na posição de Trendelenburg, porque escoará a quantidade normal de fluido do fundo de saco que é utilizado para esboçar as estruturas.

21. (a)
Uma almofada de espuma espessa debaixo da pelve permite movimentos livres da sonda para cima e para baixo (plano vertical).

22. (a)
Esvaziar a bexiga urinária é importante porque uma bexiga cheia abrange a maior parte da imagem, deslocando estruturas anexas para fora da imagem. Além de contribuir para um desconforto desnecessário da paciente.

23. (a)
A ultrassonografia transvaginal pode demonstrar melhor um só ovário de cada vez por causa da ampliação da imagem e a área focal pequena.

24. (d)
Desinfetantes químicos à base de glutaraldeído são bactericidas, fungicidas e viricidas; são eficazes para inativar o HIV-1 em superfícies ambientais e não danificam as sondas.

25. (c)
O folículo maduro mede entre 18 e 24 mm.

26. (d)
Ducha vaginal ou terapia antibiótica antes de a sonda ser inserida não são necessárias, porque coloca-se preservativo encobrindo-a completamente antes da inserção.

27. (a)
Bexiga completamente expandida ocupa a maior parte da imagem e desloca órgãos de interesse fora do alcance focal.

28. (d)
A mesa de exame é inclinada para a ultrassonografia transvaginal com o propósito de juntar o fluido intraperitonial no fundo de saco para esboçar melhor os órgãos pélvicos.

29. (b)
A ultrassonografia transvaginal também poderá ser feita no 2º e 3º trimestres como também no 1º trimestre, porém seu campo de visão é limitado.

30. (a)
O uso de um transdutor de alta frequência resulta em menos penetração, mais ampliação e melhor resolução. Por esses motivos, a via transvaginal tem melhor resolução e ampliação, porém tem menor penetração.

31. (a)
A parede da bexiga urinária poderá ser identificada, embora a bexiga esteja quase vazia. A posição da bexiga poderá voltar à direita ou à esquerda de sua posição anatômica normal ou estar em sua posição normal.

32. (d)
Os principais grupos de linfonodos pélvicos são: ilíacos comuns, ilíacos externos, ilíacos internos, sacrais e obturadores.

Os ovários drenam para linfonodos aórticos. O colo drena para os linfonodos ilíacos internos, externos e sacrais. Os linfáticos do útero, região inferior do corpo seguem lateralmente até os ilíacos externos. O fundo e região superior do corpo uterino drenam para os linfonodos aórticos. As tubas drenam para linfonodos aórticos.

A ultrassonografia transvaginal possui inúmeras indicações: a avaliação da infertilidade, reprodução assistida, alterações ginecológicas (incluindo o útero, massas anexiais, processos inflamatórios), *screening* de tumores ovarianos e endometriais, incontinência urinária e avaliação de massas pélvicas não ginecológicas.

33. (b)
As limitações da ultrassonografia transvaginal são: campo de visão restrito, penetração do feixe ultrassonográfico limitada, em razão da alta frequência do transdutor, perda da orientação anatômica e mobilidade do transdutor na vagina limitada.

34. (c)
As contraindicações do exame transvaginal são para pacientes pré-púberes e virgens, algumas situações da pós-menopausa, menopausa e dor pélvica aguda não tolerada pela paciente.

35. (c)
O ovário apresenta duas circulações arteriais principais, sendo uma proveniente do ramo anexial da artéria uterina e outra da artéria ovariana. Esta última apresenta origem na aorta abdominal pouco abaixo das artérias renais e entra na região pélvica através do ligamento infundíbulo pélvico, na face lateral do ovário. Este duplo suprimento arterial do ovário explica porque em casos de torção ovariana, um segmento arterial pode ser mais afetado do que outro e, dessa maneira, a circulação ovariana mantém-se, tornando pouco preciso o estudo com Doppler colorido.

36. (b)
As vênulas do endométrio do útero da mulher adulta formam densa rede, da qual saem veias que se anastomosam, aumentam logo de calibre e formam o plexo venoso do miométrio. O sangue venoso do corpo uterino, do colo e parte superior da vagina é drenado para veias que confluem e formam os plexos venosos uterinos e vaginal situados de cada lado do útero e da vagina respectivamente. Destes plexos partem veias uterinas, que dispostas em pequenos plexos em torno de suas respectivas artérias, terminam na veia ilíaca interna.

37. (c)
A perfeita avaliação do conteúdo e parede da bexiga urinária à ultrassonografia permite o diagnóstico de tumores e cálculos vesicais, muitos descobertos durante um exame rotineiro da pelve.

38. (d)
Os vasos podem estar localizados na periferia e/ou interior da massa, ou ainda nas suas adjacências. Nas massas de texturas heterogênea e complexa, é comum a presença de septos, papilas, sendo possível encontrá-los nessas regiões. Eles podem estar agrupados na periferia em pequena quantidade ou formando um anel vascular (grande quantidade de vasos agrupados comum nos cistos funcionais-lúteos, por exemplo). No interior da massa podem estar dispersos (pior prognóstico, principalmente se estão em septos, papilas) ou agrupados (melhor prognóstico, principalmente se a ecotextura da massa for homogênea). Os vasos neoformados apresentam uma morfologia característica, sendo irregulares e adquirindo uma forma serpiginosa.

39. (d)
A ecografia é o método de escolha na avaliação de meninas com suspeita de massas ginecológicas, possibilitando com precisão a confirmação da presença, tamanho, localização e conteúdo dessas massas. Esses achados podem ser utilizados para reduzir possibilidades diagnósticas e, em muitos casos, permitir diagnósticos específicos, como cisto ovariano simples, teratoma e gravidez ectópica. Em alguns casos, a tomografia computadorizada e imagem por ressonância magnética podem ajudar na caracterização e extensão da massa.

40. (a)
O uso de um transdutor transvaginal de alta frequência resulta em menor penetração, maior ampliação e melhor resolução.

41. (d)
A taxa de aceitação entre pacientes para ultrassonografia transvaginal em relação à via suprapúbica é superior a 90%.

42. (d)
Nos embriões do sexo feminino, os ovários começam a ser diferenciados a partir da 6ª semana de gestação, quando um "esboço embrionário" insinua-se nas cristas germinativas, descendo para a pelve durante o 3º mês. O ovário no adulto mede de 2,5 a 5 cm de comprimento, de 1,5 a 3 cm de largura, de 0,6 a 1,5 cm de espessura. O volume ovariano na puberdade tende a ser maior que na mulher adulta, em razão do acúmulo de folículos funcionais.

43. (c)
Os ovários são os únicos órgãos na cavidade abdominal que não são revestidos pelo peritônio. A falta de cobertura peritoneal explica a tendência de os tumores ovarianos malignos espalharem-se de formas rápida e extensiva.

44. (a)
A acurácia da ultrassonografia em detectar a neoplasia trofoblástica gestacional tem sido estimada em mais de 90%.

45. (a)
A endometriose tem localização extrauterina e não entra no diagnóstico diferencial da neoplasia trofoblástica gestacional.

46. (a)
A salpingite aguda é caracterizada por exsudato purulento no interior da tuba; piossalpinge pode ser observado pela US como tuba dilatada com ecos refringentes em seu interior. As inflamações subagudas podem produzir salpingite crônica levando ao alargamento e espessamento da tuba. Os agentes mais frequentes na salpingite aguda são *Neisseria gonorrhoeae* e *Chlamydia trachomatis*.

47. (d)
A imagem ultrassonográfica mais habitual do abscesso tubovariano é massa anexial hipoecogênica complexa, massa anexial hipoecogênica complexa e com *debris* em seu interior. Na escavação retrouterina identifica-se líquido fluido, além de alças de delgado, com graus variáveis de distensão. As coleções, nesta topografia, são visibilizadas com facilidade nos exames transvaginais.

48. (c)
Algumas informações clínicas são importantes para serem consideradas e correlacionadas na realização e interpretação do exame ultrassonográfico. As imagens da US dos ovários devem inicialmente levar em consideração o período menstrual da paciente. Outra informação significativa é o grupo etário, pois alterações texturais nos ovários são frequentes e valorizadas de forma diferente na menacma. É importante o conhecimento da condição hormonal da paciente, se o exame está sendo feito na vigência de terapia hormonal.

49. (c)
São vantagens da ultrassonografia transvaginal:
- Permitir um estudo anatômico detalhado (transdutor de alta frequência).
- Menor risco de produção de artefatos de propagação (como, por exemplo, gases).
- Maior aceitação pelos pacientes.
- Melhor avaliação de útero retrovertido.

50. (d)
São desvantagens da ultrassonografia transvaginal:
- Não é possível ser realizado em pacientes muito jovens (virgens).
- Pode estar limitada em úteros muito anteversofletidos (limitação que pode ser abrandada pela palpação do abdome).
- Profundidade de varredura limitada pelos transdutores de alta frequência.

51. (b)
A artéria ilíaca comum tem origem na bifurcação aórtica ao nível de L4, ou um pouco mais abaixo, facilmente identificadas ao US em cortes longitudinais ou em decúbito lateral esquerdo; na margem inferior de L5, sobre a asa do ilíaco bifurca-se em artérias ilíacas internas e externas.

52. (d)
A artéria uterina tem origem na artéria ilíaca interna, dirigindo-se para frente e para baixo medialmente ao longo da parede lateral da pelve, junto ao ureter e em seguida curva-se medialmente em direção à cérvix. A artéria ovariana origina-se na aorta, pouco abaixo das renais e contribui para a nutrição da tuba, do ovário e do útero.

53. (b)
A bexiga, quando vazia, não pode ser avaliada. Repleção vesical deve ser adequada tanto para sua própria avaliação, como também para avaliação do útero e anexos. É uma estrutura anecoide de paredes ecogênicas e finas situada na frente do útero e anexos, sobre a parte alta da parede anterior da vagina e posteriormente à sínfise púbica. A ultrassonografia transvaginal permite melhor avaliação da parede posterior da bexiga, do trígono e da uretra.

54. (d)
As dimensões das massas podem ser um indicador inicial de sua natureza. Pequenos cistos com menos de 2 cm estão associados a cistos funcionais (folículos), enquanto as massas volumosas com mais de 5 cm, mesmo que de natureza cística, passam a ter um significado clínico. Aspecto anecogênico dos cistos simples, caracterizado pela ausência de ecos, paredes finas e reforço posterior, é um indicador da natureza benigna dos cistos. Os cistos simples podem ser levemente ecogênicos, traduzindo esta condição à presença de conteúdo líquido de alto teor proteico, hemático, particulado ou inflamatório.

CAPÍTULO 2

GINECOLOGIA GERAL

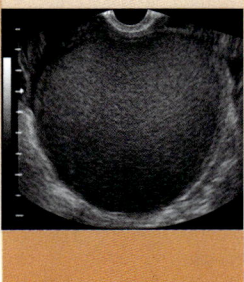

João Francisco Jordão
Adilson Cunha Ferreira
Rejane Ferlin

55. **Assinale a alternativa verdadeira em relação aos pólipos cervicais:**
    (a) Ocorrem mais frequentemente na quinta década de vida.
    (b) São encontrados em, aproximadamente, 4% de todos os exames ginecológicos.
    (c) Perfazem 98% de todos os tumores benignos encontrados no colo do útero.
    (d) Todas as alternativas são verdadeiras.

56. **Sobre a espessura e o aspecto do endométrio de acordo com a fase do ciclo, assinale a incorreta:**
    (a) No período menstrual tem padrão misto e irregular, variando de 1 a 5 mm.
    (b) Na fase proliferativa tem padrão hipoecoico variando de 4 a 7 mm.
    (c) Na fase periovulatória é isoecogênico, trilaminar, variando de 7 a 15 mm.
    (d) Na fase secretora é hiperecoico, variando de 15 a 20 mm.

57. **São valores de referência dos ovários:**
    (a) Infância: 1 a 5 cm^3.
    (b) Adolescência: 1 a 3 cm^3.
    (c) Menacma: 3 a 9 cm^3.
    (d) Menopausa: menor que 2 cm^3.

58. **Com relação à irrigação arterial do útero:**
    I - A artéria uterina é ramo da artéria epigástrica circunflexa (ramo da artéria ilíaca externa), que penetra lateralmente na cérvice.
    II - Após invadir 1/3 da espessura do miométrio, a artéria uterina dá origem às artérias radiadas, que circundam o útero.
    III - As artérias arqueadas dão origem às artérias radiais que se dirigem para a cavidade uterina.
    IV - As artérias radiais ao passarem pela junção miométrio-endométrio transformam-se em artérias espiraladas.
    Está correto:
    (a) I e II.
    (b) III e IV.
    (c) IV.
    (d) I, II, III e IV.

59. **Qual a fase do ciclo menstrual em que o endométrio apresenta-se uniformemente hiperecoico?**
    (a) Fase proliferativa.
    (b) Fase secretora.
    (c) Ovulação.
    (d) Nenhuma das opções anteriores.

60. **Com relação ao padrão de fluxo na artéria uterina durante o ciclo menstrual:**
    I - Existe discreto fluxo diastólico durante a fase proliferativa.
    II - Durante a fase proliferativa, IR da artéria uterina é de 0,88 ± 0,04.
    III - O IR da artéria uterina começa a diminuir um dia antes da ovulação.
    IV - O valor mais baixo do IR é de 0,84 ± 0,04, alcançado no vigésimo oitavo dia do ciclo.
    Está incorreto:
    (a) I e II.
    (b) III e IV.
    (c) I, II, III e IV.
    (d) IV.

61. **Constituem sinais ecográficos indiretos dos carcinomas cervicais:**
    (a) O aumento do volume do colo.
    (b) Perda dos limites e da sua ecotextura habitual.
    (c) Áreas sólidas hipoecogênicas ou isoecogênicas.
    (d) Todas as opções anteriores são corretas.

62. **Com relação ao padrão de fluxo na artéria ovariana durante o ciclo menstrual:**
    I - O espectro de onda varia de acordo com a atividade funcional que possui o ovário.
    II - O ovário que contém o folículo dominante e o corpo lúteo mostra uma impedância mais baixa, quando comparado ao contralateral.
    III - O corpo lúteo parece atuar como um *shunt* de baixa impedância, elevando o fluxo diastólico com valores de pulsatilidade mais baixos no 21º dia do ciclo menstrual.
    IV - O ovário inativo mostra um discreto fluxo diastólico ou mesmo sua ausência.
    Está incorreto:
    (a) I e II.
    (b) III e IV.
    (c) I, II, III e IV.
    (d) IV.

63. **Com relação ao padrão de fluxo nas artérias intraovarianas:**
    I - A partir do instante em que o folículo ovariano alcança 10 mm de diâmetro, áreas de vascularização podem ser detectadas no anel folicular.
    II - O valor do índice de resistência (IR) é ao redor de 0,54 próximo da ovulação.
    III - O declínio do IR começa dois dias antes da ovulação.
    IV - O IR alcança valores de 0,44 + 0,04 na ovulação.
    Está correto:
    (a) I, II, III e IV.
    (b) I e II.
    (c) III e IV.
    (d) IV.

64. **Assinale a alternativa correta em relação às varizes pélvicas:**
    (a) Não podem ser diagnosticadas pelo Doppler, pois têm fluxo venoso.
    (b) As varizes pélvicas são facilmente diagnosticadas pelo Doppler colorido.
    (c) O Doppler colorido ajuda no diagnóstico diferencial com as massas ovarianas.
    (d) São corretas as opções b e c.

65. **As opções abaixo são causas de tromboflebite pélvica, exceto:**
    (a) Uso crônico de dicumarínicos.
    (b) A disseminação do carcinoma ovariano.
    (c) Pós-parto.
    (d) Pós-operatório.

66. **Qual a sensibilidade da ultrassonografia na detecção de endometriose?**
    (a) 21 a 57%.
    (b) 33 a 88%.
    (c) 11 a 83%.
    (d) 98%.

67. **Quais são os achados sugestivos (indiretos) de processos aderenciais?**
    (a) Hiper-refringência pélvica difusa.
    (b) Limites imprecisos dos órgãos.
    (c) Retroversão uterina fixa.
    (d) Todas as alternativas anteriores.

68. **Quais os aspectos ultrassonográficos do endometrioma?**
    (a) Estruturas císticas, geralmente bilaterais.
    (b) Formato arredondado, margens regulares.
    (c) Ecotextura homogênea e hipoecogênica, com ecos internos difusos de baixa ecogenicidade ou *debris*.
    (d) Todas as alternativas anteriores.

69. **Quanto à ecogenicidade dos endometriomas e sua relação com o estágio da doença, podemos afirmar que:**
    (a) A ecogenicidade dos endometriomas não se relaciona com o estágio da doença.
    (b) Lesões hipoecogênicas retratam cistos endometrióticos com formação recente e conteúdo mais fluido.
    (c) Formações mais ecogênicas não sinalizam cistos antigos com denso conteúdo.
    (d) Todas as alternativas anteriores.

70. **Quais os diagnósticos diferenciais dos endometriomas?**
    (a) Cisto hemorrágico.
    (b) Cistos de Gartner.
    (c) Doença inflamatória pélvica.
    (d) Todas as alternativas anteriores.

71. **Qual a utilidade da análise Doppler na avaliação dos endometriomas?**
    (a) Os endometriomas apresentam cápsula pobremente vascularizada.
    (b) A vascularização típica do endometrioma é periférica e especialmente notável na região do hilo ovariano.
    (c) A avaliação morfológica da lesão associada ao Doppler colorido não resulta em elevação da especificidade e sensibilidade diagnóstica desta doença.
    (d) As alternativas a e b estão corretas.

72. **Qual o método mais fidedigno para o diagnóstico da doença inflamatória pélvica aguda?**
    (a) Hemograma com VHS.
    (b) Videolaparoscopia.
    (c) Ultrassonografia.
    (d) Tomografia computadorizada.

73. **Quais os achados ultrassonográficos da doença inflamatória pélvica?**
    (a) Mesmo em quadros avançados, os órgãos podem estar normais ou observar-se apenas pequena quantidade de líquido livre em fundo de saco.
    (b) A presença de pequena quantidade de líquido nas tubas ou mesmo imagens de abscesso ou de piossalpinge raramente são verificadas na região anexial.
    (c) Os ovários encontram-se, frequentemente, reduzidos de volume.
    (d) É possível demonstrar líquido periovariano, possivelmente um exsudato.

74. **Qual a imagem ultrassonográfica mais habitual do abscesso tubovariano?**
    (a) Massa anexial hipoecogênica complexa, com septos variados, margens irregulares e com *debris* em seu interior.
    (b) As coleções, nesta topografia, não são visibilizadas com facilidade nos exames transvaginais.
    (c) Na escavação retrouterina identifica-se líquido fluido, além de alças de delgado, com graus variáveis de distensão.
    (d) As alternativas a e b estão corretas.

75. **A dimensão de uma massa ovariana é importante para a análise de sua natureza?**
    (a) Imagens anecogênicas em mulheres na menacma com menos de 3 cm estão associadas a processos funcionais e devem ser denominadas folículos e não cistos.
    (b) Imagens de massas volumosas com mais de 10 cm, mesmo que de natureza cística, têm maior probabilidade de ter natureza neoplásica.
    (c) A dimensão da massa ovariana não tem relação com sua natureza.
    (d) As alternativas a e b estão corretas.

76. **Quais critérios ultrassonográficos morfológicos indicam malignidade de neoplasia ovariana?**
    (a) Presença de qualquer massa ovariana maior que 3 cm.
    (b) Aparência sólida ou complexa com componente sólido predominante.
    (c) Excrescências papilares intracísticas.
    (d) As alternativas b e c estão corretas.

77. **Quais critérios ultrassonográficos morfológicos indicam benignidade de neoplasia ovariana?**
    (a) Massas císticas puras ou múltiplas, com paredes finas, contornos regulares.
    (b) Aparência sólida ou complexa com componente sólido predominante.
    (c) Limites bem definidos, sem septos ou com septações finas.
    (d) As alternativas a e c estão corretas.

78. **Que marcadores têm sido detectados no sangue de pacientes com carcinoma ovariano epitelial?**
    (a) Antígeno de câncer 125 (CA 125).
    (b) PSA.
    (c) Alfafetoproteína.
    (d) Nenhuma das alternativas anteriores.

79. **Quais as apresentações ecográficas do câncer ovariano?**
    (a) Cisto multiloculado com septações espessas e componentes sólidos.
    (b) Cisto de parede espessa.
    (c) Massa complexa (cística e sólida combinada).
    (d) Todas as alternativas anteriores.

80. **A tomografia pode ser utilizada como método complementar à avaliação ecográfica das massas pélvicas. Quando é indicada avaliação pré-operatória de uma suspeita de carcinoma do ovário pela tomografia?**
    (a) Determinar a extensão do tumor.
    (b) Envolvimento do ureter pélvico.
    (c) Metástases para o peritônio.
    (d) Todas as alternativas anteriores.

81. **Qual a massa ovariana mais comum na infância?**
    (a) Cisto simples.
    (b) Teratoma.
    (c) Carcinoma de células embrionárias.
    (d) Carcinoma de células transicionais.

82. **Como evoluem os cistos ovarianos em recém-nascidas?**
    (a) Ocorre torção em 42%.
    (b) A torção ocorre em grandes cistos.
    (c) Involução espontânea desses cistos tem sido notada nos primeiros meses de vida.
    (d) Todas as alternativas são corretas.

83. **Quais os aspectos ultrassonográficos do cisto ovariano neonatal?**
    (a) Cisto não complicado é anecogênico, unilocular com paredes imperceptíveis.
    (b) Cisto complicado contém grumos em seu interior com nível líquido espesso.
    (c) Pode estar repleto de líquido espesso com aspecto de massa sólida.
    (d) Todas as alternativas são corretas.

84. **Quais os diagnósticos diferenciais do cisto ovariano?**
    (a) Cisto mesentérico, cisto de duplicação entérico, linfangioma.
    (b) Peudocisto meconial, hidrometrocolpos, cisto de úraco, meningocele anterior.
    (c) As alternativas a e b estão corretas.
    (d) Nenhuma das alternativas anteriores.

85. Quais as causas de cistos disfuncionais em adolescentes?
    (a) Falha da ovulação, e o crescimento contínuo do folículo.
    (b) Uso de medicação hormonal.
    (c) O corpo lúteo não involui após a ovulação.
    (d) As alternativas a e c estão corretas.

86. Quais as dimensões dos cistos disfuncionais?
    (a) São menores que 3 cm.
    (b) Medem entre 2 e 10 cm.
    (c) Nunca ultrapassam 20 cm.
    (d) Habitualmente medem de 3 a 10 cm.

87. Quais os aspectos ecográficos dos cistos ovarianos simples?
    (a) São anecogênicos, com paredes finas e definidas.
    (b) Apresentam septos acima de 0,3 cm.
    (c) Podem apresentar conteúdo ecogênico associado à hemorragia.
    (d) A parede pode apresentar-se espessa.

88. Quais os aspectos ecográficos dos cistos de corpo lúteo?
    (a) Apresentam septos acima de 3 mm.
    (b) Podem apresentar conteúdo ecogênico associado à hemorragia.
    (c) Seu aspecto tende a manter nos exames de controle.
    (d) A parede nunca apresenta-se espessa.

89. Qual o aspecto ultrassonográfico do teratoma ovariano?
    (a) Na maioria dos casos (75%) ocorre padrão misto (sólido e cístico) com componentes hipoecogênicos e ecogênicos.
    (b) 12,5% de massa cística (anecogênica).
    (c) 1,5% de massa sólida (ecogênica).
    (d) Todas as alternativas anteriores.

90. Que aspectos de uma massa ovariana sugerem teratoma?
    (a) Sombra acústica.
    (b) Papilas espessas e vascularizadas.
    (c) Vascularização periférica com baixos índices de resistência.
    (d) Todas as alternativas anteriores.

91. Qual a frequência de tumores ovarianos malignos em crianças e adolescentes?
    (a) 10%.
    (b) 20%.
    (c) 30%.
    (d) 40%.

92. Qual o tipo histológico mais frequente de tumor ovariano maligno em crianças e adolescentes?
    (a) Tumor de células germinativas.
    (b) Tumores das células do estroma dos cordões sexuais.
    (c) Carcinomas epiteliais.
    (d) Fibrossarcomas.

93. São achados ecográficos em um tumor ovariano maligno em crianças e adolescentes. Exceto:
    (a) Forte sombra acústica.
    (b) Hidronefrose bilateral.
    (c) Massa completamente anecogênica.
    (d) Massa ecogênica sólida ou mista (componentes sólidos e císticos).

94. Qual é o tumor de células germinativas maligno mais comum de ovário em crianças e adolescentes?
    (a) Disgerminoma.
    (b) Tumor do seio endodérmico.
    (c) Teratoma imaturo.
    (d) Tumor de células germinativas misto maligno.

95. Qual o tumor maligno de ovário mais agressivo em crianças e adolescentes?
    (a) Tumor do seio endodérmico.
    (b) Teratoma imaturo.
    (c) Disgerminoma.
    (d) Tumor de células germinativas misto maligno.

96. Quais são as causas de dor em andar inferior do abdome em crianças e adolescentes?
    (a) Doença inflamatória pélvica, massa anexial, doença de Crohn.
    (b) Apendicite, divertículo de Meckel, torção ovariana.
    (c) Cálculo renal, cisto ovariano roto, massa anexial.
    (d) As alternativas b e c estão corretas.

97. Qual o aspecto ultrassonográfico da torção ovariana?
    (a) Aumento nas dimensões do ovário.
    (b) Redução nas dimensões do ovário.
    (c) Textura completamente cística.
    (d) É frequentemente bilateral.

98. Qual a melhor fase do ciclo menstrual para avaliação ultrassonográfica das malformações uterinas?
    (a) Proliferativa.
    (b) Secretora.
    (c) Periovulatória.
    (d) Menstrual.

99. Quais as localizações mais usuais dos implantes endometrióticos?
    (a) Ligamentos uterossacros, ovários, folheto posterior do ligamento largo, escavação retouterina, tubas uterinas.
    (b) Ovários, folheto posterior do ligamento largo, escavação retouterina, bexiga, sigmoide.
    (c) Ligamentos uterossacros, ovários, aorta e veia cava inferior.
    (d) Bexiga, sigmoide, aorta e veia cava inferior.

100. **Quais os sintomas da endometriose?**
    (a) Dismenorreia secundária e progressiva.
    (b) Dispareunia de profundidade.
    (c) Infertilidade.
    (d) Todas as alternativas anteriores.

101. **Qual o achado ultrassonográfico mais frequente na endometriose?**
    (a) Aumento das dimensões uterinas.
    (b) Cistos endometrióticos.
    (c) Cistos ovarianos simples.
    (d) Nenhuma das alternativas anteriores.

102. **Quais os órgãos acometidos pela endometriose extragenital com mais frequência?**
    (a) O septo retovaginal.
    (b) A parede abdominal.
    (c) A parede vesical.
    (d) Todas as alternativas anteriores.

103. **Qual o aspecto ultrassonográfico dos endometriomas?**
    (a) Estruturas císticas, geralmente bilaterais, com formato arredondado.
    (b) Ecos internos difusos de baixa ecogenicidade ou *debris*.
    (c) As opções a e b estão corretas.
    (d) Nenhuma das alternativas anteriores.

104. **Como a ecogenicidade dos endometriomas está relacionada com o tempo de evolução das lesões?**
    (a) Lesões hipoecogênicas retratam cistos endometrióticos com formação recente e conteúdo mais fluido.
    (b) Formações mais ecogênicas sinalizam cistos antigos com denso conteúdo.
    (c) Todas as lesões são anecogênicas, independentemente do tempo de evolução.
    (d) As alternativas a e b estão corretas.

105. **Os cistos ovarianos hemorrágicos podem apresentar ecos internos difusos à ecografia, sendo necessário estabelecer o diagnóstico diferencial com os endometriomas:**
    I - Dor pélvica de início súbito no meio do ciclo sugere cistos hemorrágicos.
    II - Algia pélvica crônica está, habitualmente, associada à endometriose.
    III - Controle ecográfico em fase folicular precoce ajuda a diferenciar endometrioma de cisto hemorrágico.
    IV - Somente a histologia é capaz de diferenciar endometrioma de cisto hemorrágico.
    São corretas:
    (a) I e II.
    (b) I e III.
    (c) I, II e III.
    (d) IV.

106. **Como podem ser classificados os endometriomas?**
    (a) Unilocular, multilocular, multilocular com componente sólido, massa sólida.
    (b) Simples, composto e complexo.
    (c) Com *debris* e sem *debris*.
    (d) O aspecto do endometrioma nunca varia.

107. **Qual(is) a(s) alternativa(s) verdadeira(s)?**
    I - Habitualmente, os endometriomas apresentam cápsula pobremente vascularizada, com índices de resistência elevados.
    II - A vascularização típica do endometrioma é periférica e especialmente notável na região do hilo ovariano.
    III - A análise Doppler pode auxiliar no diagnóstico diferencial entre endometrioma e cisto de corpo lúteo hemorrágico, o qual exibe anel vascular periférico evidente.
    IV - A análise Doppler é fundamental na seleção de pacientes para o tratamento medicamentoso, bem como no acompanhamento do mesmo.
    (a) I e II.
    (b) I e III.
    (c) I, II e III.
    (d) I, II, III e IV.

108. **Qual o foco extrapélvico mais comum de implantes endometriais?**
    (a) Parede abdominal.
    (b) Cólon transverso.
    (c) Vesícula biliar.
    (d) Músculo reto abdominal.

109. **Qual a alternativa verdadeira sobre a endometriose vesical?**
    I - A endometriose vesical constitui uma entidade rara.
    II - Cursa habitualmente com dor pélvica.
    III - Hematúria, polaciúria e urgência miccional não são sintomas habituais.
    IV - A ultrassonografia transvaginal apresenta-se como método de escolha para diagnóstico desta condição.
    (a) I e II.
    (b) I e III.
    (c) I, II e III.
    (d) I, II e IV.

Respostas Comentadas

55. (d)
Os pólipos ocorrem mais frequentemente na quinta década de vida, são encontrados em aproximadamente 4% de todos os exames ginecológicos e perfazem 98% de todos os tumores benignos encontrados no colo do útero. Os pólipos que apresentam dimensões maiores são visibilizados na ultrassonografia como imagens ecogênicas no interior do canal endocervical, evidenciadas pela separação de suas paredes.

56. (d)
São padrões e espessura do endométrio:
- Menstrual: padrão misto e irregular, variando de 1 a 5 mm.
- Proliferativo: padrão hipoecoico, variando de 4 a 7 mm.
- Periovulatório: isoecogênico, trilaminar, variando de 7 a 15 mm.
- Secretor: hiperecoico, variando de 8 a 17 mm.

57. (c)
São valores de referência dos ovários:
- Infância: menor que 2 cm³.
- Adolescência: 2 a 5 cm³.
- Menacma: 3 a 9 cm³.
- Menopausa: 1 a 5 cm³.

58. (b)
A artéria uterina é ramo da artéria hipogástrica (artéria ilíaca interna), penetrando lateralmente na cérvice. Após invadir 1/3 da espessura do miométrio, originam as artérias arqueadas que circundam o útero. Desta rede vascular aparecem as artérias radiais que se dirigem para a cavidade uterina. Ao passarem pela junção miométrio-endométrio, transformam-se em artérias espiraladas.

59. (b)
Da ovulação até o início das menstruações, denominada fase secretora, o endométrio apresenta-se uniformemente hiperecogênico.

60. (b)
Em muitas mulheres existe discreto fluxo diastólico na artéria uterina durante a fase proliferativa. O IR da artéria uterina na fase proliferativa é de 0,88 ± 0,04 e começa a diminuir um dia antes da ovulação. Durante o ciclo menstrual ovulatório normal há nítido aumento da velocidade do fluxo diastólico entre as fases proliferativas e secretórias. O valor mais baixo do IR é de 0,84 ± 0,04, alcançado no dia 18 (+ 4), permanecendo neste nível durante o restante do ciclo. Estas modificações não ocorrem nos ciclos anovulatórios.

61. (d)
Constituem sinais ecográficos indiretos dos carcinomas cervicais: o aumento do volume do colo, a perda dos limites e da sua ecotextura habitual e áreas sólidas hipoecogênicas ou isoecogênicas, produzindo consideráveis sombras acústicas.

62. (c)
A artéria ovariana é ramo da aorta e alcança a porção lateral do ovário por meio do ligamento infundíbulo pélvico. Os sinais destes pequenos vasos são caracterizados pela baixa velocidade e baixa frequência ao Doppler.
O espectro de onda varia de acordo com a atividade funcional que possui o ovário. Assim, o ovário que contém o folículo dominante e o corpo lúteo mostra uma impedância mais baixa, quando comparado ao contralateral. O ovário inativo mostra um discreto fluxo diastólico ou mesmo sua ausência. O corpo lúteo parece atuar como um *shunt* de baixa impedância, elevando o fluxo diastólico com valores de pulsatilidade mais baixos no 21º dia do ciclo menstrual.

63. (a)
A partir do instante em que o folículo ovariano alcança 10 mm de diâmetro, áreas de vascularização podem ser detectadas no anel folicular. O valor do índice de resistência (IR) é ao redor de 0,54 próximo da ovulação. Seu declínio começa dois dias antes da ovulação, sendo máximo no seu momento, quando alcança valores de IR de 0,44 + 0,04. O valor do IR fica em 0,43 ± 0,04 logo após a ovulação e permanece ainda baixo por quatro a cinco dias, para depois se elevar, atingindo o valor de 0,50.

64. (d)
As varizes pélvicas são facilmente diagnosticadas pelo Doppler colorido, por apresentarem um novelo vascular com fluxo venoso localizado nas regiões anexiais e uterinas. O Doppler colorido ajuda no diagnóstico diferencial com as massas ovarianas, pois algumas delas estão bastante dilatadas.

65. (a)
A disseminação do carcinoma ovariano pode comprometer os vasos ilíacos, em especial a veia ilíaca. A análise do Doppler colorido é fundamental para este diagnóstico. Pós-parto, pós operatório, pacientes idosos são outras situações que podem ocasionar a tromboflebite pélvica.

66. (c)
A sensibilidade na detecção de implantes focais é baixa, atinge taxas em torno de 11%. Entretanto, o exame ultrassonográfico constitui um excelente método para a detecção de cistos endometrióticos, com elevados índices de sensibilidade e especificidade, 83% e 98%, respectivamente.

67. (d)
São achados sugestivos de processos aderenciais, embora inespecíficos:
1. Hiper-refringência pélvica difusa.
2. Limites imprecisos dos órgãos.
3. Retroversão uterina fixa.

68. (d)
A avaliação morfológica ultrassonográfica dos cistos endometrióticos revela estruturas císticas, geralmente bilaterais, com formato arredondado, margens regulares, ecotexturas homogênea e hipoecogênica, com ecos internos difusos de baixa ecogenicidade ou *debris*. Os cistos endometrióticos apresentam conteúdo interno de maneiras diversas à ultrassonografia, desde massas anecogênicas até formações ecogênicas, com múltiplas septações ou projeções sólidas. Alguns autores descrevem o aspecto flocoso, fino e homogêneo, como imagem característica dos endometriomas.

69. (b)
Acredita-se que a ecogenicidade dos endometriomas esteja relacionada com o estágio, com a densidade do seu conteúdo e com o tempo de evolução das lesões. Habitualmente, lesões hipoecogênicas retratam cistos endometrióticos com formação recente e conteúdo mais fluido. Formações mais ecogênicas sinalizam cistos antigos com denso conteúdo.

70. (d)
Os diagnósticos diferenciais dos endometriomas incluem: cisto hemorrágico, cistos de Gardner, doença inflamatória pélvica, abscesso tubovariano, neoplasia ovariana (particularmente com componente mucinoso), mioma intraligamentar, gravidez ectópica.

71. (d)
Os endometriomas apresentam cápsula pobremente vascularizada. A vascularização típica do endometrioma é periférica e especialmente notável na região do hilo ovariano. A avaliação morfológica da lesão associada ao Doppler colorido resulta em elevação da especificidade e sensibilidade diagnóstica desta doença. A análise Doppler é fundamental na seleção de pacientes para o tratamento medicamentoso, bem como no acompanhamento do mesmo. Assim, os cistos mais vascularizados possuem uma melhor terapêutica (ação *in loco* do medicamento). A eficácia do fármaco do ponto de vista funcional pode ser demonstrada pela elevação dos índices de pulsatilidade e resistência nas artérias ovarianas e nos vasos contidos no cisto.

72. (b)
A laparoscopia constitui o método mais fidedigno para o diagnóstico da doença inflamatória pélvica aguda. Permite visibilizar as estruturas e efetuar a coleta de material para cultura de tubas uterinas e do líquido do fundo de saco, sem a contaminação das amostras pela flora vaginal. Acrescenta-se, ainda, a possibilidade de efetuar manobras terapêuticas.

73. (d)
No início da afecção, os órgãos podem estar normais ou observar-se apenas pequena quantidade de líquido livre em fundo de saco. A presença de pequena quantidade de líquido nas tubas ou mesmo imagens de abscesso ou de piossalpinge são verificadas com frequência na região anexial. Os ovários encontram-se, frequentemente, aumentados de volume. É possível demonstrar líquido periovariano, possivelmente um exsudato. A salpingite aguda é caracterizada por exsudato purulento no interior da tuba, piossalpinge pode ser observado pela ecografia como tuba dilatada com ecos refringentes em seu interior. As inflamações subagudas podem produzir salpingite crônica, levando ao alargamento e espessamento da tuba. Com a progressão da doença, o óstio da tuba pode permanecer obstruído, acarretando imagem tubular alargada e torcida, facilmente visibilizada pela USTV.

74. (d)
A imagem ultrassonográfica mais habitual do abscesso tubovariano é massa anexial hipoecogênica complexa, com septos variados, margens irregulares e com *debris* em seu interior. Na escavação retrouterina, identifica-se líquido fluido, além de alças de delgado, com graus variáveis de distensão. As coleções, nesta topografia, são visibilizadas com facilidade nos exames transvaginais.

75. (d)
A análise das massas ovarianas à ultrassonografia deve ser direcionada a observar alguns sinais. As dimensões das massas devem ser anotadas, pois podem ser um indicador inicial de sua natureza. Pequenos cistos com menos de 3 cm estão associados frequentemente a folículos, enquanto que massas volumosas com mais de 10 cm, mesmo que de natureza cística, passam a ter um significado neoplásico.

76. (d)
São considerados critérios ultrassonográficos morfológicos que indicam malignidade:
- Presença de qualquer massa ovariana maior que 10 cm.
- Massa sólida ou complexa com componente sólido predominante.
- Excrescências papilares intracísticas.
- Septos espessos (> 3 mm), irregulares ou heterogêneos.

77. (d)
Os critérios morfológicos relacionados com a benignidade são descritos como:
- Massas císticas puras ou múltiplas.
- Com paredes finas.
- Contornos regulares.
- Limites bem definidos.
- Sem septos.
- Com septações finas.

78. (a)
Na pesquisa do carcinoma seroso, o mais utilizado é o antígeno de câncer 125 (CA 125). Para o carcinoma mucinoso, sobretudo o do tipo intestinal, o antígeno carcinoembrionário (CEA) e o antígeno de câncer 19.9 (CA 19.9) são os marcadores preferidos. Células de carcinoma ovariano epitelial têm sido utilizadas como imunógenos para isolar antígenos associados ao tumor, que podem ser liberados na circulação periférica. O antígeno clinicamente mais útil é o CA 125.

79. (d)
As apresentações tomográficas do câncer ovariano incluem os seguintes padrões morfológicos: cisto multiloculado com septações espessas e componentes sólidos, cisto de parede espessa, massa complexa (cística e sólida combinada), massa sólida.

80. (d)
A tomografia computadorizada é atualmente considerada a modalidade de exame de escolha na avaliação pré-operatória do câncer ovariano. É frequentemente utilizada para: determinar a extensão do tumor; planejar o grau de cirurgia citorredutora; detecção de envolvimento tumoral dos intestinos delgado e grosso; envolvimento do ureter pélvico; hidronefrose; metástases para o peritônio, mesentério, omento maior, fígado, baço e linfonodos pélvicos e para-aórticos; ascite e pseudomixoma peritoneal.

81. (a)
Cisto simples representa a massa ovariana mais comum na infância, sendo rara a ocorrência de neoplasia.

82. (d)
Torção e hemorragia são as complicações mais comuns dos cistos ovarianos em recém-nascidas. A torção ocorre em cerca de 42% dessas pacientes. A torção ovariana é mais comum em grandes cistos, mas tem sido relatada em cistos menores que 2 cm. A ruptura do cisto é muito rara e muito grave, podendo levar à ascite hemorrágica e/ou peritonite. Complicações maternas como poli-hidrâmnio e distocia vaginal com ruptura do cisto são raras. Involução espontânea desses cistos tem sido notada nos primeiros meses de vida.

83. (d)
Aspecto ultrassonográfico varia com o tamanho e aparência do cisto, dependendo de complicações como torção ou hemorragia. Cisto não complicado é anecogênico, unilocular, com paredes imperceptíveis, sendo ocasionalmente detectado fino septo. Cisto complicado contém grumos em seu interior com nível líquido espesso, ecos que podem ser causados por coágulos, septos e, ocasionalmente, pode estar repleto de líquido espesso com aspecto de massa sólida.

84. (c)
No diagnóstico diferencial do cisto ovariano incluem-se:
1. Cisto mesentérico.
2. Cisto de duplicação entérico.
3. Linfangioma.
4. Pseudocisto meconial.
5. Hidrometrocolpos.
6. Cisto de úraco.
7. Meningocele anterior.

85. (d)
Em adolescentes, após a menarca, notam-se cistos disfuncionais quando falha a ovulação, e o folículo continua a crescer ou, ainda, quando o corpo lúteo não involui após a ovulação.

86. (d)
Geralmente, medem de 4 a 10 cm de diâmetro, sendo considerados folículos, quando menores ou iguais a 3 cm. Normalmente, esses cistos disfuncionais medem de 3 a 5 cm, embora em alguns casos possam chegar a 10 cm.

87. (d)
Cistos ovarianos simples são anecogênicos, com paredes finas e definidas, sem ecos internos nem nódulos murais e com reforço acústico posterior.

88. (b)
Cistos de corpo lúteo podem apresentar conteúdo ecogênico associado à hemorragia. Geralmente maiores que os foliculares, medindo de 5 a 11 cm. Cisto hemorrágico apresenta padrão heterogêneo (83%), refletindo a fase da degradação do conteúdo sanguíneo em seu interior. Seu aspecto tende a se modificar nos exames de controle, sendo que o estudo com Doppler colorido não evidencia fluxo em seu interior. A parede pode apresentar-se espessada, podendo ser observado líquido em fundo de saco.

89. (d)
O aspecto ultrassonográfico do teratoma ovariano é variável. Na maioria dos casos (75%) ocorre padrão misto (sólido e cístico) com componentes hipoecogênicos e ecogênicos; 12,5% de massa cística (anecogênica) e 1,5% de massa sólida (ecogênica).

90. (a)
Sombra acústica é observada em cerca de 50% desses tumores, mas não necessariamente determinada por calcificação ou dente. Às vezes, representa mistura de sebo e cabelo. Nível líquido determinado por gordura (sebo) e cabelo, também, pode ser observado no exame ultrassonográfico.

91. (c)
Cerca de 30% dos tumores ovarianos em crianças e adolescentes são malignos.

92. (a)
Os tumores de células germinativas são responsáveis por 60 a 89% dessas neoplasias. Em ordem de frequência, os tumores de células germinativas malignos mais comuns no ovário são:
1º - Disgerminoma.
2º - Tumor do seio endodérmico.
3º - Teratoma imaturo.
4º - Tumor de células germinativas misto maligno.
5º - Carcinoma embrionário.

Enquanto tumores das células do estroma dos cordões sexuais (Sertoli-Leydig, teca-granulosa e indiferenciado) ocorrem em 10 a 13% dos casos e carcinomas epiteliais, fibrossarcomas e tumores não classificados em 5 a 11%.

93. (c)
No exame ultrassonográfico podem ser detectados: massas ecogênicas sólidas ou mistas (componentes sólido e cístico); paredes irregulares; septos espessos; a calcificação, que é um achado comum; líquido em fundo de saco; ascite; implante peritoneal; linfonodomegalia e metástase para o fígado e pulmão podem ocorrer.

94. (a)
Corresponde morfologicamente ao seminoma do testículo, é o tumor de células germinativas maligno mais comum de ovário em crianças e adolescentes. Representa cerca de 10% de todos os tumores ovarianos. Embora a idade no diagnóstico varie de 7 meses a 17 anos, ocorre mais frequentemente na adolescência. São tumores sólidos, geralmente de grandes dimensões, encapsulados, podendo apresentar áreas hipoecogênicas como resultado de necrose ou hemorragia e degeneração cística. Calcificação não é frequente nesses tumores.

95. (a)
O tumor do seio endodérmico, também chamado de tumor do saco vitelínico é a segunda neoplasia maligna mais frequente de células germinativas, sendo a média de idade no diagnóstico de 18 anos. A maioria dos pacientes apresenta níveis elevados de alfafetoproteína. É o mais agressivo tumor ovariano maligno, disseminando-se rapidamente para linfáticos e por invasão direta de estruturas e órgãos adjacentes.

96. (d)
Podem levar à dor aguda em hipogástrio em crianças: torção ovariana; apendicite aguda, divertículo de Meckel, gravidez ectópica, doença inflamatória pélvica, massa anexial, cisto ovariano roto, cálculo renal e gastroenterite aguda.

97. (a)
Aspecto ultrassonográfico depende se a torção ocorre em ovário normal ou com doença preexistente. Aumento nas dimensões do ovário, que pode ser 5 a 6 vezes maior que o normal. Com padrão de massa sólida, cística ou complexa, dependendo se existem enfermidades anexiais, como cisto e tumor. Frequentemente, observa-se líquido livre em fundo de saco. O único sinal específico para o diagnóstico de torção ovariana é a presença de múltiplos folículos (8 a 12 mm) de diâmetro na região cortical de ovário aumentado unilateralmente. A presença de fluxo colorido ao Doppler colorido tem sido relatada em até 65% dos casos de torção do ovário.

98. (b)
A melhor época para avaliação ultrassonográfica das malformações uterinas é a segunda fase do ciclo menstrual, momento em que a visualização do endométrio é melhor e, portanto, temos uma melhor definição da cavidade uterina. Quando realizamos o exame na primeira fase do ciclo menstrual, a cavidade endometrial pode não aparecer adequadamente, e com isso o diagnóstico pode passar despercebido. Havendo suspeita de malformações uterinas, há de se realizar sempre o exame na fase secretória.

99. (a)
As localizações mais usuais dos implantes endometrióticos incluem os:
- Ligamentos uterossacros.
- Ovários.
- Folheto posterior do ligamento largo.
- Escavação retrouterina.
- Tubas uterinas.

100. (d)
Um polimorfismo de manifestações clínicas pode ser observado. A tríade sintomática clássica envolve:
- Dismenorreia secundária e progressiva.
- Dispareunia de profundidade.
- Infertilidade.

101. (b)
Os cistos endometrióticos ou endometriomas constituem o principal achado, os quais podem ocasionar dor pélvica e, eventualmente, compressão de estruturas adjacentes, torção ou ruptura. Os endometriomas apresentam prevalência de 24% no total de todos os cistos ovarianos na menacma.

102. (d)
A endometriose extragenital é menos comum que a genital e pode acometer:
- O septo retovaginal.
- A parede abdominal.
- A parede vesical.
- O trato gastrointestinal.
- Os pulmões.
- A pele entre outros órgãos.

103. (c)
A avaliação morfológica ultrassonográfica dos cistos endometrióticos revela:
- Estruturas císticas, geralmente bilaterais, com formato arredondado.
- Margens regulares.
- Ecotexturas homogênea e hipoecogênica.
- Ecos internos difusos de baixa ecogenicidade ou *debris*.

104. (d)
Acredita-se que a ecogenicidade dos endometriomas esteja relacionada com o estágio, densidade do seu conteúdo e com o tempo de evolução das lesões.
- Habitualmente, lesões hipoecogênicas retratam cistos endometrióticos com formação recente e conteúdo mais fluido.
- Formações mais ecogênicas sinalizam cistos antigos com denso conteúdo.

105. (c)
Os cistos ovarianos hemorrágicos podem apresentar ecos internos difusos à US, sendo necessário estabelecer o diagnóstico diferencial.
- Dor pélvica, de início súbito no meio do ciclo, sugere cistos hemorrágicos.
- Algia pélvica, crônica está, habitualmente, associada à endometriose.
- Acompanhamento ecográfico dos endometriomas revela dimensões constantes ou crescentes com o mesmo padrão ecotextural.
- Cisto hemorrágico involui em poucas semanas.

106. (a)
Em decorrência da diversidade dos aspectos ultrassonográficos dos endometriomas, considera-se relevante a sua classificação segundo os critérios do *Grupo Internacional de Análise dos Tumores Ovarianos*:
- Unilocular: cisto sem septos ou partes sólidas.
- Multilocular: cisto com um ou mais septos, sem projeções ou formações papilares.
- Unilocular com componente sólido: cisto unilocular com componente sólido ou formação papilar > 3 mm.
- Multilocular com componente sólido: cisto multilocular com componente sólido ou formação papilar > 3 mm.
- Massa sólida: quando o componente sólido é superior a 80%.

107. (d)
Habitualmente, os endometriomas apresentam cápsula pobremente vascularizada, com índices de resistência elevados. A vascularização típica do endometrioma é periférica e especialmente notável na região do hilo ovariano. Doppler pode auxiliar no diagnóstico diferencial entre endometrioma e cisto de corpo lúteo hemorrágico, que exibe anel vascular periférico evidente. A análise Doppler é fundamental na seleção de pacientes para o tratamento medicamentoso, bem como no acompanhamento do mesmo.

108. (a)
Os implantes endometriais podem ser observados em diferentes localizações do organismo. Foco extrapélvico mais comum é observado na parede abdominal, particularmente na cicatriz umbilical e em cicatrizes cirúrgicas, em decorrência de cirurgias ginecológicas ou obstétricas prévias.

109. (d)
A endometriose vesical constitui uma entidade rara, cursa habitualmente com dor pélvica, hematúria, polaciúria e urgência miccional. A ultrassonografia transvaginal apresenta-se como método de escolha para diagnóstico desta condição.

CAPÍTULO 3

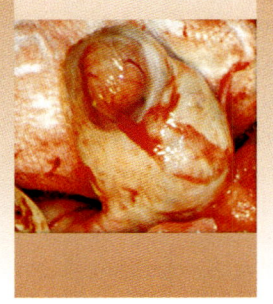

REPRODUÇÃO E INFERTILIDADE

Adilson Cunha Ferreira
Waldemar Naves do Amaral
Antonio Helio Oliani

110. **Quais os objetivos da monitoração da ovulação na indução da ovulação?**
    I - Determinar a dose diária efetiva das gonadotrofinas.
    II - Determinar o dia exato da administração do hormônio gonadotrófico coriônico (hCG) e, consequentemente, a duração do uso das gonadotrofinas.
    III - Prevenir a hiperestimulação ovariana.
    IV - Realizar a contagem de folículos viáveis.
    Estão corretas:
    (a) I e II.
    (b) I e III.
    (c) I, II e III.
    (d) I, II e IV.

111. **Analise as afirmativas acerca da síndrome de hiperestimulação ovariana:**
    I - É considerada a principal complicação ao uso dos agentes estimulantes da ovulação.
    II - Aparece na fase pós-ovulatória de um ciclo induzido.
    III - Caracteriza-se por um aumento do volume ovariano e da permeabilidade vascular.
    IV - Ocorre com grande frequência no uso do clomifeno.
    São verdadeiras:
    (a) I e II.
    (b) I, II e III.
    (c) I, III e IV.
    (d) I, II, III e IV.

112. **São achados ultrassonográficos na micropolicistose ovariana, exceto:**
    (a) Ovários aumentados.
    (b) Estroma central ecogênico.
    (c) Colar periférico de folículos retidos.
    (d) Folículos maiores que 10 mm.

113. **Os diagnósticos diferenciais dos endometriomas incluem:**
    (a) Cisto hemorrágico.
    (b) Abscesso tubovariano.
    (c) Neoplasia ovariana.
    (d) Todas as alternativas anteriores.

114. **Sobre massas ovarianas, assinale a alternativa falsa:**
    (a) A ultrassonografia pélvica via abdominal é muito sensível para se detectarem alterações ecotexturais mínimas.
    (b) A ultrassonografia com Doppler colorido permite avaliar o padrão vascular das massas, sendo fundamental na caracterização de pseudomassas sólidas.
    (c) A ressonância magnética indica com alta especificidade o conteúdo hemático ou componentes da degradação da hemoglobina no interior das massas e cistos ovarianos.
    (d) A ressonância magnética é útil na detecção de focos endometrióticos distantes do alcance do transdutor endovaginal.

115. **São características dos cistos de corpo lúteo hemorrágicos, exceto:**
    (a) Unilaterais.
    (b) Menores de 6 cm de diâmetro.
    (c) Anecogênicos.
    (d) Ausência de vascularização ao modo Doppler.

116. **São características da torção ovariana, exceto:**
    (a) Dor abdominal aguda.
    (b) Massa de ecotextura heterogênea em região anexial.
    (c) Ausência de vasos no interior de massa.
    (d) Fluxo de baixa impedância.

117. Tumores endometrioides:
 I - Representam cerca de 20% dos tumores benignos de ovário.
 II - Vinte e cinco a 30% são bilaterais.
 III - Apresentam-se como uma massa cística com projeções papilares.
 IV - Seu prognóstico é considerável favorável.
 São verdadeiras:
 (a) I e II.
 (b) I, II e III.
 (c) II, III e IV.
 (d) I, II, III e IV.

118. É incorreto afirmar que a monitoração da resposta ovariana no ciclo induzido objetiva:
 (a) Ajustar a dose do hormônio gonadotrófico coriônico com base no diâmetro do corpo lúteo.
 (b) Avaliar a reserva ovariana.
 (c) Controlar o crescimento folicular e a dose efetiva de gonadotrofinas.
 (d) Determinar o dia exato da administração do hormônio gonadotrófico coriônico, prevenir a síndrome da hiperestimulação ovariana.

119. Como se classifica a síndrome de hiperestimulação ovariana?
 (a) Leve, moderada e grave.
 (b) Monofolicular, multifolicular e plurifolicular.
 (c) Precoce e tardia.
 (d) Pré-antral e pós-antral.

120. O que deve ser observado na monitoração ultrassonográfica na indução de ovulação?
 (a) Crescimento de folículos.
 (b) O número de folículos.
 (c) Momento culminante da postura oocitária.
 (d) Todas as alternativas anteriores.

121. Qual o aspecto recorrente de foco extrapélvico mais comum de implantes endometriais?
 (a) Áreas de hiperecogenicidade bem delimitadas em topografia de subcutâneo.
 (b) Formações sólidas, hipoecogênicas de limites imprecisos e irregulares.
 (c) Área hipoecogênica bem delimitada, que envolve o plano subcutâneo e/ou músculo aponeurótico.
 (d) As alternativas b e c estão corretas.

122. Quais as alternativas corretas em relação à monitoração ecográfica dos ovários?
 I - A monitoração ultrassonografia dos ovários deve ser iniciada entre o 1º e 3º dias do ciclo menstrual.
 II - A presença de cisto ovariano funcional médio, que esteja fora de sincronia com o ciclo menstrual, não recomenda o início do programa de indução da ovulação.
 III - A monitoração ultrassonográfica deve ser realizada novamente no 7º ou 8º dias e após, no mínimo, em dias alternados.
 IV - A assincronia ovariana é muito frequente nos ciclos estimulados.
 (a) I e II.
 (b) I e III.
 (c) I, II e III.
 (d) I, II, III e IV.

123. Quais são os sinais ultrassonográficos da ovulação?
 (a) Espessamento endometrial.
 (b) Aumento do folículo acima de 3 cm.
 (c) Alteração da forma do folículo, tornando-se irregular, enrugado.
 (d) Colo uterino entreaberto.

124. Assinale a alternativa verdadeira em relação ao uso de gonadotrofinas.
 (a) Há aumento em torno de 2 a 3 mm por dia dos diâmetros foliculares.
 (b) Deve-se manter o estímulo hormonal até que pelo menos dois a três folículos tenham no mínimo 18 mm.
 (c) Na fase proliferativa observa-se o endométrio com aspecto trilaminar.
 (d) Todas as alternativas são corretas.

125. A síndrome de hiperestimulação ovariana ocorre:
 (a) Após a gravidez.
 (b) Após administração de gonadotrofina.
 (c) Após indução fracassada da ovulação.
 (d) Após a implantação embrionária.

126. Qual a alternativa verdadeira em relação ao corpo lúteo?
 (a) Torna-se evidente em até uma hora após a ovulação e atinge a sua plenitude entre o quinto e o sétimo dia após a ovulação.
 (b) Apresenta um formato arredondado ligeiramente irregular.
 (c) A parede do corpo lúteo é irregular, mas deve ser mais ecogênica do que o parênquima ovariano.
 (d) Todas as alternativas são verdadeiras.

127. **Em relação aos distúrbios de desenvolvimento folicular, quais as verdadeiras?**
    I - Na atresia folicular precoce, um folículo dominante, que está entre 11 e 14 mm, para o seu crescimento.
    II - Folículo retido corresponde ao folículo dominante que apresenta crescimento normal, atingindo diâmetros entre 18 e 35 mm, porém, não ocorre luteinização ou ruptura folicular, levando a um ciclo monofásico anovulatório.
    III - Folículo hidrópico pode atingir até 120 mm de diâmetro, mas a maioria permanece entre 35 e 70 mm.
    IV - O cisto folicular desaparece espontaneamente num prazo de 30 a 90 dias.
    (a) I e II.
    (b) I e III.
    (c) I, II e III.
    (d) I, II, III e IV.

128. **Quais os achados ultrassonográficos nos ovários policísticos?**
    (a) Ovários aumentados.
    (b) Estroma central ecogênico.
    (c) Colar periférico de folículos retidos.
    (d) Todas as alternativas anteriores.

129. **Sobre os ovários policísticos:**
    I - Apresentam folículos anecogênicos na periferia.
    II - Volume ovariano pode ser normal em 30% dos casos.
    III - Envolvem em geral os ovários bilateralmente.
    IV - Não se observam folículos dominantes.
    Está correto:
    (a) I e II.
    (b) II, III e IV.
    (c) IV.
    (d) I, II, III e IV.

130. **O que são ovários com múltiplos folículos retidos?**
    (a) Correspondem aos ovários policísticos.
    (b) Apresentam folículos, pelo menos seis, de tamanhos variados, medindo entre 4 e 10 mm e distribuídos aleatoriamente pelo parênquima ovariano.
    (c) Estão relacionados com alguns períodos fisiológicos da vida, onde o eixo de controle gonadal está alterado: logo após o nascimento, no início da menacma, durante a lactação e na pré-menopausa.
    (d) As alternativas b e c estão corretas.

131. **Quais as condições anormais de desenvolvimento do corpo lúteo detectáveis com a ultrassonografia endovaginal?**
    I - Atrofia precoce, corpo lúteo insuficiente.
    II - Cisto luteínico.
    III - Cisto luteínico hemorrágico.
    IV - Persistência do corpo lúteo.
    São corretas:
    (a) I e II.
    (b) I e III.
    (c) I, II e III.
    (d) I, II, III e IV.

132. **Como avaliar o corpo lúteo?**
    (a) Exame ultrassonográfico deve realizado entre o 5º e o 8º dia após a ovulação.
    (b) Deve-se iniciar o acompanhamento logo após o fluxo menstrual.
    (c) O mapa vascular não auxilia em sua avaliação.
    (d) O corpo lúteo apresenta um diâmetro externo entre 12 e 88 mm.

133. **Quais as características do corpo lúteo insuficiente?**
    (a) Paredes finas (menos do que 3 mm de espessura).
    (b) Os vasos da parede são escassos.
    (c) Registro Doppler das artérias tecais evidencia curvas com índices de resistência acima de 0,6.
    (d) Todas as alternativas são corretas.

134. **Os folículos pré-ovulatórios medem:**
    (a) 4 a 5 mm.
    (b) 5 a 10 mm.
    (c) 18 a 24 mm.
    (d) 10 a 15 mm.

135. **Qual o diâmetro do folículo antes da ovulação?**
    (a) 18 a 24 mm.
    (b) 15 a 25 mm.
    (c) 26 a 33 mm.
    (d) 10 a 15 mm.

136. **Quais as características do cisto luteínico?**
    (a) Apresenta sempre finos *debris*.
    (b) O mapa vascular ajuda no diagnóstico.
    (c) Pode atingir até 120 mm de diâmetro.
    (d) Mede entre 24 e 30 mm de diâmetro interno.

137. **Quais as alternativas verdadeiras em relação ao corpo lúteo hemorrágico?**
    I - Estudo ecográfico mostrará uma tumoração mista.
    II - O estudo Doppler em cores mostrará vasos abundantes no interior do cisto.
    III - O quadro clínico será de dor pélvica aguda, às vezes intolerável, com início súbito e progressão nas primeiras horas.
    IV - Corpo lúteo hemorrágico costuma desaparecer com a menstruação.
    (a) I e II.
    (b) I, III e IV.
    (c) I, II e III.
    (d) I, II, III e IV.

Respostas Comentadas

110. (c)
A monitoração da resposta ovariana tem três objetivos principais:
1. Determinar a dose diária efetiva das gonadotrofinas.
2. Determinar o dia exato da administração do hormônio gonadotrófico coriônico – hCG) e, consequentemente, a duração do uso das gonadotrofinas.
3. Prevenir a hiperestimulação ovariana.

111. (b)
A síndrome de hiperestimulação ovariana é considerada a principal complicação ao uso dos agentes estimulantes da ovulação. Aparece na fase pós-ovulatória de um ciclo induzido e caracteriza-se por um aumento do volume ovariano e da permeabilidade vascular, acarretando uma perda da fração proteica do compartimento intravascular.

112. (d)
Na micropolicistose ovariana, encontra-se no exame transvaginal ovários aumentados, com estroma central ecogênico, rodeado por colar periférico de folículos retidos. Os folículos medem entre 5 e 8 mm de diâmetro.

113. (d)
Os diagnósticos diferenciais dos endometriomas incluem: cisto hemorrágico, cistos de Gartner, doença inflamatória pélvica, abscesso tubovariano, neoplasia ovariana, mioma intraligamentar e gravidez ectópica.

114. (a)
A ultrassonografia pélvica via abdominal não é muito sensível para se detectar alterações ecotexturais mínimas. A ultrassonografia pélvica transvaginal é o primeiro e mais sensível exame para diferenciar as massas ovarianas.

115. (d)
Cisto hemorrágico do corpo lúteo na fase aguda, em razão da sua ecotextura, pode simular neoplasia. O mapeamento em cores mostrará características de benignidade, como a distribuição periférica dos vasos e sua ausência no interior do cisto, embora o padrão de fluxo seja de baixa resistência. Esta sistematização do Doppler com mapeamento em cores é fundamental para o diagnóstico diferencial com neoplasia.

116. (d)
A torção de cisto ovariano ou anexial pode ser diagnosticada por meio da ultrassonografia pélvica transvaginal associada ao Doppler colorido. A ausência de vasos no interior de massa de ecotextura heterogênea, ou fluxo de alta impedância com ausência de diástole ou diástole reversa, em decorrência de isquemia vascular e consequente necrose tecidual, é achado altamente suspeito.

117. (c)
Tumores endometrioides representam cerca de 20% dos tumores malignos de ovário, sendo que 25 a 30% são bilaterais. Seu prognóstico é considerável favorável. Na ultrassonografia, apresentam-se como uma massa cística com projeções papilares ou, ocasionalmente, como uma massa sólida com hemorragia interna ou necrose.

118. (a)

119. (a)
A síndrome de hiperestimulação ovariana é considerada a principal complicação ao uso dos agentes estimulantes da ovulação. Aparece na fase pós-ovulatória de um ciclo induzido e caracteriza-se por um aumento do volume ovariano e da permeabilidade vascular, acarretando uma perda da fração proteica do compartimento intravascular. Classifica-se em:
1. Leve: quando houver distensão e desconforto abdominal.
2. Moderada: quando houver a leve mais sinais ultrassonográficos de ascite.
3. Grave: quando na moderada houver a presença de hidrotórax e dificuldades respiratórias, mudanças no volume sanguíneo, anormalidades na coagulação e alterações da função renal.

120. (d)
A monitoração ultrassonográfica na indução de ovulação fundamenta-se no fato de que existe uma relação linear entre os tamanhos dos folículos e os níveis de estradiol. É útil para, no período de desenvolvimento folicular, observar-se:
- Crescimento de folículos.
- O número de folículos.
- Momento culminante da postura oocitária.

121. (d)
Na ultrassonografia, estas massas apresentam-se como formações sólidas, hipoecogênicas de limites imprecisos e irregulares. Entretanto, é possível evidenciar apenas uma área hipoecogênica bem delimitada, que envolve o plano subcutâneo e/ou músculo aponeurótico. Os granulomas pós-cirúrgicos e pequenos abscessos ou hematomas podem apresentar aspectos semelhantes.

122. (d)
- A monitoração ultrassonográfica dos ovários deve ser iniciada entre o 1º e 3º dias do ciclo menstrual.
- A presença de cisto ovariano funcional médio, que esteja fora de sincronia com o ciclo menstrual, não recomenda o início do programa de indução da ovulação.
- A monitoração ultrassonográfica deve ser realizada novamente no sétimo ou oitavo dias e após, no mínimo, em dias alternados. A assincronia ovariana é muito frequente nos ciclos estimulados, ou seja, encontramos folículos de diversos tamanhos e nem sempre o maior conterá o oócito mais maduro.

123. (c)
Os sinais ultrassonográficos da ovulação são:
- Diminuição do folículo ou simplesmente seu desaparecimento.
- Alteração de sua forma, tornando-se irregular e enrugado. Algumas vezes, poucas horas após a ovulação, este folículo se enche de sangue e apresenta uma aparência ecográfica de líquido espesso como um hematoma.

124. (d)
Com o uso de gonadotrofinas há um incremento na maturidade oocitária refletida pelo rápido aumento, em torno de 2 a 3 mm por dia, dos diâmetros foliculares. É importante o rigoroso controle do crescimento folicular e deve-se manter o estímulo hormonal até que pelo menos dois a três folículos tenham no mínimo 18 mm. Na fase proliferativa, observa-se o endométrio com aspecto trilaminar, sendo este considerado o aspecto ideal e que relaciona-se com os melhores resultados de gravidez.

125. (b)
A síndrome de hiperestimulação ovariana é uma condição que leva a uma série de complicações causadas pela estimulação dos ovários a partir do uso de gonadotrofina coriônica humana, com a finalidade de produzir a ovulação, no caso, em uma paciente que se submeteu a uma inseminação artificial.

126. (d)
Corpo lúteo, que iniciou seu desenvolvimento a partir da luteinização pré-ovulatória da granulosa, torna-se evidente em até uma hora após a ovulação e atinge a sua plenitude entre o quinto e o sétimo dia após a ovulação. Apresenta um formato arredondado ligeiramente irregular. A parede do corpo lúteo é indicadora de sua qualidade, pois corresponde à capa tecal luteinizada. Ela é irregular, mas deve ser mais ecogênica do que o parênquima ovariano.

127. (d)
Na atresia folicular precoce, um folículo dominante, que está entre 11 e 14 mm, para o seu crescimento. Folículo retido corresponde ao folículo dominante que apresenta crescimento normal, atingindo diâmetros entre 18 e 35 mm, porém, não ocorre luteinização ou ruptura folicular, levando a um ciclo monofásico anovulatório. Folículo hidrópico pode atingir até 120 mm de diâmetro, mas a maioria permanece entre 35 e 70 mm. O cisto folicular desaparece espontaneamente num prazo de 30 a 90 dias.

128. (d)
Nos ovários policísticos, o padrão mais geralmente encontrado no exame transvaginal é o de ovários aumentados, com estroma central ecogênico, rodeado por colar periférico de folículos retidos. O número de folículos é igual ou superior a 12 e seus diâmetros menores que 10 mm. Pelo menos um dos ovários deve estar aumentado. Se houver presença de corpo lúteo, a paciente deve ser avaliada em outra fase do ciclo menstrual.

129. (d)
Ovários policísticos são arredondados, com folículos anecogênicos (mais de 10) com diâmetro médio em torno de 3 a 4 mm, de localização periférica, subcapsular, dando um aspecto descrito por alguns autores de "contas de um rosário". Ocorre envolvimento geralmente bilateral dos ovários com ausência de folículos dominantes. O volume ovariano pode ser normal em 30% dos casos.

130. (d)
Ovários com múltiplos folículos retidos apresentam volumes normais ou discretamente aumentados, podendo ser uni ou bilaterais. Contêm um número variado de folículos, pelo menos seis, de tamanhos variados, medindo entre 4 e 10 mm e distribuídos aleatoriamente pelo parênquima ovariano. Estão relacionados com alguns períodos fisiológicos da vida, onde o eixo de controle gonadal está alterado: logo após o nascimento, no início da menacma, durante a lactação e na pré-menopausa.

131. (d)
Algumas condições anormais de desenvolvimento do corpo lúteo são passíveis de detecção com a ultrassonografia transvaginal e seu estudo Doppler como:
- Atrofia precoce.
- Corpo lúteo insuficiente.
- Cisto luteínico.
- Cisto luteínico hemorrágico.
- Persistência do corpo lúteo.

132. (a)
Exame ultrassonográfico deve ser realizado entre o quinto e o oitavo dia após ovulação, no período de máximo desenvolvimento do corpo lúteo:
- Nesse período, o corpo lúteo apresenta um diâmetro externo entre 22 e 48 mm.
- Teca luteinizada com 4 a 7 mm.
- Mapa vascular revelando três ou mais vasos semilunares duplos ou triplos, e os índices de resistência são inferiores a 0,5.

133. (d)
O corpo lúteo, quando insuficiente, apresenta:
- Paredes finas (medindo menos do que 3 mm de espessura).
- Os vasos da parede são escassos.
- Registro Doppler das artérias tecais evidencia curvas com índices de resistência acima de 0,6.

134. (c)
Os folículos pré-ovulatórios medem entre 18 e 24 mm. O melhor modo de monitorar a resposta dos ovários é por ultrassom vaginal.

135. (a)
Durante os cinco dias que antecedem a ovulação, o folículo cresce rapidamente de 1,1 a 1,6 mm/dia em média, podendo chegar a 2 a 3 mm/dia, atingindo um diâmetro médio de 20 a 24 mm próximo à ovulação (variação de 18 a 26 mm).

136. (c)
O cisto luteínico é um corpo lúteo com cavidade líquida anecogênica, medindo entre 35 e 70 mm de diâmetro interno. Eventualmente, à semelhança do folículo hidrópico, pode atingir até 120 mm de diâmetro. Apresenta conteúdo homogêneo anecogênico ou contém finos *debris* pouco evidentes. A cápsula é irregular, espessa (3 a 5 mm) e ecogênica, pois é a capa teca luteínica que rodeia o cisto. O mapa vascular revela padrão de corpo lúteo, com vasos abundantes e índices de resistência baixos.

137. (b)
Quando o corpo lúteo cístico desenvolve um tamanho anormal, ele pode sofrer distorções mecânicas na sua cápsula e ocorrer ruptura de vasos no interior da teca, formando hematomas. Estudo ecográfico mostrará uma tumoração mista, com área cística e área heterogênea de aspecto variável, dependendo do tempo de evolução. O estudo Doppler em cores mostrará vasos abundantes na cápsula do cisto e ao redor do hematoma, mas nunca no interior, pois se trata de cisto com hematoma periférico e não uma neoplasia com proliferação interna. Corpo lúteo hemorrágico costuma desaparecer com a menstruação. Portanto, a conduta é expectante.

CAPÍTULO 4

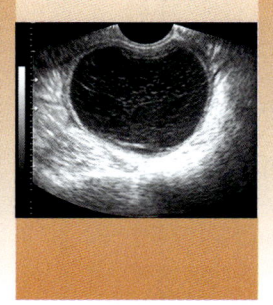

Neoplasia Ovariana

Adilson Cunha Ferreira
João Francisco Jordão
Adriana Gualda Garrido

138. **Qual a confiabilidade da ultrassonografia endovaginal na detecção dos tumores ovarianos?**
    (a) A sensibilidade tem sido de 55 a 100%.
    (b) A especificidade varia entre 52 e 83%.
    (c) A sensibilidade tem sido de 75 a 85%.
    (d) A especificidade varia entre 90 e 100%.

139. **São características dos endometriomas, exceto:**
    (a) Estruturas císticas, geralmente bilaterais.
    (b) Formações ecogênicas, com múltiplas septações.
    (c) Aspecto flocoso fino e homogêneo.
    (d) Massas complexas, com septos vascularizados.

140. **Qual a utilidade da análise Doppler na seleção de pacientes para o tratamento medicamentoso dos endometriomas?**
    (a) É fundamental na seleção de pacientes para o tratamento medicamentoso.
    (b) A eficácia do fármaco do ponto de vista funcional pode ser demonstrada pela elevação dos índices de pulsatilidade(IP) e resistência(IR).
    (c) A avaliação morfológica da lesão associada ao Doppler colorido não resulta em melhora no tratamento medicamentoso.
    (d) As alternativas a e b estão corretas.

141. **O cisto dermoide:**
    I - Apresenta pico de incidência (detecção) em pacientes com idade entre 20 e 29 anos.
    II - Em 50 a 75% das pacientes ocorrem bilateralmente.
    III - É frequente causa de dor pélvica.
    IV - O componente de gordura, queratínicos e ósseos ocasionam imagens ecográficas complexas.
    Estão corretas:
    (a) I e II.
    (b) II, III e IV.
    (c) II e IV.
    (d) I, II e IV.

142. **São critérios ultrassonográficos da síndrome de ovários policísticos:**
    - Volume ovariano normal.
    - Numerosos cistos pequenos, menores que 10 mm de diâmetro.
    - Cistos alinhados na periferia em aspecto de "colar de pérolas".
    (a) Apenas uma está correta.
    (b) Duas estão corretas.
    (c) Todas estão corretas.
    (d) Todas estão erradas.

143. **O sinal da ponta do Iceberg é encontrado em:**
    (a) Cisto hemorrágico.
    (b) Endometrioma.
    (c) Cisto dermoide.
    (d) Abscesso.
    (e) Hidrossalpinge.

144. **Sobre a endometriose, assinale V ou F:**
    (   ) Os sintomas são infertilidade, dismenorreia e dispareunia.
    (   ) É a presença de glândulas endometriais ou estroma em locais anormais.
    (   ) A adenomiose é restrita ao interior do útero, invadindo a zona juncional e o miométrio.
    (   ) A ecogenicidade dos endometriomas varia dos císticos aos sólidos, e o seu tamanho varia de menos de 1 cm a mais de 10 cm de diâmetro.
    (   ) Quanto mais incomum ou variada a ecogenicidade e mais ovoide e irregular a forma, maior a probabilidade de a massa ser um endometrioma.

145. Correlacione as colunas de acordo com o aspecto ultrassonográfico:
    (a) Cisto simples.
    (b) Endometrioma.
    (c) Hidrossalpinge.
    (d) Abscesso.
    ( ) Massas hipoecoicas com alguma ecogenicidade interna, paredes mal definidas podendo estar espessadas, podem ser multiloculadas ou conter bolsas de pus.
    ( ) Estrutura tubular dilatada com interior hipoecoico em região anexial.
    ( ) Massa arredondada com ecos internos homogêneos, multiloculados podendo ter nível líquido. Podem ser múltiplos e estar presentes em ambos os anexos.
    ( ) Estrutura anecoica arredondada, sem espessamento de parede ou ecos internos, com reforço acústico distal.

146. Sobre torção ovariana, é correto afirmar:
    - Dor unilateral aguda intensa consiste no sintoma típico. Porém a dor intermitente pode preceder à dor aguda por semanas.
    - O ovário torcido apresenta-se aumentado e heterogêneo em razão do edema, da hemorragia e/ou necrose.
    - A ausência de sinais ao Doppler sempre é indicativo de torção.
    (a) Apenas uma correta.
    (b) Duas corretas.
    (c) Todas estão corretas.
    (d) Todas estão erradas.

147. A videolaparoscopia:
    I - Constitui o método mais fidedigno para o diagnóstico da doença inflamatória pélvica aguda.
    II - Tem a vantagem de ser um exame indolor e de fácil execução.
    III - Existe a possibilidade de efetuar manobras terapêuticas.
    IV - Permite visibilizar as estruturas e efetuar a coleta de material para cultura.
    São verdadeiras:
    (a) I e II.
    (b) I e III.
    (c) I, III e IV.
    (d) I, II, III e IV.

148. Em relação ao aspecto ultrassonográfico do teratoma ovariano:
    I - Na maioria dos casos (75%) ocorre padrão misto (sólido e cístico) com componentes hipoecogênicos e ecogênicos.
    II - 12,5% apresentam-se como massa cística (anecogênica).
    III - 1,5% apresenta-se como massa sólida (ecogênica).
    IV - Sombra acústica é frequente.
    São verdadeiras:
    (a) I e II.
    (b) I e III.
    (c) I, III e IV.
    (d) I, II, III e IV.

149. Quais as causas de cistos disfuncionais?
    (a) Falha da ovulação.
    (b) Uso de medicação hormonal.
    (c) Persistência do corpo lúteo.
    (d) As alternativas a e c estão corretas.

150. As massas ovarianas que podem simular uma gravidez ectópica são:
    (a) Cisto ovariano hemorrágico.
    (b) Abscesso tubovariano.
    (c) Cisto dermoide.
    (d) As alternativas a e b estão corretas.

151. Quais são os critérios ultrassonográficos morfológicos que indicam malignidade?
    I - A presença de qualquer massa ovariana maior que 10 cm.
    II - Massa sólida ou complexa com componente sólido predominante.
    III - Excrescências papilares intracísticas.
    IV - Septos espessos (> 3 mm), irregulares ou heterogêneos.
    São verdadeiras:
    (a) I e II.
    (b) I, III e IV.
    (c) I, II e III.
    (d) I, II, III e IV.

152. Um cisto ovariano disfuncional pode ter ecos internos em razão da:
    (a) Hemorragia.
    (b) Gordura.
    (c) Calcificações.
    (d) Nenhuma das alternativas anteriores.

153. Qual das opções abaixo é a mais útil na diferenciação do endometrioma dos cistos de corpo lúteo hemorrágico?
    (a) Controle ultrassonográfico evolutivo.
    (b) Análise das características das paredes da lesão.
    (c) Análise da ecogenicidade da lesão.
    (d) Presença de septos.

Capítulo 4 ■ Neoplasia Ovariana

154. Sobre as massas ovarianas, é incorreto afirmar:
(a) Pequenos cistos com menos de 2 cm estão associados a cistos funcionais (folículos).
(b) O aspecto anecogênico, ausência de ecos internos, paredes finas e reforço posterior são indicadores da natureza benigna dos cistos ovarianos.
(c) Os cistos podem ser levemente ecogênicos, traduzindo esta condição à presença de conteúdo líquido de alto teor proteico, hemático, particulado ou inflamatório.
(d) Componente sólido no interior de massas císticas é um indicador da natureza benigna dos cistos ovarianos.

155. São características do cisto de corpo lúteo, exceto:
(a) Cisto com ecos de baixa intensidade distribuídos de forma homogênea ou heterogênea.
(b) Paredes finas e lisas.
(c) Os cistos funcionais hemorrágicos podem ser mais volumosos e apresentar ao exame ultrassonográfico aspecto variável.
(d) Doppler pulsado permite avaliar o fluxo destes vasos, sendo obtidas curvas espectrais de baixa resistência (IR < 0,40) e pulsatilidade (IP < 1,0).

156. São características ultrassonográficas do cistadenoma seroso:
(a) Massa cística com conteúdo anecogênico.
(b) Ausência de vegetações em seu interior.
(c) Reforço acústico posterior.
(d) Ausência de espessamentos parietais.

157. Com relação aos cistos ovarianos neoplásicos, assinale a verdadeira.
(a) Os tumores ovarianos epiteliais são os mais comuns, sendo responsáveis por 65 a 75% dos casos.
(b) Tumores de células germinativas correspondem a 10 a 15% das neoplasias ovarianas.
(c) Tumores metastáticos têm menos de 1% de incidência.
(d) As alternativas a e c são corretas.

158. Qual a diferença diagnóstica entre cistadenomas serosos de ovário e outros cistos benignos?
(a) A idade (adenomas são geralmente encontrados nas 2ª e 3ª décadas).
(b) Tamanho do cisto (maior que 6 cm).
(c) Ausência de septos.
(d) Conteúdo anecogênico.

159. Quais são as características na ultrassonografia dos cistadenomas mucinosos?
(a) Massas císticas volumosas, maiores que 10 cm, podendo chegar a 30 cm.
(b) Multiloculadas.
(c) Com septações finas.
(d) Todas as alternativas anteriores.

160. Assinale a alternativa verdadeira sobre os tumores endometrioides.
(a) Representam cerca de 20% dos tumores malignos de ovário.
(b) Quarenta e cinco a 60% são bilaterais.
(c) Apresenta-se como uma massa cística com projeções papilares.
(d) As alternativas a e c estão corretas.

161. Como são classificadas as neoplasias ovarianas não epiteliais?
(a) Tumores de células germinativas.
(b) Tumores dos cordões sexuais/estroma.
(c) As alternativas a e b estão corretas.
(d) Nenhuma das alternativas anteriores.

162. São aspectos ultrassonográficos dos cistos serosos, exceto:
(a) Massas císticas e esféricas simples, com conteúdo anecogênico.
(b) Ausência de vegetações ou de espessamentos parietais (homogêneas).
(c) Reforço posterior é outro sinal que completa o quadro ultrassonográfico de cisto simples.
(d) A análise Doppler, em geral, mostra velocidade e índices de resistência elevados.

163. Considere as alternativas:
 I - Os cistadenomas mucinosos são bem menos comuns que os serosos.
 II - Representam 20% de todos os tumores ovarianos.
 III - São benignos em 80% dos casos.
 IV - Acometem geralmente mulheres com mais de 40 anos.
Está(ão) correta(s):
(a) I e II.
(b) I, III e IV.
(c) IV.
(d) I, II, III e IV.

164. Os cistadenomas mucinosos na ecografia apresentam-se como:
 I - Massas císticas, com conteúdo levemente ecogênico.
 II - Podem apresentar grandes dimensões.
 III - São mais frequentemente bilaterais.
 IV - São geralmente multiloculados.
Está(ão) correta(s):
(a) I e II.
(b) I, III e IV.
(c) IV.
(d) I, II e IV.

165. **O cisto dermoide:**
    I - Apresenta pico de incidência (detecção) em pacientes com idade entre 50 e 70 anos.
    II - Em 10 a 15% das pacientes ocorre bilateralmente.
    III - Mede desde alguns milímetros até mais de 20 cm de diâmetro.
    IV - Tem crescimento lento e é normalmente descoberto em um exame de rotina.
    Está(ão) correta(s):
    (a) I e II.
    (b) II, III e IV.
    (c) IV.
    (d) I, II e IV.

166. **O cisto dermoide na US apresenta-se como:**
    I - Massa sólida com intensa atenuação acústica.
    II - Pode ser identificada sombra acústica posterior.
    III - Apresenta *debris* em razão de seus diferentes compostos.
    IV - São bilaterais em 10 a 15% das pacientes.
    Está(ão) correta(s):
    (a) I e II.
    (b) I, III e IV.
    (c) IV.
    (d) I, II, III e IV.

167. **O teratoma imaturo**
    (a) Representa 20% de todos os teratomas.
    (b) É a transformação maligna mais frequentemente vista na prática diária.
    (c) Afeta mulheres com mais de 50 anos.
    (d) É massa com crescimento lento.

168. **Assinale a alternativa correta em relação ao endometrioma:**
    (a) Endometrioma acomete somente pacientes em idade reprodutiva.
    (b) Dez por cento são ovarianos.
    (c) Representam 20% dos tumores ovarianos.
    (d) Apresentam-se, na maioria dos casos, únicos.

169. **Assinale a alternativa incorreta em relação ao endometrioma:**
    (a) São cistos de paredes finas, com ecos de baixa intensidade, homogeneamente distribuídos.
    (b) Associam-se a cicatrizes fibróticas.
    (c) Geralmente tomam todo tecido ovariano.
    (d) Podem variar de um cisto complexo a tumorações com aspecto "sólido".

170. **Com relação ao diagnóstico de neoplasias ovarianas:**
    I - A ultrassonografia transvaginal é o primeiro e o mais sensível exame para diferenciar as massas ovarianas.
    II - A ultrassonografia abdominal não é muito sensível para se detectar alterações ecotexturais mínimas.
    III - A ultrassonografia com Doppler colorido permite visibilizar o padrão vascular das massas, sendo fundamental na caracterização de pseudomassas sólidas.
    IV - Os parâmetros da Dopplervelocimetria são úteis para se aumentar a especificidade do padrão das massas ovarianas.
    Está(ão) correta(s):
    (a) I e II.
    (b) I, II e III.
    (c) I, II, III e IV.
    (d) IV.

171. **Qual o melhor exame para diagnóstico de massas ovarianas?**
    (a) A associação da ultrassonografia convencional, especialmente a transvaginal, com a análise Doppler.
    (b) Ultrassonografia endovaginal, não sendo necessário a análise Doppler.
    (c) Ressonância magnética.
    (d) Tomografia computadorizada.

172. **Quais as alternativas corretas a respeito dos tumores de células germinativas?**
    I - Compreendem 15 a 20% de todas as neoplasias ovarianas.
    II - A maioria absoluta dos tumores de células germinativas (95%) é representada pelo teratoma maduro cístico (benigno).
    III - Massas ovarianas sólidas detectadas na infância ou na adolescência têm como primeira hipótese diagnóstica um tumor de células germinativas.
    IV - Quase sempre os teratomas são benignos. Em torno de 20% dos casos têm transformação maligna.
    (a) I e II.
    (b) I, III e IV.
    (c) I, II e III.
    (d) I, II, III e IV.

173. **Os critérios ecográficos para diagnóstico de uma massa cística são:**
    (a) Anecoica.
    (b) Lisa, com paredes bem definidas.
    (c) Reforço acústico distal.
    (d) Todas as alternativas anteriores.

174. **Se a cavidade peritoneal for preenchida com a matéria mucinoide de um cisto ovariano rompido ou de um cistadenocarcinoma, chama-se isso de:**
    (a) Hidropisia.
    (b) Abscesso.
    (c) Pseudomixoma.
    (d) Hamartoma.

175. **Qual a alternativa verdadeira a respeito dos teratomas císticos?**
    (a) Tendem a torcer menos do que as outras neoplasias ovarianas.
    (b) Podem aparecer como massa predominantemente cística, com um ou mais nódulos murais ecogênicos.
    (c) Contêm uma mistura de gordura, cabelos, dentes ou calcificações, produzindo achados ecográficos bastante variáveis.
    (d) As alternativas b e c são corretas.

176. **Assinale a alternativa incorreta a respeito dos teratomas imaturos?**
    (a) São tumores incomuns, correspondendo a menos de 1% de todos os teratomas.
    (b) Em geral são bilaterais.
    (c) Ocorrem mais comumente na infância e na adolescência.
    (d) Geralmente são tumores malignos, altamente agressivos e de crescimento rápido.

177. **Qual o aspecto ecográfico dos disgerminomas?**
    (a) Textura predominantemente ecogênica, podendo apresentar áreas anecogênicas em seu interior (hemorragia ou necrose).
    (b) Massa sólida, geralmente circunscrita, contornos regulares, não é encontrado com frequência.
    (c) Grandes cistos com finos septos.
    (d) Macrocalcificações são encontradas com frequência.

178. **Assinale a alternativa correta em relação aos cistos ovarianos não neoplásicos:**
    (a) São os mais frequentes dentre os tumores ovarianos.
    (b) Podem ocorrer na menacma ou na pós-menopausa.
    (c) Nunca apresentam *debris* em seu interior.
    (d) As alternativas a e b estão corretas.

179. **Considere as alternativas:**
    I - Componente sólido nas massas císticas é um dos sinais indicativos utilizados para definir o caráter expansivo tumoral da massa.
    II - O componente sólido hiperecogênico pode representar natureza lipídica da porção sólida.
    III - Esta condição é verificada frequentemente nos teratomas e cistos dermoides.
    IV - A porção sólida dos cistos não sendo hiperecogênica pode ser associada a tumores neoplásicos malignos.
    Está(ão) correta(s):
    (a) I e II.
    (b) I, III e IV.
    (c) I, II e III.
    (d) I, II, III e IV.

180. **Considere as alternativas:**
    I - A análise dos cistos deve levar em conta o aspecto das suas paredes.
    II - Os septos finos são definidos quando menores que 0,3 cm.
    III - Os septos espessos são maiores ou iguais a 0,3 cm.
    IV - Quanto maior a complexidade da massa, maior a suspeita de câncer ovariano.
    Está(ão) correta(s):
    (a) I e II.
    (b) I, III e IV.
    (c) I, II e III.
    (d) I, II, III e IV.

181. **Considere as alternativas:**
    I - A associação do estudo morfológico por US à dosagem plasmática de CA 125 no grupo pós-menopausa não melhora o diagnóstico pré-operatório do carcinoma ovariano.
    II - Ovários de mulheres na menacma apresenta na US dimensões em torno de 6 a 9 cm³ (em média).
    III - Ovários normais não podem ter volume acima de 12 cm³ na menacma.
    IV - Aspecto anecogênico dos cistos é mais bem caracterizado na USTV, com transdutores de alta frequência.
    Está(ão) incorreta(s):
    (a) I e II.
    (b) I, III e IV.
    (c) I e III.
    (d) I, II, III e IV.

182. **São massas ovarianas benignas frequentes:**
    (a) Torção de ovário, cistos funcionais, cistadenoma seroso.
    (b) Teratoma cístico maduro ou cisto dermoide, ovários policísticos, cistos tecaluteínicos.
    (c) Fibroma e tecoma.
    (d) Todas as alternativas são corretas.

183. **Os cistos disfuncionais apresentam-se no exame ultrassonográfico com:**
    (a) Aspecto hiperecogênico.
    (b) Paredes finas, lisas.
    (c) Nunca têm reforço posterior.
    (d) Considerados como cistos quando têm mais de 2 cm.

184. **O corpo lúteo pode apresentar-se como:**
    (a) Cisto com ecos de baixa intensidade distribuídos de forma homogênea ou heterogênea.
    (b) Conteúdo hemático pode provocar hiperecogenicidade de forma transitória.
    (c) As paredes do cisto se apresentam espessas e irregulares.
    (d) Todas as alternativas são verdadeiras.

185. **Sobre o cistadenoma considere as alternativas:**
    I - O cistadenoma seroso é a massa benigna que ocorre mais frequentemente em pacientes entre 20 e 50 anos de idade.
    II - É bilateral em 20% dos casos.
    III - É a modalidade histológica mais frequente das massas ovarianas.
    IV - Corresponde a 10% das massas ovarianas.
    Está incorreta:
    (a) I e II.
    (b) I, III e IV.
    (c) IV.
    (d) I, II, III e IV.

186. **São considerados critérios ultrassonográficos morfológicos que indicam malignidade:**
    (a) Septos espessos (> 0,3 cm), irregulares ou heterogêneos
    (b) Estrutura sólida ou complexa com componente sólido predominante.
    (c) Excrescências papilares intracísticas
    (d) Todas as alternativas anteriores.

187. **Quais as alternativas verdadeiras a respeito dos tumores do cordão e do estroma sexual?**
    I - São produtores de hormônio.
    II - Têm um efeito feminilizante ou virilizante.
    III - Os principais tumores são: os de células da granulosa, de células de Sertoli-Leydig, tecomas e fibromas.
    IV - São sólidos ou predominantemente sólidos, com áreas císticas de permeio, correspondendo à necrose ou hemorragia.
    (a) I e II.
    (b) I, III e IV.
    (c) I, II e III.
    (d) I, II, III e IV.

188. **Qual alternativa incorreta sobre o câncer de ovário?**
    (a) O câncer de ovário tem a maior taxa de mortalidade entre as neoplasias ginecológicas.
    (b) Sua mortalidade vem decrescendo em função de programas de rastreamento.
    (c) O diagnóstico é tardio, nos estágios III e IV.
    (d) A exploração cirúrgica é considerada o procedimento de estadiamento definitivo.

189. **Para identificar e medir os ovários, a(s) técnicas(s) recomendada(s) é(são):**
    (a) Identificar os vasos ilíacos internos.
    (b) Medir comprimento, espessura e largura.
    (c) As alternativas a e b são corretas.
    (d) Todas as alternativas são incorretas.

190. **Quais as características que sugerem um cisto neoplásico?**
    (a) Cisto anexial sem septos.
    (b) Septos grosseiros.
    (c) Finos *debris* em suspensão.
    (d) Nenhuma das alternativas anteriores.

191. **A presença de ecos de alta intensidade e sombra acústica posterior em um tumor parcialmente cístico na pelve sugere:**
    (a) Folículo hidrópico calcificado.
    (b) Cisto lúteo.
    (c) Cisto dermoide.
    (d) Carcinoma ovariano.

192. **Qual das alternativas não é correta em relação ao disgerminoma?**
    (a) É um tumor benigno.
    (b) Corresponde ao seminoma masculino.
    (c) É pouco comum.
    (d) É um tumor maligno.

193. **O tumor de Krukenberg é:**
    (a) Carcinoma secundário de ovário, com origem no trato gastrointestinal.
    (b) Carcinoma primário de ovário, com metástase no trato gastrointestinal.
    (c) Tumor ovariano benigno.
    (d) Neoplasia muito frequente em crianças.

Respostas Comentadas

138. (b)
A sensibilidade da ultrassonografia transvaginal isoladamente, para detectar tumor ovariano maligno, tem sido de 85 a 100%, enquanto a especificidade varia entre 52 e 83%.

139. (d)
A avaliação morfológica ultrassonográfica dos cistos endometrióticos revela estruturas císticas, geralmente bilaterais, com formato arredondado, margens regulares, ecotextura homogênea e hipoecogênica, com ecos internos difusos de baixa ecogenicidade ou *debris*. Os cistos endometrióticos apresentam conteúdo interno de maneiras diversas à US, desde massas anecogênicas até formações ecogênicas, com múltiplas septações ou projeções sólidas. Alguns autores descrevem o aspecto flocoso fino e homogêneo, como imagem característica dos endometriomas.

140. (d)
A análise Doppler é fundamental na seleção de pacientes para o tratamento medicamentoso, bem como no acompanhamento do mesmo. Assim, os cistos mais vascularizados possuem uma melhor resposta terapêutica (ação *in loco* do medicamento). A eficácia do fármaco do ponto de vista funcional pode ser demonstrada pela elevação dos índices de pulsatilidade e resistência nas artérias ovarianas e nos vasos contidos no cisto.

141. (c)
O cisto dermoide apresenta pico de incidência (detecção) em pacientes com idade entre 20 e 29 anos. Em 10 a 15% das pacientes ocorre bilateralmente. Tem crescimento lento e são diagnosticados frequentemente em um exame de rotina, pois em geral são assintomáticos. O componente de gordura, queratínicos e ósseos ocasionam imagens ecográficas complexas.

142. (a)
O aspecto clássico do ovários policísticos é de ovários aumentados com numerosos cistos pequenos que são menores que 5 mm em diâmetro e alinhados na periferia, exatamente no interior da cápsula, em um aspecto de colar de pérolas.

143. (c)
O aspecto clássico do teratoma é conhecido como "ponta do Iceberg" causado pela absorção da maior parte do feixe ultrassonográfico na extremidade superior da massa (em decorrência das múltiplas interfaces internas).

144. (V, V, V, V, V)
A tríade clássica da endometriose é composta por infertilidade, dismenorreia e dispareunia. É caracterizada pela presença de glândulas endometriais ou estroma em locais anormais. A forma interna da endometriose é conhecida como adenomiose. Esta é restrita ao interior do útero, invadindo a zona juncional e o miométrio. A ecogenicidade dos endometriomas varia dos císticos aos sólidos, e o seu tamanho varia de menos de 1 cm a mais de 10 cm de diâmetro. Quanto mais incomum ou variada a ecogenicidade e mais ovoide e irregular a forma, maior a probabilidade de a massa ser um endometrioma.

145. (d, c, b, a)
- Cisto simples: estrutura anecoica arredondada, sem espessamento de parede ou ecos internos, com reforço acústico distal.
- Endometrioma: massa arredondada com ecos internos homogêneos, multiloculados podendo ter nível líquido. Podem ser múltiplos e estar presentes em ambos os anexos.
- Hidrossalpinge: estrutura tubular dilatada com interior hipoecoico em região anexial.
  Abscesso: massas hipoecoicas com alguma ecogenicidade interna, paredes mal definidas podendo estar espessadas, podem ser multiloculadas ou conter bolsas de pus.

146. (b)
Pode não haver sinais detectáveis no Doppler em um ovário normal, e sinais assimétricos entre os dois ovários são frequentemente normais durante cada ciclo menstrual.

147. (c)
A laparoscopia constitui o método mais fidedigno para o diagnóstico da doença inflamatória pélvica aguda. Permite visibilizar as estruturas e efetuar a coleta de material para cultura de tubas uterinas e do líquido do fundo de saco sem a contaminação das amostras pela flora vaginal. Acrescenta-se, ainda, a possibilidade de efetuar manobras terapêuticas.

148. (d)
O aspecto ultrassonográfico do teratoma ovariano, na maioria dos casos (75%), é misto com componentes hipoecogênicos e ecogênicos; 12,5% de massa cística e 1,5% de massa sólida.

149. (d)
Surgem cistos funcionais, quando falha a ovulação, e o folículo continua a crescer ou, ainda, quando o corpo lúteo não involui após a ovulação.

150. (d)
As condições que podem simular uma gravidez ectópica são: hematoma, cisto de corpo lúteo, cisto dermoide, hidrossalpinge, abscesso tubovariano.

151. (d)
São considerados critérios ultrassonográficos morfológicos que indicam malignidade:
- A presença de qualquer massa ovariana maior que 10 cm.
- Massa sólida ou complexa com componente sólido predominante.
- Excrescências papilares intracísticas.
- Septos espessos (> 0,3 cm), irregulares ou heterogêneos.

152. (a)
Um cisto ovariano fisiológico pode ter ecos internos em decorrência da hemorragia, estando relacionado com corpo lúteo hemorrágico.

153. (a)
Na diferenciação do endometrioma dos cistos de corpo lúteo hemorrágico o controle ultrassonográfico evolutivo é fundamental. A involução do cisto hemorrágico associado ao histórico clínico orienta para o diagnóstico de cisto hemorrágico.

154. (d)
Componente sólido no interior de massas císticas pode ter proporções e ecogenicidade variáveis, sendo que esta última pode ser um indicativo adicional da natureza do tumor. O componente sólido hiperecogênico (às vezes associado à sombra acústica) pode representar natureza lipídica da porção sólida. Esta condição é verificada frequentemente nos teratomas. A porção sólida dos cistos, não sendo hiperecogênica (homogênea ou heterogênea), frequentemente pode ser associada a tumores neoplásicos malignos.

155. (b)
As paredes do cisto se apresentam espessas e irregulares. Os cistos de corpo lúteo apresentam, frequentemente, circulação anelar na periferia do cisto identificada na ultrassonografia com Doppler colorido.

156. (e)
O aspecto ultrassonográfico dos cistos serosos é o mais representativo dos tumores benignos, ou seja, são caracterizados, como massas císticas e esféricas simples, com conteúdo anecogênico, ausência de vegetações ou espessamentos parietais (homogêneos), reforço posterior é outro sinal que completa o quadro ultrassonográfico de cisto simples.

157. (d)
Os tumores ovarianos epiteliais são os mais comuns, sendo responsáveis por 65 a 75% dos casos, seguidos pelos tumores de células germinativas (10 a 15%) e tumores metastáticos (10%). Das neoplasias epiteliais benignas, os tumores serosos são os mais comuns, constituindo 20 a 30% de todos os tumores benignos, seguidos, então, pelos mucinosos e endometrioides. De todas as neoplasias epiteliais malignas, o cistadenocarcinoma seroso é dominante, representando cerca de 40%.

158. (b)
A diferença diagnóstica entre cistadenomas serosos de ovário e outros cistos benignos necessita de diferenciadores, como: idade (adenomas são geralmente encontrados em mulheres nas 4ª e 5ª décadas e mulheres em menopausa); tamanho do cisto (maior que 6 cm).

159. (d)
Na ultrassonografia, os cistadenomas mucinosos apresentam-se, como:
- Massas císticas volumosas, maiores que 10 cm, podendo chegar a 30 cm.
- Multiloculadas.
- Com septações finas.
- Ecos internos de baixa ecogenicidade.
- Mais raramente tênues projeções papilares.

160. (d)
Tumores endometrioides representam cerca de 20% dos tumores malignos de ovário, sendo que 25 a 30% são bilaterais. Seu prognóstico é considerável favorável. Na ultrassonografia, apresentam-se como uma massa cística com projeções papilares ou, ocasionalmente, como uma massa sólida com hemorragia interna ou necrose.

161. (c)
Neoplasias ovarianas não epiteliais são classificadas atualmente em:
- Tumores de células germinativas.
- Tumores dos cordões sexuais/estroma.
- Tumores mistos de cordões sexuais/estroma.
- Células germinativas.

162. (d)
O aspecto ultrassonográfico dos cistos serosos é o mais representativo dos tumores benignos, ou seja, são caracterizados, como:
- Massas císticas e esféricas simples, com conteúdo anecogênico.
- Ausência de vegetações ou de espessamentos parietais (homogêneas).
- Reforço posterior é outro sinal que completa o quadro ultrassonográfico de cisto simples.
- A análise Doppler destes vasos, em geral, mostra velocidade e índices de resistência intermediários, iguais aos observados nos vasos ovarianos normais.

163. (d)
Os cistadenomas mucinosos são bem menos comuns que os serosos, representando 20% de todos os tumores ovarianos, sendo benignos em 80% dos casos, e frequentemente unilaterais. Acometem geralmente mulheres com mais de 40 anos.

164. (d)
Os cistadenomas mucinosos na **ecografia** apresentam-se como:
- Massas císticas, com conteúdo levemente ecogênico.
- Eventual septações tênues.
- Diferentemente dos cistadenomas serosos, os mucinosos podem apresentar grandes dimensões.
- São geralmente multiloculados.
- São mais frequentemente unilaterais.

165. (b)
O cisto dermoide apresenta pico de incidência (detecção) em pacientes com idade entre 20 e 29 anos. Em 10 a 15% das pacientes ocorre bilateralmente. As suas dimensões são variáveis, sendo detectados medindo desde alguns milímetros até mais de 20 cm de diâmetro. Tem crescimento lento e é normalmente ou, costumeiramente, descoberto em um exame de rotina, pois, em geral, são assintomáticos. Os componentes de gordura, queratínicos e ósseos ocasionam imagens ecográficas complexas.

166. (d)
Em geral o aspecto é o de uma massa sólida com intensa atenuação acústica, que impede a adequada visibilização dos seus contornos posteriores. Pode ser identificada sombra acústica posterior nos locais com densidade cálcica, além da presença de *debris* em razão de seus diferentes compostos.

167. (b)
O teratoma imaturo representa de 0,2 a 2% de todos os teratomas. É a transformação maligna mais frequentemente vista na prática diária. Afeta mulheres com até 20 anos. É massa com crescimento bastante rápido, que tem na US um aspecto predominantemente sólido.

168. (c)
Endometrioma acomete pacientes em idade reprodutiva, com histórico de algia pélvica e infertilidade. Oitenta por cento deles são ovarianos, sendo que os endometriomas representam 20% dos tumores ovarianos. Apresentam-se, na maioria dos casos, multifocais.

169. (c)
O aspecto na US dos endometriomas são de cistos de paredes finas, com ecos de baixa intensidade, homogeneamente distribuídos. As dimensões dos cistos são variáveis, geralmente envoltos por faixa de parênquima gonadal preservada ou apresentando parênquima com áreas hiperecogênicas focais puntiformes que estão associadas a cicatrizes fibróticas. Os endometriomas apresentam diferentes apresentações, podendo variar de um cisto complexo a tumorações com aspecto sólido.

170. (c)
A ultrassonografia transvaginal é o primeiro e mais sensível exame para diferenciar as massas ovarianas. A ultrassonografia abdominal não é muito sensível para se detectar alterações ecotexturais mínimas. A ultrassonografia com Doppler colorido permite visibilizar o padrão vascular das massas, sendo fundamental na caracterização de pseudomassas sólidas. Os parâmetros da Dopplervelocimetria são úteis para se aumentar a especificidade do padrão das massas ovarianas.

171. (a)
A associação da ultrassonografia convencional, especialmente a transvaginal, com a análise Doppler com o mapeamento em cores, na atualidade é a melhor maneira para interpretarmos as massas anexiais. O valor do IR de 0,41 pode ser usado como valor limite na diferenciação das massas malignas e benignas.

172. (d)
Tumores de células germinativas compreendem 15 a 20% de todas as neoplasias ovarianas, destacando que a maioria absoluta dos tumores de células germinativas (95%) é representada pelo teratoma maduro cístico (benigno). Massas ovarianas sólidas detectadas na infância ou na adolescência têm como primeira hipótese diagnóstica um tumor de células germinativas.

173. (d)
Os critérios ultrassonográficos para diagnóstico de uma massa cística são anecogenicidade, lisa, com paredes bem definidas e reforço acústico distal.

174. (c)
Pseudomixoma peritoneal é uma condição caracterizada por massas gelatinosas parcamente circunscritas, preenchidas por células secretoras de mucina. Quarenta e cinco por cento dos pseudomixomas originam-se do ovário.

175. (d)
Os teratomas císticos tendem a torcer mais do que as outras neoplasias. Contêm uma mistura de gordura, cabelos, dentes ou calcificações, produzindo achados ecográficos bastante variáveis, porém muitas vezes específicos. Ocasionalmente, a neoplasia pode aparecer como uma massa predominantemente cística com um ou mais nódulos murais ecogênicos, o "tampão dermoide".

176. (b)
Teratomas imaturos são tumores incomuns, correspondendo a menos de 1% de todos os teratomas. Em geral são unilaterais, embora 10% sejam bilaterais. Ocorrem mais comumente na infância e na adolescência. Geralmente são tumores malignos, altamente agressivos e de crescimento rápido. O aspecto ecográfico é o de uma massa de grandes dimensões, bem definida, sólida e heterogênea, com áreas císticas.

177. (a)
Os disgerminomas desenvolvem-se geralmente na segunda e terceira décadas de vida e são correlativos no ovário dos seminomas de testículos. O aspecto ecográfico é de uma massa sólida, geralmente circunscrita, contornos regulares, tamanho variável, podendo atingir grandes dimensões. Textura predominantemente ecogênica, podendo apresentar áreas anecogênicas em seu interior (hemorragia ou necrose). A sobrevida em 5 anos é de 91% no estádio I, e a bilateralidade varia de 10 a 15% dos casos.

178. (d)
Os cistos não neoplásicos são os mais frequentes dentre os tumores ovarianos. Podem ocorrer na menacma ou na pós-menopausa, porém mais frequentemente na menacma, e podem ser funcionais, isto é, associados à produção hormonal ou não funcionais.

179. (d)
Presença de componente sólido nas massas císticas é um dos sinais indicativos utilizados para definir o caráter expansivo tumoral da massa. O componente sólido hiperecogênico pode representar natureza lipídica da porção sólida. Esta condição é verificada frequentemente nos teratomas e cistos dermoides. A porção sólida dos cistos não sendo hiperecogênica, frequentemente, pode ser associada a tumores neoplásicos malignos.

180. (d)
A análise dos cistos deve levar em conta o aspecto das suas paredes. Os septos finos são definidos quando menores que 3 mm, e os espessos, maiores ou iguais a 3 mm. Os indicadores ultrassonográficos de risco de neoplasia tornam-se crescentes quanto maior a complexidade da massa, sendo que os cistos multiloculares septados com irregularidades parietais representam um sinal adicional de suspeita de câncer ovariano.

181. (c)
A associação do estudo morfológico por US à dosagem plasmática de CA 125 no grupo pós-menopausa pode ser de grande valia no diagnóstico pré-operatório do carcinoma ovariano. O ovário da mulher na menacma apresenta na US dimensões em torno de 6 a 9 cm^3 (em média), no entanto, podem ser caracterizados ovários normais com até 18 cm^3. Aspecto anecogênico dos cistos é mais bem caracterizado na USTV com transdutores de alta frequência.

182. (d)
Massas ovarianas benignas mais frequentes:
- Cistadenoma mucinoso.
- Endometriose.
- Teratoma cístico maduro ou cisto dermoide.
- Ovários policísticos.
- Cistos tecaluteínicos.
- Tumores sólidos: fibroma e tecoma.
- Torção de ovário.
- Cistos funcionais.
- Cistadenoma seroso.

183. (b)
Os cistos foliculares apresentam-se ao exame ultrassonográfico com:
- Aspecto anecogênico.
- Paredes finas, lisas.
- Evidente reforço posterior.
- Considerados como cistos quando têm mais de 3 cm, podendo atingir de 8 a 10 cm nos seus maiores diâmetros.

184. (d)
O corpo lúteo pode apresentar-se como:
- Cisto com ecos de baixa intensidade distribuídos de forma homogênea ou heterogênea.
- Conteúdo hemático podendo provocar de forma transitória um aspecto hiperecogênico semelhante ao observado em áreas focais fibróticas ou com conteúdo lipídico.

185. (c)
O cistadenoma seroso é a massa benigna que ocorre mais frequentemente em pacientes entre 20 e 50 anos de idade, sendo bilateral em 20% dos casos. É a modalidade histológica mais frequente das massas ovarianas, correspondendo a 60% de todas elas.

186. (d)
São considerados critérios ultrassonográficos morfológicos que indicam malignidade:
- Presença de qualquer massa ovariana maior que 10 cm sólida ou complexa com componente sólido predominante.
- Excrescências papilares intracísticas.
- Septos espessos (> 3 mm), irregulares ou heterogêneos.

187. (d)
Tumores do cordão e do estroma sexual.
   Os tumores ovarianos incluídos neste grupo surgem dos cordões sexuais das gônadas embrionárias e/ou do estroma ovariano. Muitos desses tumores são produtores de hormônio e têm um efeito feminilizante ou virilizante.
   Os principais tumores são os: de células da granulosa, de células de Sertoli-Leydig, tecomas e fibromas.

188. (b)
O câncer de ovário tem a maior taxa de mortalidade, entre as neoplasias ginecológicas, em razão do diagnóstico tardio, pois são frequentemente diagnosticados em estádios avançados, estádios III e IV. A exploração cirúrgica com histerectomia, ooforectomia bilateral, omentectomia e lavagens peritoneais é considerada o procedimento de estadiamento definitivo. A falta de melhora no prognóstico para pacientes com câncer de ovário é diretamente atribuída à falta de um efetivo método de triagem para o estágio precoce da doença.

189. (c)
Os ovários estão localizados anteriormente aos vasos ilíacos internos e devem ser medidos comprimento, espessura e largura, que, multiplicados pela constante 0,52, resultam no volume ovariano.

190. (b)
A análise dos cistos deve levar em conta o aspecto das suas paredes, os septos finos são definidos quando menores que 3 mm, e os espessos, maiores ou iguais a 3 mm.

191. (c)
O componente sólido hiperecogênico (às vezes associado à sombra acústica) pode representar natureza lipídica da porção sólida. Esta condição é verificada frequentemente nos teratomas e cistos dermoides.

192. (a)
Este é o tumor mais comum e representa 3 a 5% de todas as neoplasias de ovário. Noventa por cento dos casos deste tumor acontecem em mulheres com menos de 30 anos de idade; 75% dos casos acontecem na 2ª e 3ª décadas de vida, e a mediana de idade no diagnóstico é de 22 anos. Tem a mesma origem, aspecto morfológico e comportamento que o seminoma testicular clássico.

193. (a)
O tumor de Krukenberg é uma entidade rara, caracterizada por neoplasia ovariana secundária a um tumor do trato gastrointestinal, frequentemente bilateral, volumoso e assintomático. Afeta geralmente mulheres na 4ª década de vida, correspondendo de 1-5% de todos os tumores ovarianos.

CAPÍTULO 5

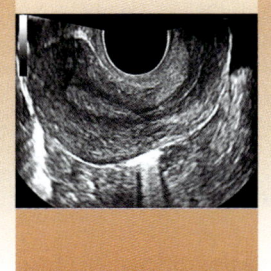

ÚTERO

Adilson Cunha Ferreira
João Francisco Jordão
Antonio Helio Oliani

194. A aparência ecográfica do leiomioma pode ser evidenciada como:
   (a) Uma distorção nodular do contorno uterino.
   (b) Uma endentação anormal na bexiga ou reto.
   (c) Ecos de alta amplitude, com sombra acústica distal.
   (d) Todas as alternativas anteriores.

195. Em relação ao miométrio, marque a alternativa falsa:
   (a) Na infância, o miométrio é homogêneo e levemente refringente, não se diferenciando os vasos em sua parede.
   (b) Na puberdade e na menacma, o miométrio apresenta textura homogênea de média ecogenicidade.
   (c) Com o avançar da idade e do número de gestações, o miométrio passa a se apresentar mais heterogêneo e com áreas de fibrose.
   (d) Na menopausa, o miométrio tende a se tornar homogêneo novamente e não se diferenciam os vasos em sua parede.

196. Qual a medida máxima da espessura endometrial nos seguintes estágios do ciclo menstrual, respectivamente: fim da menstruação, meio do ciclo e fase pré-menstrual.
   (a) 5 mm, 10 mm e 4 mm.
   (b) 3 mm, 10 mm e 14 mm.
   (c) 5 mm, 7 mm e 9 mm.
   (d) 3 mm, 14 mm e 10 mm.

197. A sequência de fases do endométrio, de acordo com a evolução do ciclo menstrual, é:
   (a) Secretora, trilaminar e proliferativa.
   (b) Trilaminar, proliferativa e secretora.
   (c) Proliferativa, trilaminar e secretora.
   (d) Secretora, proliferativa e trilaminar.

198. Após a menopausa, qual medida endometrial indica atrofia do endométrio?
   (a) Abaixo de 5 mm.
   (b) Abaixo de 6 mm.
   (c) Abaixo de 7 mm.
   (d) Abaixo de 8 mm.

199. São causas de espessamento endometrial, exceto:
   (A) Carcinoma do endométrio.
   (B) Hiperplasia do endométrio.
   (C) Pólipos endometriais.
   (D) Menopausa.

200. Qual patologia é responsável pala invasão difusa ou focal do miométrio pelo endométrio benigno, ocorrendo, frequentemente, em mulheres acima dos 30 anos de idade?
   (a) Mioma.
   (b) Cisto de ovário.
   (c) Cisto de Naboth.
   (d) Adenomiose.

201. São achados ultrassonográficos frequentes na adenomiose, exceto:
   (a) Ecotextura heterogênea ou hipoecoica anormal difusa do miométrio.
   (b) Definição insatisfatória ou nodularidade da junção entre o miométrio e o endométrio.
   (c) Nódulos ecogênicos subendometriais.
   (d) Todas as alternativas estão corretas.

202. São resultado da obstrução dos ductos das glândulas secretoras de muco do revestimento epitelial do colo uterino:
   (a) Cistos de ovário.
   (b) Veias subserosas.
   (c) Pólipo endometrial.
   (d) Cistos de Naboth.

203. São achados da síndrome do ovário policístico, exceto:
   (a) Hirsutismo.
   (b) Ciclos menstruais regulares.
   (c) Obesidade.
   (d) Infertilidade.

204. Qual patologia pélvica é caracterizada, ultrassonograficamente, por massa cística complexa de grandes dimensões, tubular de paredes finas ou espessada que, frequentemente, está alongada e dobrada por si mesma?
(a) Hidrossalpinge.
(b) Apendicite.
(c) Gestação tópica.
(d) Cisto de Naboth.

205. Os tipos de leiomiomas são:
(a) Submucoso e subendometrial.
(b) Submucoso, subseroso e intramural.
(c) Intramural, intraperitoneal ou subseroso.
(d) Submucoso e intramural.

206. A evolução dos leiomiomas pode resultar em:
(a) Atrofia.
(b) Degeneração cística.
(c) Fibrose.
(d) Todas as alternativas estão corretas.

207. Em relação à técnica de avaliação ultrassonográfica pélvica, via transabdominal, é correto:
(a) A bexiga do paciente deverá estar vazia.
(b) A bexiga deverá estar distendida e ser realizada com transdutores de frequências de até 5 MHz.
(c) A bexiga deverá estar vazia e ser realizada com transdutores de frequências de até 5 MHz.
(d) A bexiga deverá estar vazia e ser realizada com transdutores convexos.

208. São características dos leiomiomas de colo cervical, exceto:
(a) São tumores benignos.
(b) São considerados raros (0,6% da população).
(c) Geralmente são assintomáticos.
(d) Embora localizados no colo, são, em sua maioria, de grande volume.

209. Em relação ao útero, marque a alternativa falsa:
(a) Na infância, a relação do tamanho corpo/colo é de 1:2.
(b) Na puberdade, a relação do tamanho corpo/colo é de 1:2.
(c) Na fase adulta, a relação do tamanho corpo/colo é de 2:1.
(d) Em multíparas, a relação do tamanho corpo/colo pode ser maior que 2:1.

210. São características da adenomiose na USTV, exceto:
(a) O miométrio é heterogêneo, com áreas hipoecogênicas, correspondendo a edema.
(b) Apresenta cistos de retenção de formatos e dimensões variáveis, circundados por halo hipoecogênico de fibrose.
(c) São predominantes na parede uterina posterior.
(d) As lesões têm limites mal definidos e não sofrem variações cíclicas.

211. Sobre a síndrome de Rokitansky-Kuster-Hauser, assinale a alternativa falsa:
(a) Ocorre em razão da displasia dos ductos müllerianos.
(b) O diagnóstico é clínico.
(c) Sempre há ausência do útero.
(d) A vagina encontra-se normal.
(e) A ultrassonografia pode confirmar o diagnóstico.

212. Sobre as neoplasias do colo uterino, assinale a alternativa falsa:
(a) Possuem estreita associação à infecção pelo papilomavírus humano e herpes-vírus tipo II.
(b) Os fatores de risco são atividade sexual promíscua, procriação precoce, múltiplos parceiros, baixa condição socioeconômica, tabagismo e imunossupressão.
(c) Os carcinomas de células escamosas e os adenocarcinomas são os tumores mais frequentes, representando, respectivamente, 90 e 10% das neoplasias malignas do colo.
(d) Constituem sinais ecográficos indiretos dos carcinomas cervicais: aumento do volume do colo, perda dos limites da ecotextura, áreas sólidas hiperecogênicas, produzindo sombra acústica posterior.

213. Na adenomiose, são aspectos ultrassonográficos:
- Miométrio heterogêneo com áreas hipoecogênicas.
- Focos hiper-refringentes de fibrose.
- Lesões com limites mal definidos que não sofrem variações cíclicas.
- Predominam na parede uterina anterior.
(a) Apenas uma está correta.
(b) Duas estão corretas.
(c) Três estão corretas.
(d) Todas estão corretas.

214. No diagnóstico diferencial entre leiomioma e adenomiose, são parâmetros ultrassonográficos que apontam para a adenomiose:
- Margens irregulares.
- Lacunas císticas internas maiores do que 5 mm.
- Típica ecogenicidade interna.
(a) Apenas uma está correta.
(b) Duas estão corretas.
(c) Todas estão corretas.
(d) Todas estão erradas.

215. Sobre os leiomiomas, assinale a alternativa falsa:
(a) São classificados, quanto à camada uterina, em subserosos, intramurais e submucosos.
(b) Quanto à localização são classificados em cervicais, corporais e ístmicos.
(c) Os nódulos intramurais ocasionam hipermenorragia e dismenorreia.
(d) Podem ser únicos ou múltiplos, sendo na maioria únicos.

216. A maioria dos pacientes com leiomioma é fértil, mas a infertilidade pode ocorrer na presença de:
- Nódulos intramurais com extensão para a cavidade endometrial.
- Nódulos submucosos, cervicais.
- Intramurais maiores do que 7 cm.
- Nódulos múltiplos e dispersos pelo miométrio.

(a) Apenas uma está correta.
(b) Duas estão corretas.
(c) Três estão corretas.
(d) Todas estão corretas.

217. Alguns artefatos na avaliação transvaginal podem gerar imagens de falsos nódulos. São eles:
- Contração miometrial subendometrial persistente.
- Cicatrizes cirúrgicas.
- Secção de vaso miometrial na parede anterior ao nível do istmo.
- Útero em retroversoflexão acentuada.
- Foco nodular de adenomiose.
- Tumor ovariano.

(a) Apenas uma está correta.
(b) Duas estão corretas.
(c) Três estão corretas.
(d) Todas estão corretas.

218. Em relação aos leiomiomas, marque a alternativa falsa:
(a) O leiomioma é o tumor uterino mais comum.
(b) Os leiomiomas isoecogênicos podem ser de difícil distinção do miométrio adjacente, servindo de auxílio a interface entre a pseudocápsula e o músculo normal circundante.
(c) A degeneração hialina dos leiomiomas é a forma mais comum de degeneração.
(d) Na degeneração cística e na hialina, observam-se áreas anecogênicas e irregulares internas aos nódulos.

219. Qual porção uterina é mais frequentemente acometida pelos leiomiossarcomas?
(a) Colo.
(b) Porção submucosa.
(c) Porção intramural.
(d) Porção subserosa.

220. São sinais de provável malignidade de nódulos miometriais:
(a) A diminuição da impedância vascular em mulheres menopausadas sem TRH.
(b) Aumento do volume uterino e do nódulo miometrial.
(c) As alternativas a e b estão corretas.
(d) Todas as alternativas são incorretas.

221. Se uma ultrassonografia encontra útero bicorno, qual outra estrutura deve ser examinada?
(a) Fígado.
(b) Rins.
(c) Bexiga.
(d) Ovários.

222. Em relação à imagem:

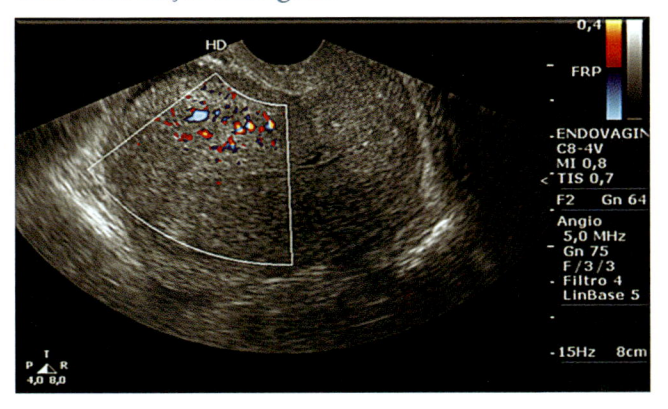

(a) Caracteriza-se padrão vascular de leiomioma.
(b) Tratam-se de vasos arqueados normais.
(c) Padrão habitualmente encontrado na adenomiose.
(d) Nenhuma afirmativa está correta.

223. A estrutura demonstrada ao lado do útero, na figura abaixo:

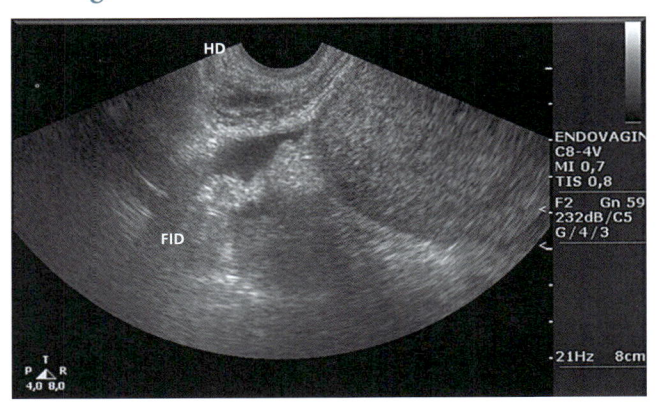

(a) É a tuba normal, realçada por líquido ao seu redor.
(b) Trata-se de hidrossalpinge.
(c) Tipicamente é uma hidátide de Morgagni.
(d) É o ligamento redondo.

224. **Qual a quantidade de líquido livre na imagem abaixo?**

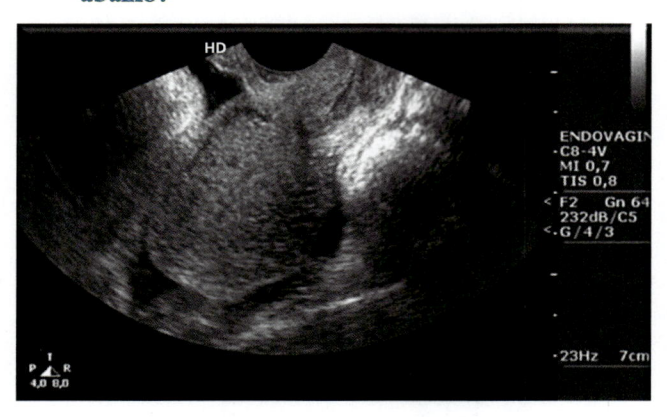

(a) Nenhuma.
(b) Pequena.
(c) Moderada.
(d) Grande.

225. **As complicações dos DIUs incluem:**
(a) Gravidez ectópica.
(b) Endometriose.
(c) Miomatose.
(d) Cistos ovarianos.

226. **A causa mais comum de aumento do útero é:**
(a) Leiomioma.
(b) Carcinoma.
(c) Endometriose.
(d) Cistadenoma.

227. **A espessura do endométrio na menopausa sem reposição hormonal é:**
(a) 2 a 4 mm.
(b) 5 a 6 mm.
(c) 6 a 10 mm.
(d) 12 a 14 mm.

228. **A posição excêntrica do eco endometrial sugere:**
(a) Fase proliferativa.
(b) Fluxo menstrual.
(c) Fase secretora.
(d) Leiomioma.

Respostas Comentadas

194. (d)
A aparência ecográfica do leiomioma pode ser evidenciada como distorção nodular do contorno uterino, endentação anormal na bexiga ou reto ou ecos de alta amplitude, com sombra acústica distal.

195. (d)
Na menopausa, este padrão se acentua e observamos o miométrio francamente heterogêneo em decorrência da fibrose e da atrofia das células miometriais. É comum o aparecimento de calcificações dos vasos arqueados localizados mais na periferia, o que também é explicado pela diminuição da ação trófica do estrogênio sobre as células miometriais, sobre os vasos do miométrio e também sobre a própria artéria uterina, diminuindo a sua perfusão e provocando a atrofia do órgão.

196. (b)
A ultrassonografia sempre precisa estar relacionada com o estágio do ciclo menstrual, que afeta a espessura normal do endométrio. No final da menstruação, o endométrio está fino e distinto (2 a 3 mm). Durante a fase proliferativa, o endométrio assume aspecto com três camadas (trilaminar). No meio do ciclo, normalmente o endométrio mede de 8 a 10 mm de espessura de dupla camada. Da ovulação até a menstruação, através da fase secretora, o endométrio apresenta espessamento progressivo até 14 mm e torna-se mais uniforme e ecogênico.

197. (c)
A ultrassonografia sempre precisa estar relacionada com o estágio do ciclo menstrual, que afeta a espessura normal do endométrio. No final da menstruação, o endométrio está fino e distinto (2 a 3 mm). Durante a fase proliferativa, o endométrio assume aspecto com três camadas (trilaminar). No meio do ciclo, normalmente o endométrio mede de 8 a 10 mm de espessura de dupla camada. Da ovulação até a menstruação, através da fase secretora, o endométrio apresenta espessamento progressivo até 14 mm e torna-se mais uniforme e ecogênico.

198. (a)
Após a menopausa, o endométrio com espessura abaixo de 5 mm indica atrofia do endométrio.

199. (d)
São causas de espessamento endometrial: carcinoma do endométrio, hiperplasia do endométrio, pólipos endometriais, endometrite, terapia com tamoxifeno, aborto incompleto, carcinoma metastático e leiomioma submucosos.

A atrofia endometrial é um achado comum encontrado após a menopausa.

200. (d)
A adenomiose é condição de invasão difusa ou focal do miométrio pelo endométrio benigno ("endometriose interna"). Ocorre, frequentemente, em mulheres com mais de 30 anos de idade.

201. (d)
Os achados mais frequentes na adenomiose são a ecotextura heterogênea ou hipoecoica anormal difusa do miométrio; definição insatisfatória ou nodularidade da junção entre o miométrio e o endométrio; nódulos ecogênicos subendometriais; cistos no endométrio subendometrial (1 a 5 mm); estriações lineares hipoecoicas subendometriais. Em geral, o útero está com volume aumentado. É frequente a presença de leiomiomas.

202. (d)
Os cistos de Naboth são resultado da obstrução dos ductos das glândulas secretoras de muco do revestimento epitelial do colo uterino, sendo frequentemente visibilizados na ultrassonografia transvaginal.

203. (b)
A síndrome do ovário policístico é um diagnóstico clínico e bioquímico com base nos achados de hirsutismo, amenorreia, infertilidade e obesidade. A ultrassonografia apenas define a morfologia dos ovários.

204. (a)
Hidrossalpinge pode provocar uma massa cística complexa de grandes dimensões, tubular de paredes finas ou espessada que, frequentemente, está alongada e dobrada por si mesma.

205. (b)
Os leiomiomas podem estar completamente localizados no miométrio (intramural), subserosos ou submucosos.

206. (d)
Os leiomiomas podem sofrer atrofia, degeneração cística, hemorragia interna, fibrose e calcificação.

207. (b)
O exame transabdominal é realizado via parede abdominal anterior, utilizando-se transdutores de até 5 MHz. Os examinadores usam bexigas distendidas como janela "sônica" para identificar o útero e anexos, assim como uma visão geral de outras estruturas pélvicas.

208. (d)
Os miomas de colo são tumores benignos, geralmente pequenos, assintomáticos e raros, com frequência estimada de 0,6% na população em geral. O seu aparecimento em mulher na menopausa pode estar associado à degeneração sarcomatosa.

209. (b)
Na puberdade, ocorre um crescimento maior do corpo uterino, até que, na menacma, em decorrência da ação hormonal, a relação corpo/colo se inverte passando a ser de 2:1.

210. (b)
Os cistos de retenção têm formatos e dimensões variáveis, circundados por halo hiperecogênico de fibrose. Esses cistos são as lesões típicas de adenomiose e, frequentemente, nota-se que a camada basal endometrial na proximidade do foco de adenomiose é descontínua ou de limites pouco precisos, sugerindo tratar-se de sítio onde o endométrio adentrou a musculatura (parede miometrial espessada e assimétrica, comparada a que se encontra normal).

211. (d)
A síndrome de Rokitansky-Kuster-Hauser ocorre em razão da displasia dos ductos müllerianos com ausência do útero e de parte ou toda a vagina. O diagnóstico é clínico, porém a ultrassonografia pode confirmá-lo.

212. (d)
As neoplasias do colo uterino possuem estreita associação à infecção pelo papilomavírus humano e herpes-vírus tipo II. Os fatores de risco são atividade sexual promíscua, procriação precoce, múltiplos parceiros, baixa condição socioeconômica, tabagismo e imunossupressão. Os carcinomas de células escamosas e os adenocarcinomas são os tumores mais frequentes, representando, respectivamente, 90 e 10% das neoplasias malignas do colo. Constituem sinais ecográficos indiretos dos carcinomas cervicais: aumento do volume do colo, perda dos limites da ecotextura, áreas sólidas hipo ou isoecogênicas, produzindo sombra acústica posterior. A ultrassonografia não constitui método diagnóstico para os tumores iniciais.

213. (c)
São aspectos ultrassonográficos da adenomiose: miométrio heterogêneo com áreas hipoecogênicas, focos hiper-refringentes de fibrose, lesões com limites mal definidos que não sofrem variações cíclicas, com predomínio na parede uterina posterior.

214. (c)
No diagnóstico diferencial entre leiomioma e adenomiose, alguns parâmetros ultrassonográficos apontam para a adenomiose, dentre eles, margens irregulares, lacunas císticas internas maiores do que 5 mm e a típica ecogenicidade interna.

215. (d)
Os leiomiomas são classificados, quanto à camada uterina, em subserosos, intramurais e submucosos. Quanto à localização, em cervicais, corporais e ístmicos. Podem ser únicos ou múltiplos. O achado de um nódulo solitário ocorre em apenas 2% das pacientes. Os miomas intramurais ocasionam hipermenorragia e dismenorreia. Os submucosos pediculados podem se associar à endometrite em razão da infecção ascendente.

216. (d)
A maioria dos pacientes com leiomioma é fértil. Mas a infertilidade pode ocorrer na presença de nódulos intramurais com extensão para a cavidade endometrial, submucosos, cervicais, intramurais maiores do que 7 cm, múltiplos e dispersos pelo miométrio.

217. (d)
Alguns artefatos na avaliação transvaginal podem gerar imagens de falsos nódulos. São eles: contração miometrial subendometrial persistente, cicatrizes cirúrgicas, secção de vaso miometrial na parede anterior ao nível do istmo, útero em retroversoflexão acentuada, foco nodular de adenomiose, tumor ovariano.

218. (c)
Um tipo de degeneração que é muito comum é a calcificação, que pode ser focal, apresentando distribuição aleatória e tamanhos variados, dando um padrão heterogêneo ao tumor com áreas hiper-refringentes que geralmente apresentam sombra acústica posterior. Em alguns casos é possível observar calcificação na periferia do tumor dando uma imagem em anel.

219. (c)
O leiomiossarcoma representa 1,3% das neoplasias malignas desta região, é o mais frequente dos sarcomas uterinos e localiza-se, na maioria das vezes, na porção intramural do útero.

220. (c)
A diminuição da impedância vascular e o aumento da vascularização dos nódulos miometriais em mulheres na menopausa sem TRH são sinais de provável malignidade, principalmente, se houver aumento do volume uterino e do nódulo miometrial com mudanças do padrão textural na ultrassonografia.

221. (b)
Um dado que não deve ser esquecido durante a realização do exame de ultrassonografia numa paciente com malformação uterina é o exame das lojas renais, visto que é relativamente frequente a associação das anomalias uterinas a malformações do trato urinário, como agenesia e/ou ectopia renal.

222. (c)
São achados ultrassonográficos na adenomiose:
- Espessamento difuso da parede miometrial resultando na assimetria das paredes anterior e posterior, sendo mais frequente na posterior.
- Aumento da ecogenicidade miometrial.
- Ecotextura miometrial heterogênea com áreas de limites imprecisos (forma difusa).
- Cistos miometriais pequenos, situados logo acima da superfície endometrial.

223. (a)
A tuba normal pode ser vista, quando realçada por líquido ao seu redor. A hidrossalpinge apresenta-se anecogênica, assim como a hidátide de Morgagni.

224. (d)
Quantifica-se o líquido livre no fundo de saco de Douglas:
- Pequena: limitada ao colo uterino.
- Moderada: envolvendo colo e corpo uterino.
- Grande: ultrapassando o fundo uterino.

225. (a)
Complicações mais frequentes do DIU:
- Perfuração uterina.
- Expulsão do DIU.
- Dor pós-implante.
- Sangramento excessivo pós-implante.
- Sangramento excessivo no período menstrual.
- Infecção uterina e de anexos uterinos.
- Gravidez (tópica ou ectópica).

226. (a)
Leiomioma uterino é o tumor mais comum do útero, ocorrendo entre 20 a 30% das mulheres com mais de 30 anos de idade e em 50% daquelas com mais de 50 anos.

227. (a)
A ultrassonografia na avaliação endometrial se tornou uma ferramenta fundamental para avaliar o risco de patologias endometriais em pacientes na pós-menopausa. Em especial o exame endovaginal, quando realizado por ultrassonografistas experientes, nos fornece uma avaliação minuciosa do endométrio por inteiro. Um endométrio fino e regular com espessura menor que 5 mm reduz a probabilidade de câncer endometrial para menos de 1%.

228. (d)
O leiomioma submucoso desenvolve-se na camada mais interna do miométrio, no limite com o endométrio. Esta disposição permite que seu crescimento torne-se evidente à luz da cavidade uterina. Costuma ser único, e sua presença geralmente provoca hemorragias, em razão da ulceração do endométrio.

CAPÍTULO 6

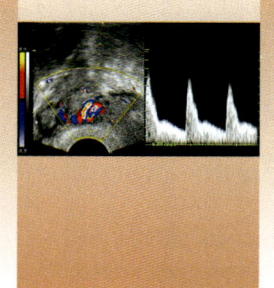

ANÁLISE DOPPLER

Adilson Cunha Ferreira
João Francisco Jordão
Fernanda Martelli D'Agostini

229. **A principal vantagem do Doppler contínuo em relação ao pulsado é:**
    (a) Permitir medida de fluxos de baixa velocidade.
    (b) Ter maior resolução espacial.
    (c) Permitir medida de fluxos de alta velocidade.
    (d) Nenhuma das alternativas anteriores.

230. **A principal desvantagem do Doppler contínuo em relação ao pulsado é:**
    (a) Não permitir medida de fluxos de baixa velocidade.
    (b) Ter menor resolução espacial.
    (c) Não permitir a escolha de um vaso específico.
    (d) Nenhuma das alternativas anteriores.

231. **O fenômeno denominado *aliasing* é a interpretação incorreta de:**
    (a) Amplitude.
    (b) Velocidade.
    (c) Frequência.
    (d) Intensidade.

232. **Para contornar o *aliasing* devemos:**
    (a) Alterar a linha de base.
    (b) Aumentar a PRF.
    (c) Congelar o modo B.
    (d) Todas as alternativas anteriores.

233. **A ovulação ocorre:**
    (a) Após o coito.
    (b) No 7º dia do ciclo menstrual.
    (c) No 14º dia do ciclo menstrual.
    (d) No 17º dia do ciclo menstrual.

234. **Assinale a alternativa correta:**
    (a) O Doppler com ondas contínuo permite uma resolução em níveis mais profundos em relação ao sistema de ondas pulsáteis.
    (b) O comprimento das zonas focais deve ser mantido o mais curto possível.
    (c) Um sistema de Doppler pulsátil não permite a escolha do vaso a ser examinado.
    (d) Todas as alternativas são incorretas.

235. **Assinale a alternativa verdadeira:**
    (a) O IP na artéria uterina nas mulheres portadoras de miomas é menor.
    (b) Nas mulheres portadoras de miomas frequentemente existe uma redução do fluxo sanguíneo.
    (c) O IP na artéria uterina nas mulheres portadoras de miomas é maior.
    (d) Não existe qualquer relação entre alteração fluxo sanguíneo e miomas.

236. **A vascularização dos miomas depende:**
    I - De suas dimensões.
    II - De sua localização.
    III - De alterações secundárias (degeneração).
    IV - Da idade da paciente.
    Está(ão) correta(s):
    (a) Todas as alternativas são corretas.
    (b) I, II e III.
    (c) III e IV.
    (d) IV.

237. **Assinale a alternativa incorreta:**
    (a) Os vasos nos nódulos miometriais estão localizados na periferia.
    (b) A localização dos vasos é importante no diagnóstico diferencial com a adenomiose.
    (c) A mudança do padrão vascular pode estar associada à degeneração maligna dos nódulos.
    (d) Vascularização no interior do nódulo miometrial sempre é indicativo de processo maligno.

238. **São sinais ultrassonográficos de adenomiose:**
    (a) Espessamento difuso da parede miometrial.
    (b) Redução da ecogenicidade miometrial.
    (c) Cistos miometriais pequenos na periferia do útero.
    (d) Espessamento mais frequente na parede anterior.

239. Na adenomiose, o Doppler colorido convencional ou de amplitude não auxilia na(o):
(a) Diferenciação entre os cistos e as veias dilatadas na superfície externa miometrial.
(b) Diferenciação com os leiomiomas.
(c) Monitoramento da resposta terapêutica.
(d) Localização de adenomiose focal.

240. As proporções do corpo e do colo são diferentes conforme a idade. Assinale a falsa:
(a) Na infância o corpo predomina sobre o colo.
(b) Na puberdade eles se equivalem.
(c) Em nulíparas o corpo tem comprimento pouco superior ao colo.
(d) Em multíparas o comprimento do corpo pode ser duas vezes maior que o do colo.

241. Assinale a alternativa falsa:
(a) Os pólipos endocervicais ocorrem mais frequentemente na segunda década de vida.
(b) É achado sugestivo de processos aderenciais hiper-refringência pélvica difusa.
(c) O endometrioma representa a manifestação mais evidente da endometriose na US.
(d) O diagnóstico diferencial do endometrioma inclui cisto hemorrágico.

242. Qual o papel da ultrassonografia endovaginal no acompanhamento de nódulos leiomiomatosos?
(a) A redução e a involução do leiomioma em tratamento medicamentoso podem ser monitoradas pela ultrassonografia.
(b) O desaparecimento dos vasos intratumorais indica resposta terapêutica adequada.
(c) As alternativas a e b estão corretas.
(d) Somente a alternativa b está correta.

243. O que ocorre com a análise Doppler das artérias uterinas na doença trofoblástica gestacional?
(a) Aumento dos fluxos sistólico e diastólico.
(b) A invasão miometrial pelo trofoblasto pode ser diagnosticada pelo mapa em cores.
(c) As alternativas a e b estão corretas.
(d) Nenhuma alternativa está correta.

244. Qual a aplicação do Doppler nos programas de fertilização *in vitro*?
(a) Nenhuma.
(b) Determinação do IP da artéria uterina.
(c) Análise com Doppler de amplitude da reação trofoblástica.
(d) Determinação do IP da artéria ovariana.

245. Sobre a análise do fluxo ovariano durante o ciclo menstrual e na gestação:
(a) Não tem um importante papel no estudo das disfunções ovarianas.
(b) A ausência de fluxo diastólico na parede do corpo lúteo correlaciona-se com a evolução desfavorável da gestação.
(c) Os abortamentos de causa hormonal apresentam vascularização deficiente do corpo lúteo.
(d) São verdadeiras as alternativas b e c.

246. Com base nos níveis de perfusão, diferentes regiões podem ser reconhecidas no tumor:
   I - Uma região avascular (zona necrótica).
   II - Uma região isquêmica (seminecrótica)
   III - Uma microcirculação estabilizada.
   IV - Uma região de hiperemia tumoral (zona frontal).
Está(ão) correta(s):
(a) I e II.
(b) I, II e III.
(c) I, II,III e IV.
(d) IV.

247. Quais as alternativas verdadeiras em relação à avaliação endometrial na menopausa?
   I - A espessura endometrial não se mostra eficaz para o diagnóstico de câncer. Doppler das artérias uterinas não permite diferenciar endométrio benigno de maligno.
   II - A presença de fluxo sanguíneo intratumoral de baixa impedância promete ser parâmetro útil para o diagnóstico da doença.
   III - A análise Doppler é fundamental na seleção de pacientes para o tratamento medicamentoso, bem como no acompanhamento do mesmo.
   IV - As pacientes que utilizam tamoxifeno para o tratamento do câncer de mama podem apresentar alterações morfológicas e do fluxo sanguíneo no endométrio.
(a) I e II.
(b) I e III.
(c) I, II e III.
(d) I, II, III e IV.

248. O Doppler com mapeamento em cores e pulsado possibilita a análise do tumor com base em quais parâmetros?
   I - Localização dos vasos no tumor.
   II - Distribuição dos vasos no tumor.
   III - Morfologia vascular.
   IV - Padrão da onda (impedância vascular).
   São corretas:
   (a) I e II.
   (b) I e III.
   (c) I, II, III e IV.
   (d) I, II e IV.

249. Qual o padrão de onda dos tumores ovarianos?
   (a) Os tumores benignos apresentam espectro de onda com padrão de alta resistência.
   (b) Os tumores benignos apresentam IR e IP mais elevados (IR > 0,60 e IP > 1,20).
   (c) Os tumores malignos apresentam um padrão de baixa resistência (IR < 0,20 e IP > 0,40).
   (d) Os tumores malignos sempre apresentam um padrão de baixa resistência.

250. Avalie as informações abaixo:
   I - Os tumores ovarianos malignos apresentam com maior frequência fluxos vasculares detectáveis pelo Doppler.
   II - A proporção de vasos de localização central é maior nos tumores malignos.
   III - A maioria dos tumores malignos apresenta IR mais baixo que os benignos.
   IV - A associação entre o Doppler (IR < 0,40) e a dosagem do CA 125 melhora a sensibilidade do método.
   São corretas:
   (a) I e II.
   (b) I e III.
   (c) I, II, III e IV.
   (d) I, II e IV.

251. Nas torções ovarianas observa-se:
   (a) A ausência de vasos no interior de massa.
   (b) Fluxo de alta impedância com ausência de diástole ou diástole reversa.
   (c) Massa de ecotextura heterogênea.
   (d) Todas as alternativas são corretas.

252. São características ecográficas da doença inflamatória pélvica:
   I - Espessamento da parede tubária (> 5 mm).
   II - Presença de fluido espesso no interior da tuba.
   III - Tuba alongada e espiralada associada ao edema da parede.
   IV - Massa ecogênica junto ao ovário.
   São corretas:
   (a) I e II.
   (b) I e III.
   (c) I, II e IV.
   (d) I, II, III e IV.

253. São características vasculares na doença inflamatória pélvica:
   I - Hiperemia (aumento da vascularização).
   II - Aumento da vascularização nas paredes e septações em razão da hiperemia e inflamação das tubas.
   III - IP diminuído (0,84 + 0,04) nos vasos tubários.
   IV - Vascularização normal da tuba nos casos de cronificação.
   São corretas:
   (a) I e II.
   (b) I e III.
   (c) I, II e IV.
   (d) I, II, III e IV.

254. São aplicações da ultrassonografia tridimensional em ginecologia:
   (a) Malformações uterinas, lesões expansivas, leiomiomas e pólipos, lesões infiltrativas como carcinoma de endométrio e colo uterino.
   (b) Avaliação do posicionamento do DIU, cistos simples, endometriomas e cistos hemorrágicos.
   (c) Lesões com papilas e vegetações em seu interior.
   (d) Todas as alternativas anteriores.

255. A monitoração ecográfica da resposta ovariana no ciclo induzido objetiva:
   (a) Avaliar a reserva ovariana.
   (b) Avaliar o crescimento folicular e a dose efetiva de gonadotrofinas.
   (c) Determinar o dia exato da administração do hormônio gonadotrófico coriônico e prevenir a síndrome da hiperestimulação ovariana.
   (d) Todas as alternativas são corretas.

256. **Qual a modalidade de Doppler exibida?**

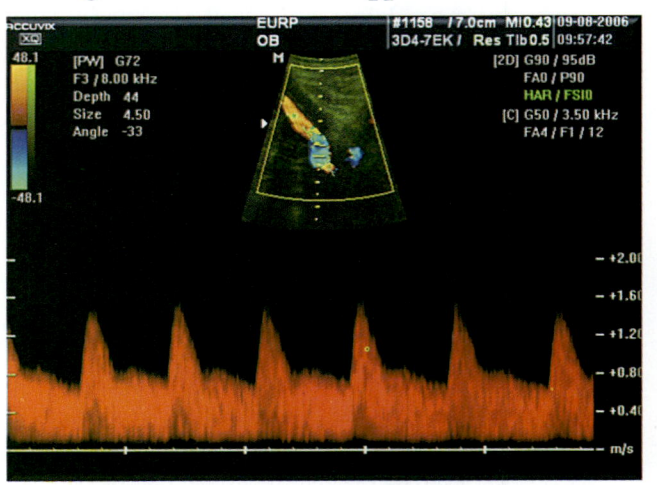

(a) Pulsado, modo triplex.
(b) Contínuo, espectral.
(c) Venoso, modo de amplitude.
(d) Nenhuma das alternativas anteriores.

257. **Ainda em relação à imagem da questão anterior, o que pode ser analisado?**

(a) Direção do fluxo
(b) Velocidade e índices.
(c) As alternativas a e b estão corretas.
(d) Todas as alternativas são incorretas.

258. **Considere uma paciente de 29 anos, teste positivo para gravidez, evoluindo com sangramento vaginal. A imagem abaixo representa a ultrassonografia transvaginal com Doppler colorido ao nível da cavidade endometrial. Assinale a alternativa correta:**

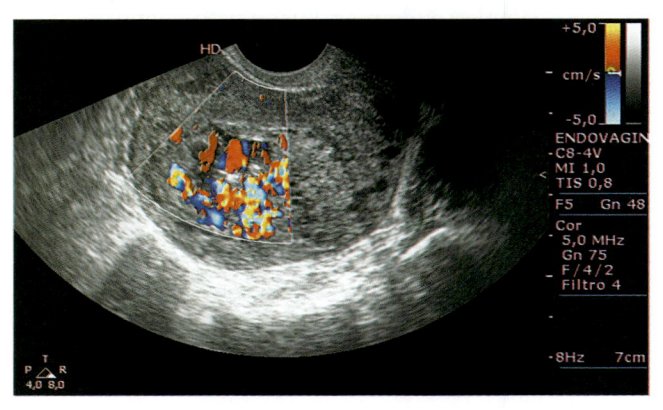

(a) Aspecto típico de abortamento completo.
(b) Deve ser considerada a possibilidade de neoplasia trofoblástica gestacional.
(c) Tratam-se de ecos artefatuais gerados por coágulos.
(d) A imagem é inespecífica.

259. **Em relação à imagem da questão anterior, qual a conduta?**

(a) Controle ecográfico em uma semana.
(b) Esvaziamento uterino e acompanhamento com dosagens de gonadotrofina coriônica.
(c) Uso de anti-inflamatório e antibiótico.
(d) Histeroendossonografia.

260. **Mesmo caso da questão 258:**

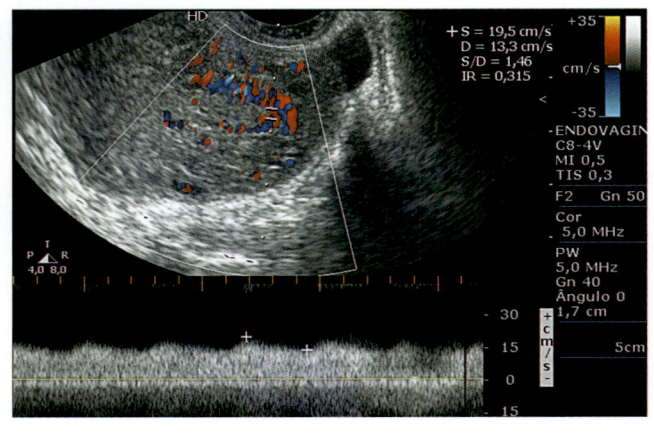

I - A análise Doppler espectral revela índices compatíveis com neoplasia.
II - Não se pode interpretar com segurança, porque não foi informado o ângulo.
III - Trata-se de fluxo venoso.
IV - O achado reforça a hipótese de neoplasia trofoblástica gestacional.

São verdadeiras:
(a) I e II.
(b) II, III e IV.
(c) I e IV.
(d) I, II e IV.

Respostas Comentadas

229. (c)
A obtenção do desvio Doppler pode ser realizada de duas maneiras: pela emissão de um sinal contínuo, ou por meio de pulsos de ondas de US. A forma mais utilizada, especialmente em Doppler vascular, é o Doppler contínuo, onde um cristal emite continuamente um feixe ultrassônico e um outro cristal recebe, também continuamente, os desvios Doppler refletidos.

230. (c)
Face às características de emissão e recepção contínua, os desvios Doppler obtidos com Doppler contínuo não são específicos, isto é, não é possível determinar a profundidade com que foram produzidos. Embora esta desvantagem o torne pouco útil na análise Doppler normal, apresenta grande utilidade quando a velocidade do fluxo a ser calculada é muito alta, como acontece nas estenoses valvares ou vasculares graves.

231. (b)
O *aliasing* ocorre quando a velocidade do sangue excede um limite superior de medida, o chamado limite Nyquist. O limite de Nyquist é a metade da frequência de repetição de pulso ultrassônico (PRF). *Aliasing* está presente quando o PRF é menor que duas vezes a frequência do sinal refletido da frequência de deslocamento Doppler.

232. (d)
Correção de *Aliasing*:
1º Aumentar PRF.
2º Ajustar linha de base (para Doppler espectral).
3º Congelar o modo B.

233. (c)
A ovulação ocorre no 14º dia do ciclo menstrual.

234. (d)
A obtenção do desvio Doppler pode ser realizada de duas maneiras: pela emissão de um sinal contínuo, ou por meio de pulsos de ondas de US. A forma mais utilizada, especialmente em Doppler vascular, é o Doppler contínuo, onde um cristal emite continuamente um feixe ultrassônico e outro cristal recebe, também continuamente, os desvios Doppler refletidos.

235. (a)
Nas mulheres portadoras de miomas, frequentemente existe um aumento do fluxo sanguíneo. Os IPs na artéria uterina, portanto, são menores, quando comparados às pacientes normais ou com adenomiose.

236. (b)
A vascularização dos miomas depende diretamente de três fatores: dimensão, localização e alterações secundárias (degeneração). Não existe relação diretamente linear com a idade e sim com o *status* hormonal.

237. (d)
Os vasos nos nódulos miometriais estão localizados na periferia, de forma regular, curvilínea, obedecendo ao contorno do nódulo, sendo esta característica importante no diagnóstico diferencial com a adenomiose (forma focal do tipo nodular). A mudança do padrão vascular pode estar associada à degeneração maligna dos nódulos. O aumento da vascularização dos nódulos miometriais em mulheres na menopausa sem terapia hormonal são sinais de provável malignidade. É comum o aumento da vascularização dos nódulos, principalmente, em pacientes jovens e tipo histológico do tumor (maior ou menor componente de tecido fibroelástico).

238. (a)
Os achados ultrassonográficos na adenomiose variam de acordo com o grau e o tipo (forma focal ou difusa) da doença:
- Espessamento difuso da parede miometrial resultando na assimetria das paredes anterior e posterior, sendo mais frequente na posterior.
- Aumento da ecogenicidade miometrial.
- Ecotextura miometrial heterogênea, com áreas de limites imprecisos (forma difusa).
- Cistos miometriais pequenos, situados logo acima da superfície endometrial.

239. (c)
Na adenomiose, o Doppler colorido convencional ou de amplitude auxilia na:
- Diferenciação entre os cistos e as veias dilatadas na superfície externa miometrial.
- Os leiomiomas apresentam vasos circulares na periferia do nódulo e podem também ser encontrados no seu interior, enquanto na adenomiose focal ou difusa, a vascularização segue um curso perpendicular (normal) à superfície endometrial.

240. (a)
As proporções do corpo e colo são diferentes conforme a idade.
- Na infância o colo predomina sobre o corpo.
- Na puberdade eles se equivalem.
- Em nulíparas o corpo tem comprimento pouco superior ao colo.
- Em multíparas o comprimento do corpo pode ser duas vezes maior que o do colo.

241. (a)
Os pólipos endocervicais ocorrem mais frequentemente na quinta década de vida.

É achado sugestivo de processos aderenciais hiper-refringência pélvica difusa.

O endometrioma representa a manifestação mais evidente da endometriose na US.

O diagnóstico diferencial do endometrioma inclui cisto hemorrágico.

242. (c)
A redução e a involução do leiomioma podem ser monitoradas pela ultrassonografia, e o Doppler colorido identifica o padrão de vascularização dos nódulos. O desaparecimento dos vasos intratumorais indica resposta terapêutica adequada, principalmente, se estiver associada à redução volumétrica do mesmo.

243. (c)
Na doença trofoblástica gestacional são produzidos sinais caracterizados pela baixa impedância e alta amplitude, mesmo nos estágios iniciais da gestação. Estes sinais apresentam aumento de ambos os fluxos (sistólico e diastólico), podendo ser iguais aos das artérias uterinas normalmente vistos no final do 2º e 3º trimestres da gestação. A invasão miometrial pelo trofoblasto pode ser diagnosticada pelo mapa em cores, na mola invasora e no coriocarcinoma.

244. (b)
As taxas de gravidez nos programas de fertilização *in vitro* com transferência de embriões estão diretamente relacionadas com os valores do IP da artéria uterina. Se for maior ou igual a três, não ocorrerá a gestação. Portanto, no momento da transferência de embriões, esta monitoração será necessária.

245. (d)
A análise do fluxo ovariano durante o ciclo menstrual e na gestação tem um importante papel no estudo das disfunções ovarianas, como a insuficiência do corpo lúteo. A ausência de fluxo diastólico na parede do corpo lúteo correlaciona-se com a evolução desfavorável da gestação. Os abortamentos de causa hormonal apresentam vascularização deficiente do corpo lúteo.

246. (c)

247. (d)
A espessura endometrial não se mostra eficaz para o diagnóstico de câncer. Doppler das artérias uterinas não permite diferenciar endométrio benigno de maligno. A presença de fluxo sanguíneo intratumoral de baixa impedância promete ser parâmetro útil para o diagnóstico da doença. As pacientes que utilizam tamoxifeno para o tratamento do câncer de mama podem apresentar alterações morfológicas e do fluxo sanguíneo no endométrio.

248. (c)
O Doppler com mapeamento em cores e pulsado possibilita a análise do tumor com base em quatro parâmetros:
- Localização dos vasos no tumor.
- Distribuição dos vasos no tumor.
- Morfologia vascular.
- Padrão da onda (impedância vascular).

249. (a)
Os tumores benignos apresentam espectro de onda com padrão de alta resistência, sendo seus IR e IP mais elevados (IR > 0,40 e IP > 0,80). Os malignos apresentam um padrão de baixa resistência. Entretanto, muitas neoplasias malignas apresentam valores intermediários nos índices de resistência, isto é, acima de 0,50, sobrepondo-se aos valores da maioria dos tumores benignos. O mapeamento em cores é fundamental e obrigatório para a diferenciação de benignidade e malignidade. O examinador deve procurar sobrepor a imagem em tempo real pelo modo B(brilho) ao do mapeamenro em cores, para facilitar esta análise.

250. (c)
Os tumores ovarianos malignos apresentam com maior frequência fluxos vasculares detectáveis pelo Doppler. A proporção de vasos de localização central é maior nos tumores malignos. A maioria dos tumores malignos apresenta IR mais baixo que os benignos. A associação entre o Doppler (IR < 0,40) e a dosagem do CA 125 melhora a sensibilidade do método.

251. (d)
A torção de cisto ovariano ou anexial pode ser diagnosticada por meio da ultrassonografia associada ao Doppler colorido. A ausência de vasos no interior de massa de ecotextura heterogênea, ou fluxo de alta impedância com ausência de diástole ou diástole reversa, em razão da isquemia vascular e consequente necrose tecidual, é achado altamente suspeito, ainda mais se o quadro clínico mostrar dor abdominal aguda.

252. (d)
São características ecográficas da doença inflamatória pélvica:
- Espessamento da parede tubária (> 5 mm).
- Presença de fluido espesso no interior da tuba.
- Tuba alongada e espiralada associada ao edema da parede.
- Massa ecogênica junto ao ovário.
- Abscesso tubovariano.
- Perda total da anatomia anexial (aderências).
- Presença de líquido livre na região perianexial e fundo de saco de Douglas.

253. (d)
São características vasculares na doença inflamatória pélvica:
- Hiperemia (aumento da vascularização).
- Aumento da vascularização nas paredes e septações em decorrência da hiperemia e inflamação das tubas.
- IP diminuído (0,84 + 0,04) nos vasos tubários.
- Vascularização normal da tuba nos casos crônicos.

254. (d)
São aplicações da ultrassonografia tridimensional em ginecologia:
- Malformações uterinas, lesões expansivas, leiomiomas e pólipos.
- Lesões infiltrativas como carcinoma de endométrio e colo uterino.
- Avaliação do posicionamento do DIU.
- Cistos simples, endometriomas e cistos hemorrágicos.
- Lesões com papilas e vegetações em seu interior.

255. (d)
A monitoração da resposta ovariana tem três objetivos principais:
1. Determinar a dose diária efetiva das gonadotrofinas.
2. Determinar o dia exato da administração do hormônio gonadotrófico coriônico (HCG) e, consequentemente, a duração do uso das gonadotrofinas.
3. Prevenir a hiperestimulação ovariana.

A **síndrome de hiperestimulação ovariana** (SHO) aparece na fase pós-ovulatória de um ciclo induzido e caracteriza-se por um aumento do volume ovariano e da permeabilidade vascular, acarretando uma perda da fração proteica do compartimento intravascular. Os princípios exatos da sua fisiopatologia ainda não estão esclarecidos. O ideal é prevenir a sua ocorrência, através de um controle rigoroso do processo de crescimento folicular. É considerada a principal complicação ao uso dos agentes estimulantes da ovulação. Raramente ocorrerá com o uso de citrato de clomifeno, sendo uma complicação ao uso das gonadotrofinas.

256. (a)
A figura representa Doppler pulsado, com análise colorida e espectral (modo triplex).

257. (c)
O Doppler pulsado, com análises colorida e espectral, permite análise da direção do fluxo, cálculo da velocidade (se o ângulo for correto) e cálculo de índices de resistência e pulsatilidade.

258. (b)
Aumento da vascularização endometrial em paciente com teste positivo para gravidez pode significar neoplasia trofoblástica gestacional.

259. (b)
Na neoplasia trofoblástica gestacional deve-se proceder ao esvaziamento uterino e acompanhamento com dosagens de gonadotrofina coriônica.

260. (c)
Índice de resistência abaixo de 0,50 é altamente sugestivo de neoplasia trofoblástica gestacional. Não é necessário informar o ângulo, porque estamos trabalhando com índices. O espectro representa fluxo arterial de baixa resistência e não fluxo venoso.

CAPÍTULO 7

HISTEROENDOSSONOGRAFIA

Adilson Cunha Ferreira
João Francisco Jordão
Denise Cristina Mós Vaz Oliani

261. A histeroendossonografia:
    I - É uma técnica de histeroscopia, devendo ser realizada sob sedação.
    II - Proporciona avaliação de imagens da superfície do útero.
    III - Consiste na infusão de solução salina estéril na cavidade uterina sob visualização ecográfica.
    IV - Determina anomalias uterinas endocavitárias, endometriais ou submucosas.
    São falsas:
    (a) I e II.
    (b) I e III.
    (c) I, II e IV.
    (d) I, II, III e IV.

262. A histeroendossonografia:
    I - Tem boa correlação com os achados histeroscópicos.
    II - Tem a vantagem de ser um exame indolor e de fácil execução.
    III - Pode ser realizada em qualquer dia do ciclo menstrual.
    IV - Preferencialmente deve ser realizada na primeira fase, onde o endométrio encontra-se mais fino e há menor probabilidade de existência de gravidez incipiente.
    São verdadeiras:
    (a) I e II.
    (b) I e III.
    (c) I, II e IV.
    (d) I, II, III e IV.

263. São indicações da histeroendossonografia, exceto:
    (a) Espessamento do eco endometrial incompatível com a fase do ciclo menstrual.
    (b) Indefinição do eco endometrial na ultrassonografia convencional.
    (c) Diagnóstico de patologias obstrutivas tubárias.
    (d) Avaliação da paciente com infertilidade sem causa aparente.

264. A histeroendossonografia está contraindicada:
    (a) Na possibilidade não testada de gravidez.
    (b) Se houver infecção ou dor pélvica sugestiva de infecção pélvica.
    (c) Se houver estenose de canal cervical por atrofia ou processo expansivo.
    (d) Na fase folicular precoce.

265. A histeroendossonografia é realizada:
    (a) Com solução salina.
    (b) Com contraste iodado.
    (c) Com contraste baritado.
    (d) Com contraste de microbolhas.

266. Está errado em relação à histeroendossonografia:
    (a) É uma técnica de ultrassonografia especial, minimamente invasiva.
    (b) Consiste na infusão de solução salina estéril na cavidade uterina sob visualização ecográfica.
    (c) Determina anomalias uterinas endocavitárias, endometriais ou submucosas.
    (d) Permite diagnóstico e terapêutica.

267. A histeroendossonografia:
    (a) Tem boa correlação com os achados histeroscópicos.
    (b) Tem a vantagem de ser um exame indolor e de fácil execução.
    (c) As alternativas a e b são corretas.
    (d) Todas as alternativas são incorretas.

Respostas Comentadas

261. (a)
A histeroendossonografia é uma técnica de ultrassonografia especial, minimamente invasiva, que proporciona imagens do interior do útero. Consiste na infusão de solução salina estéril na cavidade uterina sob visualização ecográfica, para determinar anomalias uterinas, demonstrando serem estas endocavitárias, endometriais ou submucosas. Embora o procedimento traga algum desconforto para a paciente, não há necessidade de anestesia ou analgesia.

262. (d)
A histeroendossonografia tem boa correlação com os achados histeroscópicos, tendo a vantagem de ser um exame indolor e de fácil execução. Pode ser realizada em qualquer dia do ciclo menstrual, porém preferencialmente na primeira fase, onde o endométrio encontra-se mais fino e há menor probabilidade de existência de gravidez incipiente.

263. (c)
A histeroendossonografia é indicada como exame complementar na avaliação da cavidade uterina, com destaque para o espessamento do eco endometrial incompatível com a fase do ciclo menstrual, indefinição do eco endometrial na ultrassonografia convencional, avaliação da paciente com infertilidade sem causa aparente, localização de dispositivo intrauterino em órgão leiomiomatoso, precisa de pólipos e miomas. A histeroendossonografia com solução salina não é indicada para a avaliação tubária.

264. (d)
A histeroendossonografia está contraindicada na possibilidade não testada de gravidez, infecção ou dor pélvica sugestiva de infecção pélvica e estenose de canal cervical por atrofia ou processo expansivo.

265. (a)
A histeroendossonografia com solução salina é indicada como exame complementar na avaliação da cavidade uterina e não é indicada para a avaliação tubária.

266. (d)
A histeroendossonografia:
- É uma técnica de ultrassonografia especial, minimamente invasiva.
- Proporciona imagens do interior do útero.
- Consiste na infusão de solução salina estéril na cavidade uterina sob visualização ecográfica.
- Determina anomalias uterinas endocavitárias, endometriais ou submucosas.

267. (c)
A histeroendossonografia:
- Tem boa correlação com os achados histeroscópicos.
- Tem a vantagem de ser um exame indolor e de fácil execução.

CAPÍTULO 8

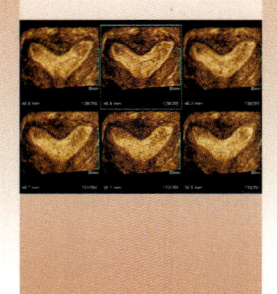

Malformações Uterinas

Adilson Cunha Ferreira
João Francisco Jordão
Rodrigo Pinheiro Gomes

268. **Qual a melhor época para a avaliação ultrassonográfica das malformações uterinas?**
    (a) Primeira fase do ciclo menstrual.
    (b) Segunda fase do ciclo menstrual.
    (c) Durante a menstruação.
    (d) Na perimenopausa.

269. **Qual a melhor modalidade para a avaliação das malformações uterinas?**
    (a) Radiografia simples.
    (b) Histerossalpingografia.
    (c) Ultrassonografia tridimensional.
    (d) Tomografia computadorizada.

270. **Em relação às malformações uterinas**
    I - Útero didelfo ocorre por falha completa de fusão dos ductos de Müller.
    II - O útero bicorno é considerado uma variação do normal.
    III - Útero septado e subseptado se forma por falha reabsorção total ou parcial do septo mediano.
    IV - Útero arqueado ocorre por falha completa de fusão dos ductos de Wolff.
    São verdadeiras:
    (a) I e II.
    (b) II e III.
    (c) Apenas a II.
    (d) I, II e IV.

271. **A agenesia renal é vista mais comumente em:**
    (a) Útero didelfo.
    (b) Útero septado.
    (c) Útero bicorno.
    (d) Útero arqueado.

272. **Sobre as malformações uterinas, marque a alternativa falsa.**
    (a) Útero bicorno resulta da falta de fusão completa do fundo uterino com o colo.
    (b) Útero de pequeno tamanho é subdividido em dois tipos denominados: útero hipoplásico e útero infantil.
    (c) A hipoplasia uterina é encontrada em uma ampla variedade de alterações endócrinas, sendo a relação corpo/colo, de 1 para 1.
    (d) Quando ocorre falha completa da fusão dos ductos müllerianos origina-se a anomalia denominada útero septado.

273. **Em relação à malformação uterina, marque a alternativa falsa:**
    (a) O útero arqueado não é uma malformação uterina, mas sim, uma variação da normalidade.
    (b) As malformações uterinas mais frequentes são os úteros septado e os bicorno.
    (c) A melhor época para avaliação ultrassonográfica das malformações uterinas é a segunda fase do ciclo menstrual.
    (d) A melhor via para avaliação por meio da ultrassonografia bidimensional (US 2D) é a via endovaginal.

274. **Durante a realização do exame ultrassonográfico em uma paciente com malformação uterina, devem-se pesquisar malformações em quais outras localidades?**
    (a) Rins e trato urinário.
    (b) Vesícula biliar e vias biliares.
    (c) Aorta.
    (d) Fígado e veias hepáticas.

275. **Assinale a verdadeira:**
    (a) A melhor época para avaliação ultrassonográfica das malformações uterinas é a primeira fase do ciclo menstrual.
    (b) Havendo suspeita de malformações uterinas, há de realizar sempre o exame na fase secretória.
    (c) Quando realizamos o exame na segunda fase do ciclo menstrual, a cavidade endometrial pode não aparecer adequadamente.
    (d) As alternativas a e b estão corretas.

276. **Úteros bicornos são o resultado:**
   (a) Da fusão anormal do sistema dos ductos müllerianos.
   (b) Multiparidade.
   (c) As alternativas a e b estão corretas.
   (d) Nenhuma das alternativas anteriores.

277. **É verdadeiro em relação à vagina imperfurada:**
   I - Geralmente tem coleções em seu interior (muco ou sangue).
   II - Na maioria dos casos aparece em adolescentes quando iniciam a menstruação.
   III - Pode levar à maior incidência de endometriose pélvica e aderências.
   IV - Em razão da associação de anomalias genitais (vaginais) com malformações urinárias, devemos realizar ultrassonografia renal.
   São verdadeiras:
   (a) I e II.
   (b) I, II e III.
   (c) Apenas a II.
   (d) I, II, III e IV.

278. **Em relação ao útero de dimensões reduzidas:**
   (a) Quando a mulher menstrua, denominamos hipoplásico.
   (b) Quando a mulher não menstrua e apresenta desenvolvimento sexual normal, denominamos útero rudimentar.
   (c) Se estiver associado à amenorreia primária e hipogonadismo, denominamos útero infantil.
   (d) Todas as alternativas são corretas.

279. **São sinais ultrassonográficos da ovulação, exceto:**
   (a) Diminuição do folículo ou simplesmente seu desaparecimento.
   (b) Alteração da forma do folículo, tornando-se irregular, enrugado.
   (c) Presença de líquido livre.
   (d) Líquido na cavidade endometrial.

280. **Qual a alternativa verdadeira?**
   (a) Habitualmente, os endometriomas apresentam cápsula intensamente vascularizada.
   (b) A vascularização típica do endometrioma é central e especialmente notável nos septos.
   (c) Doppler não pode auxiliar no diagnóstico diferencial entre endometrioma e cisto de corpo lúteo hemorrágico, ambos têm o mesmo padrão vascular.
   (d) A dopplerssonografia é fundamental na seleção de pacientes para o tratamento medicamentoso, bem como no acompanhamento do mesmo.

Respostas Comentadas

268. (**b**)

A melhor época para avaliação ultrassonográfica das malformações uterinas é a segunda fase do ciclo menstrual, momento em que a identificação do endométrio é melhor e, portanto, temos uma melhor definição da cavidade uterina.

269. (**c**)

Na atualidade, a melhor modalidade para a avaliação das malformações uterinas é a ultrassonografia tridimensional (via abdominal ou preferencialmente vaginal) em ambas as modalidades (multiplanar e volumétrica).

270. (**b**)

Útero didelfo ocorre por falha completa de fusão dos ductos de Müller.

No útero bicorno apenas o fundo não se funde. Útero septado e subseptado forma-se por falha reabsorção total ou parcial do septo mediano. Útero arqueado é considerado variação do normal.

271. (**a**)

A agenesia renal é vista mais comumente em útero didelfo que em outros tipos de malformações uterinas.

272. (**d**)

Quando ocorre falha completa da fusão dos ductos müllerianos, origina-se a anomalia antigamente denominada útero duplo completo com duplo colo, hoje denominada útero didelfo. Sendo que cada útero recebe apenas uma tuba.

273. (**d**)

A melhor via para avaliação por meio da ultrassonografia bidimensional (US 2D) é a via abdominal, pois permite uma melhor visibilização do fundo uterino. A US abdominal tem merecido um local de destaque na avaliação uterina. As particularidades da via abdominal são: orientação fácil, visão panorâmica, permite avaliação adequada da bexiga e no diagnóstico particular das malformações uterinas, tem maior sensibilidade e especificidade, pois permite adequada avaliação do fundo uterino.

274. (**a**)

Um dado que não deve ser esquecido durante a realização do exame ultrassonográfico em uma paciente com malformação uterina (principalmente útero didelfo) é o exame das lojas renais, visto que é relativamente frequente a associação das anomalias uterinas a malformações do trato urinário, como agenesia e/ou ectopia renal.

275. (**b**)

A melhor época para avaliação ultrassonográfica das malformações uterinas é a segunda fase do ciclo menstrual, momento em que a visibilização do endométrio é melhor e, portanto, melhor definição da cavidade uterina. Quando realizamos o exame na primeira fase do ciclo menstrual, a cavidade endometrial pode não aparecer adequadamente, e com isso o diagnóstico pode passar despercebido. Havendo suspeita de malformações uterinas há de ser realizado o exame sempre na fase secretória.

276. (**a**)

Os úteros bicornos são o resultado de anormalidades de fusão dos dois elementos de tecido que formam o útero a partir do sistema dos ductos müllerianos.

277. (**d**)

A vagina imperfurada:
- Geralmente tem coleções em seu interior (muco ou sangue).
- Na maioria dos casos aparece em adolescentes quando iniciam a menstruação.
- Pode levar à maior incidência de endometriose pélvica e aderências.
- Em razão da associação de anomalias genitais (vaginais) com malformações urinárias, devemos realizar ultrassonografia renal.

278. (**d**)

Quando a mulher menstrua, denominamos útero hipoplásico. Quando a mulher não menstrua e apresenta desenvolvimento sexual normal, denominamos útero rudimentar. Se estiver associado à amenorreia primária e hipogonadismo, denominamos útero infantil.

279. (d)

Os sinais ultrassonográficos da ovulação são:
- Diminuição do folículo ou simplesmente seu desaparecimento.
- Alteração de sua forma, tornando-se irregular, enrugado. Algumas vezes, poucas horas após a ovulação, este folículo se enche de sangue e apresenta uma aparência ecográfica de líquido espesso, como um hematoma.
- Presença de líquido livre no fundo de saco de Douglas.

280. (d)

Habitualmente, os endometriomas apresentam cápsula pobremente vascularizada, com índices de resistência elevados. A vascularização típica do endometrioma é periférica e especialmente notável na região do hilo ovariano.

Doppler pode auxiliar no diagnóstico diferencial entre endometrioma e cisto de corpo lúteo hemorrágico, que exibe anel vascular periférico evidente. A análise Doppler é fundamental na seleção de pacientes para o tratamento medicamentoso, bem como no acompanhamento do mesmo.

CAPÍTULO 9

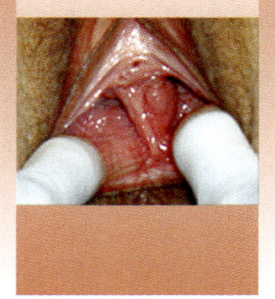

Casos com Imagens

Adilson Cunha Ferreira
João Francisco Jordão
Marcel Andreazza Clemente

281. Considere uma paciente de 25 anos, com atraso menstrual de 12 semanas e teste positivo para gravidez. Sobre a imagem sagital da cavidade uterina, é verdadeira a afirmativa:

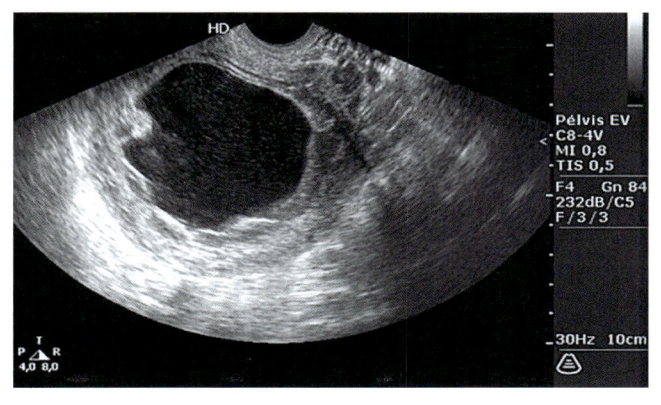

(a) Gestação incipiente; conduta controle em uma semana.
(b) Aborto completo; sem sugestão de conduta.
(c) Gestação anembrionada; conduta expectante ou de esvaziamento uterino.
(d) Aborto retido; conduta de esvaziamento uterino.

282. Qual o diagnóstico para a imagem abaixo?

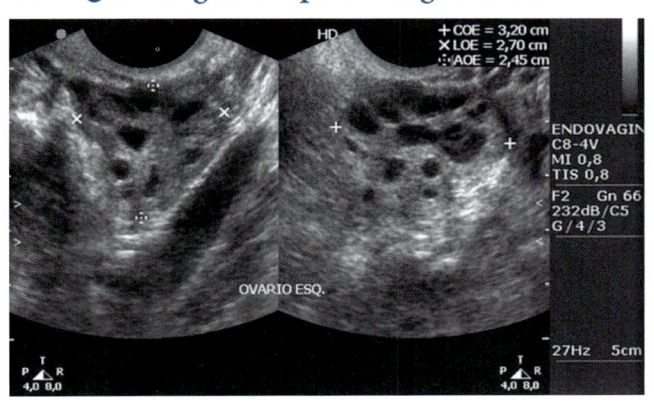

(a) Síndrome de hiperestimulação ovariana.
(b) Síndrome de Jones Leventhal.
(c) Micropolicistose ovariana.
(d) Síndrome de Sheehan.

283. Em uma paciente de 15 anos, com menarca há um ano, o aspecto encontrado neste ovário é:

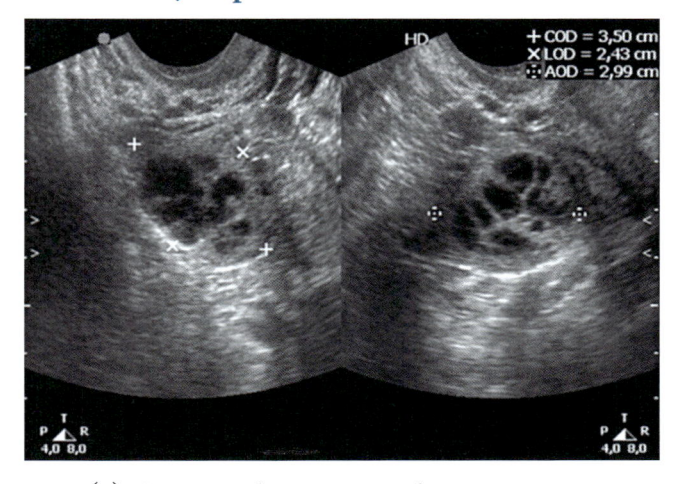

(a) Compatível com micropolicistose ovariana.
(b) Normal para a fase de desenvolvimento.
(c) Altamente sugestivo de neoplasia.
(d) Encontrado no abscesso tubovariano.

284. Imagem do ovário direito de paciente de 28 anos, assintomática ao exame. Qual seria o diagnóstico?

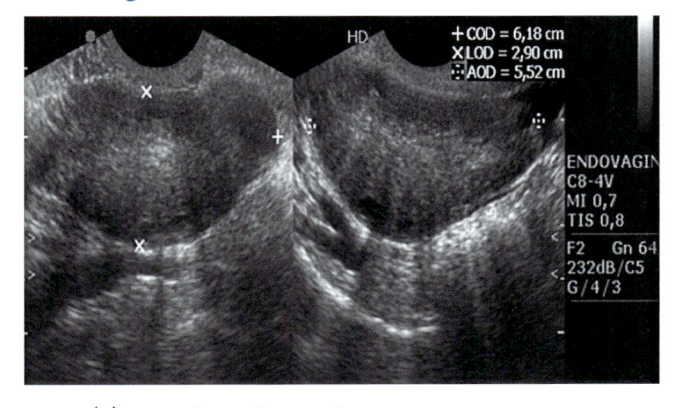

(a) Neoplasia dermoide.
(b) Micropolicistose ovariana.
(c) Síndrome de hiperestimulação ovariana.
(d) Corpo lúteo hemorrágico.

285. Paciente de 67 anos, em terapia hormonal, apresentando sangramento vaginal.

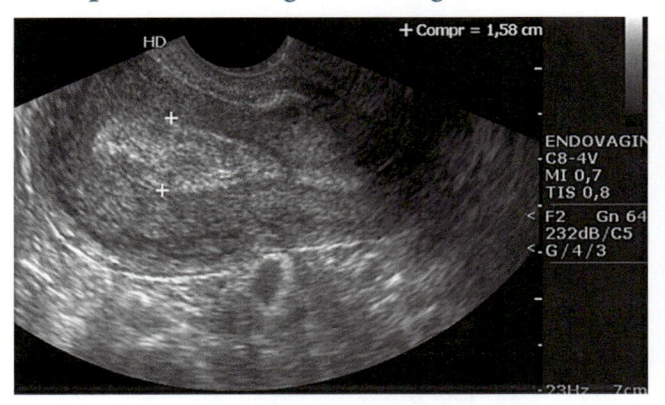

Considere as afirmativas:
I - Aspecto habitual para paciente em reposição hormonal.
II - Endométrio espessado.
III - A informação clínica está errada, porque o endométrio de mulher idosa nunca atinge tal espessura.
IV - Deve-se administrar estrogênio, para promover atrofia endometrial.
São verdadeiras:
(a) I e II.
(b) II, III e IV.
(c) Apenas a II.
(d) I, II e IV.

286. Paciente evoluindo com dor de grande intensidade, progressiva, em fossa ilíaca esquerda e febre. Qual seria o diagnóstico?

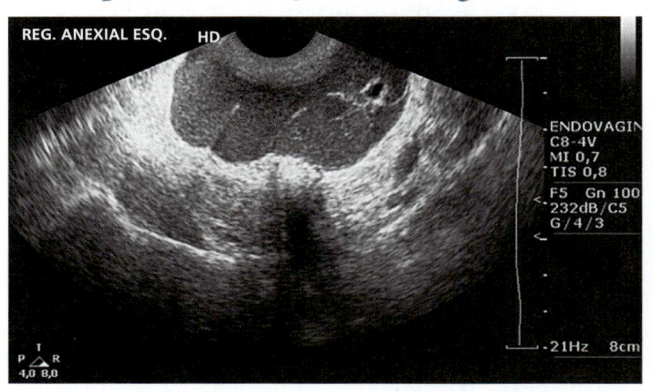

(a) Cisto de corpo lúteo.
(b) Salpingite aguda.
(c) Apendicite aguda.
(d) Diverticulite.

287. Na imagem abaixo, qual artefato está presente na bexiga urinária?

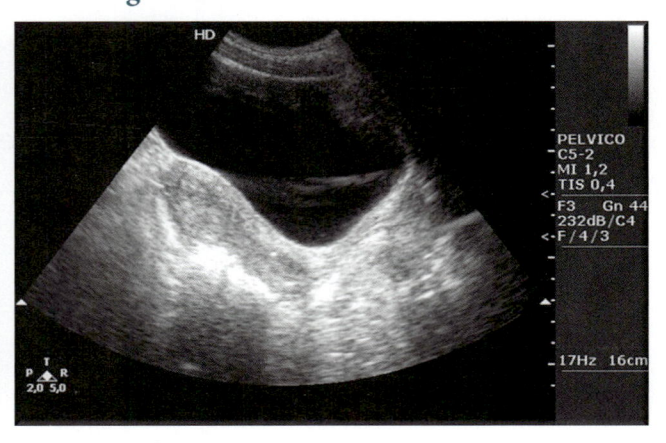

(a) Reverberação.
(b) Atenuação.
(c) Refração.
(d) Inversão de pulso.

288. Qual(is) controle(s) deve(m) ser ajustado(s) para corrigir esse artefato?
I - Ganho.
II - Potência.
III - Posição focal.
IV - Frequência.
São corretas:
(a) I e II.
(b) II, III e IV.
(c) Apenas a II.
(d) I, II e IV.

289. Paciente de 22 anos, com gonadotrofina coriônica de 3.000 mUI/mL e dor de forte intensidade em hipogástrio. Qual seria o diagnóstico?

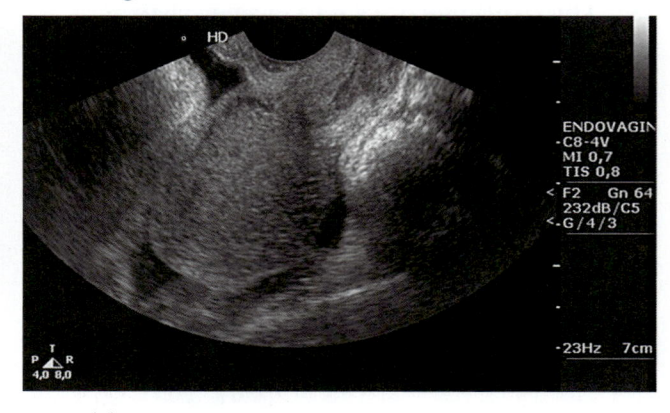

(a) Gravidez incipiente.
(b) Gravidez ectópica.
(c) Ovulação.
(d) Aborto incompleto.

290. Com base na imagem abaixo (aquisição do ovário direito), qual a fase do ciclo menstrual?

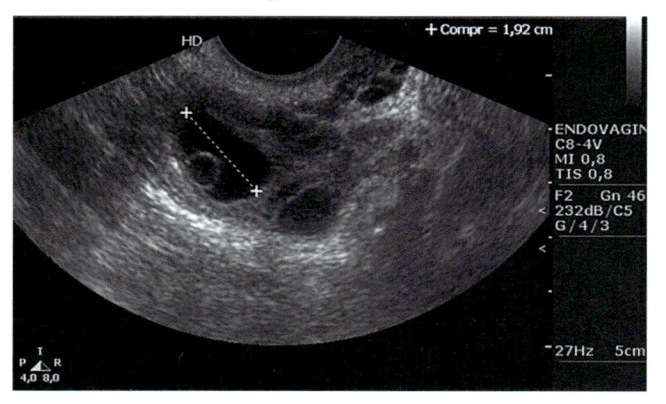

(a) Periovulatória.
(b) Secretora.
(c) Gestacional.
(d) Proliferativa.

291. Paciente de 34 anos, com algia pélvica crônica e dismenorreia progressiva.

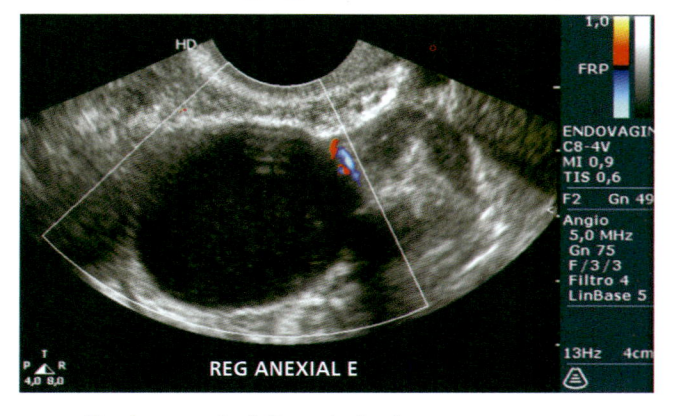

Qual o provável diagnóstico?
(a) Cisto de corpo lúteo.
(b) Leiomioma intramural.
(c) Endometrioma.
(d) Cisto folicular.

292. Qual a medicação que causa a alteração endometrial evidenciada na imagem abaixo?

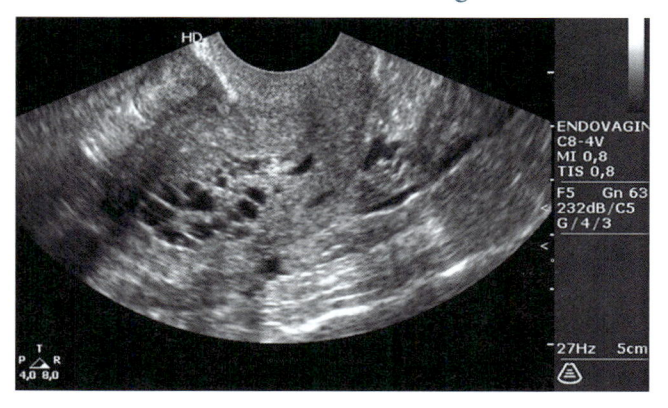

(a) Metildopa.
(b) Tamoxifeno.
(c) Medroxiprogesterona.
(d) Goserrelina.

293. Gestante com cólicas em hipogástrio. Aquisição sagital do útero. Qual seria o diagnóstico?

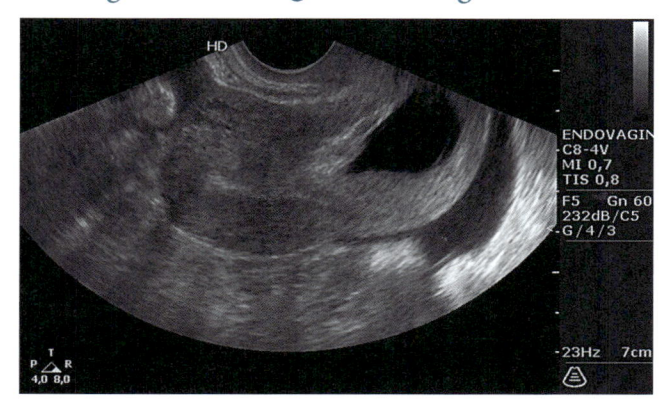

(a) Abortamento incompleto.
(b) Cisto de Naboth.
(c) Leiomioma parido.
(d) Hidrossalpinge.

294. Das alterações abaixo, qual é a mais frequentemente encontrada nos ovários nos casos de doença inflamatória pélvica?
(a) Aumento do volume ovariano.
(b) Líquido periovariano.
(c) Limites ovarianos irregulares.
(d) Imagem de ovários "policísticos".

295. As alternativas abaixo são características ultrassonográficas dos cistos de Naboth, exceto:
(a) Anecoicos.
(b) Conteúdo homogêneo.
(c) Contornos irregulares.
(d) Limites precisos.

296. **Assinale a opção incorreta:**
    (a) A ultrassonografia pela via endovaginal permitiu melhorar de forma significativa a caracterização ecotextural do parênquima ovariano e das massas ovarianas, quando comparado à ultrassonografia pela via abdominal.
    (b) A ressonância magnética tem permitido avaliações mais detalhadas das massas ovarianas, com indicativos dos componentes estruturais das massas e com informações sobre a vascularização obtidas com uso de contraste, principalmente teratomas císticos maduros, endometriomas e leiomiomas.
    (c) A tomografia computadorizada, assim como a ressonância magnética, é útil na avaliação da extensão das massas no abdome e na pelve.
    (d) A ultrassonografia não permite a possibilidade de diferenciação de massas benignas e malignas.

297. **Assinale a alternativa correta:**
    (a) A ultrassonografia endovaginal é atualmente o método de escolha de imagem para avaliar os anexos.
    (b) O estroma do ovário adulto é menos ecogênico do que a textura do útero normal.
    (c) Geralmente, o volume ovariano se mantém estável até os 5 anos de idade, aumentando progressivamente até a menarca, quando o seu volume médio é de 4,2 cm³.
    (d) Frequentemente, é difícil distinguir os ovários das tubas e dos ligamentos na ultrassonografia.

298. **Sobre a endometriose, assinale a alternativa verdadeira:**
    (a) A tomografia computadorizada destaca-se como padrão-ouro para a investigação diagnóstica e estadiamento da endometriose.
    (b) A ultrassonografia é muito eficaz na detecção de implantes endometriais retroperitoneais, endometriomas e processos aderenciais.
    (c) O exame ultrassonográfico constitui um excelente método para a detecção de cistos endometrióticos.
    (d) A retossigmoidoscopia e a cistoscopia não tem utilidade na pesquisa de invasão endometriótica dos aparelhos digestório e urinário.

299. **A avaliação ultrassonográfica dos cistos endometrióticos revelam:**
    (a) Margens regulares.
    (b) Formato arredondado.
    (c) Hipoecogenicidade.
    (d) Todas as alternativas anteriores.

300. **Uma paciente de 30 anos de idade é admitida com queixa de dor em região anexial, de início abrupto. Refere laqueadura tubária prévia. Dentre as hipóteses diagnósticas, qual a mais provável?**
    (a) Torção ovariana.
    (b) Cisto de corpo lúteo hemorrágico.
    (c) Cisto folicular.
    (d) Endometriose.

301. **A síndrome dos ovários policísticos é caracterizada por:**
    (a) Distúrbios menstruais com ciclos anovulatórios.
    (b) Hirsutismo.
    (c) Infertilidade feminina.
    (d) Todas as alternativas anteriores.

302. **Os principais achados ultrassonográficos na síndrome dos ovários policísticos são, exceto:**
    (a) Diminuição do volume ovariano.
    (b) Presença de pequenas imagens arredondadas e anecogênicas (folículos atrésicos retidos).
    (c) A região central ovariana mais hiperecogênica.
    (d) Endométrio com 5 mm de espessura.

303. **Qual o provável diagnóstico para as imagens abaixo?**

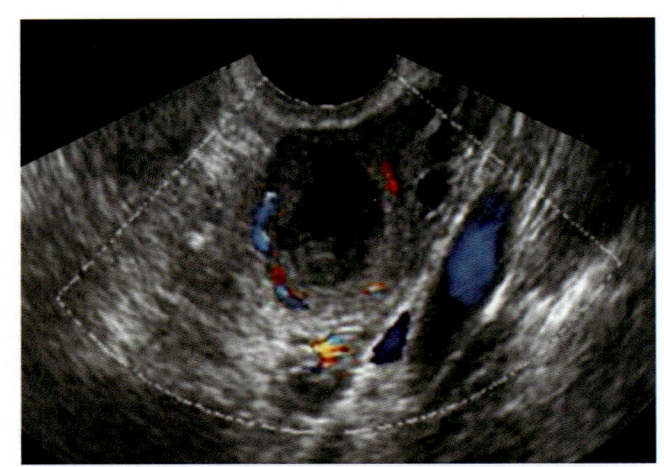

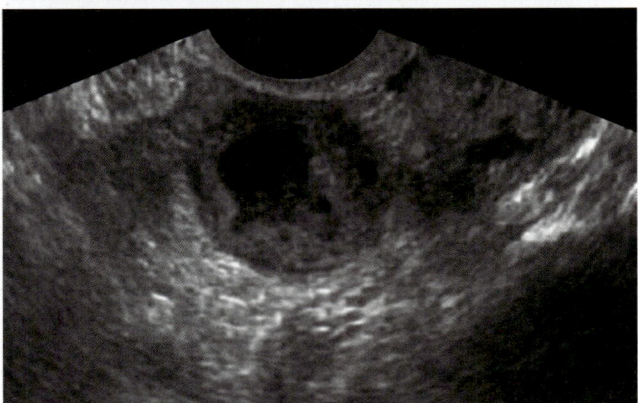

    (a) Cisto ovariano simples.
    (b) Cisto de corpo lúteo hemorrágico.
    (c) Folículo hidrópico.
    (d) Ovário policístico.

304. Assinale a alternativa incorreta:
(a) O endométrio tem sua espessura e ecogenicidade variáveis de acordo com a fase menstrual, a idade, a paridade e terapia de reposição hormonal.
(b) A espessura e o grau de ecogenicidade do endométrio no período reprodutor estão diretamente relacionados com a proliferação epitelial fisiológica.
(c) A USTV reproduz com muita fidelidade a anatomia do aparelho reprodutor feminino, semelhante à ressonância magnética.
(d) A via abdominal é preferível para a avaliação do colo uterino.

305. Em relação às tubas uterinas, marque a alternativa falsa:
(a) As tubas uterinas são estruturas tubulares musculomembranosas.
(b) Medem cerca de 10 cm de comprimento.
(c) Estão localizadas na margem superior do ligamento largo.
(d) Não são visibilizadas na ultrassonografia.

306. É critério de micropolicistose ovariana:
I - Doze ou mais folículos de 2 a 9 mm de diâmetro.
II - Volume ovariano maior de 10 cm^3.
III - Volume e ecogenicidade aumentada no estroma ovariano.
IV - Presença de imagem de corpo lúteo ou folículo dominante.
São verdadeiras:
(a) I e II.
(b) I, II e III.
(c) Apenas a II.
(d) I, II, III e IV.

307. Em relação à imagem abaixo, o diagnóstico mais provável é:

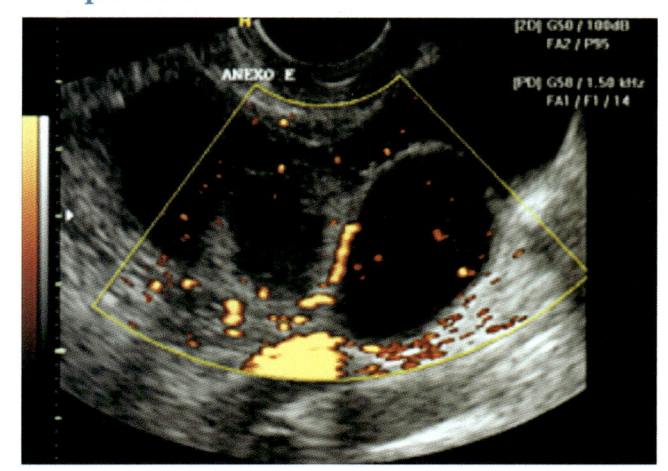

(a) Cisto de corpo lúteo.
(b) Carcinoma ovariano.
(c) Endometrioma.
(d) Cisto dermoide.

308. Considere o diagnóstico da questão anterior.

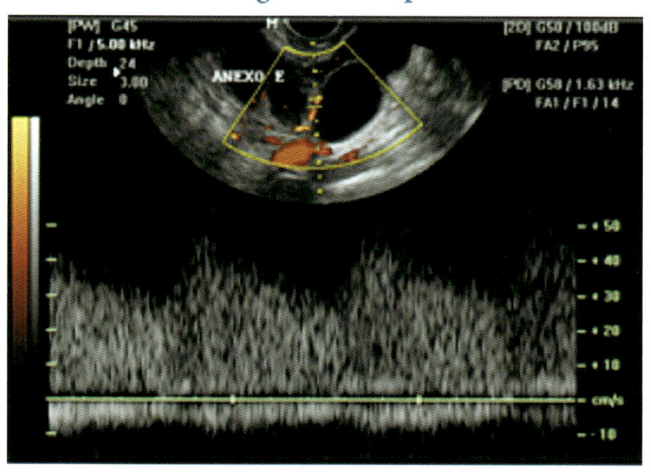

A análise com Doppler espectral:
(a) Afasta a possibilidade de carcinoma por demonstrar fluxo venoso.
(b) Aumenta a possibilidade de carcinoma por demonstrar padrão de baixa resistência.
(c) Não traz nenhuma colaboração no diagnóstico.
(d) Deve ser repetida periodicamente até a regressão espontânea da massa.

309. Espessura endometrial maior que 0,5 cm, na pós--menopausa, pode representar:
(a) Endométrio atrófico.
(b) Hiperplasia.
(c) Pólipo.
(d) As alternativas b e c estão corretas.

310. A imagem abaixo está relacionada com algumas afecções ginecológicas, EXCETO:

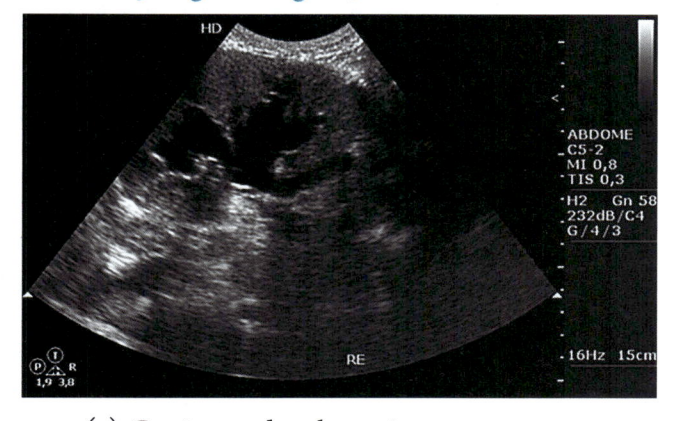

(a) Carcinoma de colo uterino.
(b) Leiomioma uterino.
(c) Cistadenoma seroso.
(d) Nenhuma alternativa está correta.

311. **Qual a relação da imagem abaixo com patologias ginecológicas?**

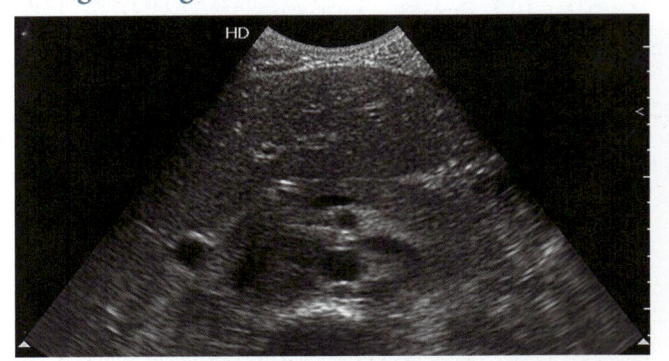

(a) Múltiplas metástases hepáticas, relacionadas com carcinoma ovariano.
(b) Linfonodo periaórtico, relacionado com carcinoma ovariano.
(c) Aneurisma aórtico, sem nenhuma relação com patologia ginecológica.
(d) Trombose da veia ilíaca interna, muito frequente, com uso de contraceptivos orais.

312. **Em uma paciente com carcinoma ovariano operado, o que a imagem abaixo pode representar?**

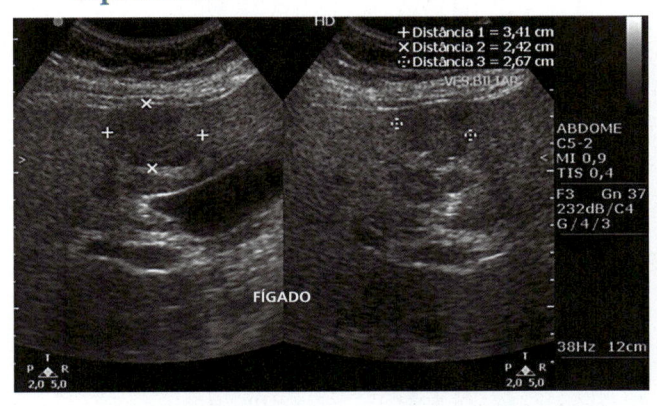

(a) Esteatose hepática secundária à quimioterapia.
(b) Linfonodo hilar.
(c) Metástase hepática.
(d) Hemangioma hepático.

313. **A imagem abaixo pode representar:**

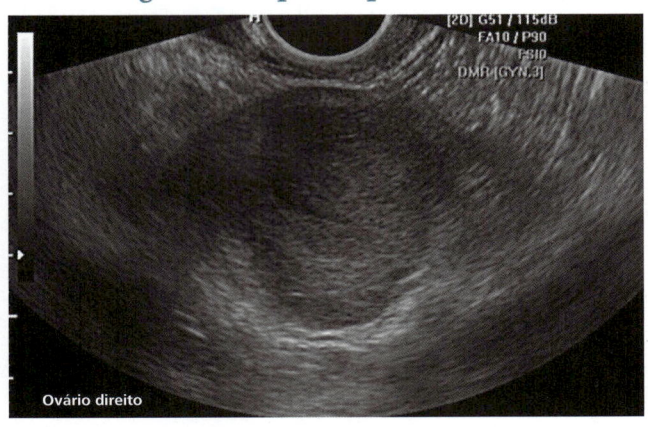

(a) Corpo lúteo.
(b) Endometrioma.
(c) Tumor dermoide.
(d) Todas as alternativas anteriores.

314. **Ainda em relação à imagem da questão anterior, o que pode ajudar no diagnóstico?**

(a) Repetir o exame em fase folicular precoce.
(b) Estudo com Doppler colorido.
(c) Comparação com exames anteriores.
(d) Todas as alternativas anteriores.

315. **O que a imagem abaixo demonstra?**

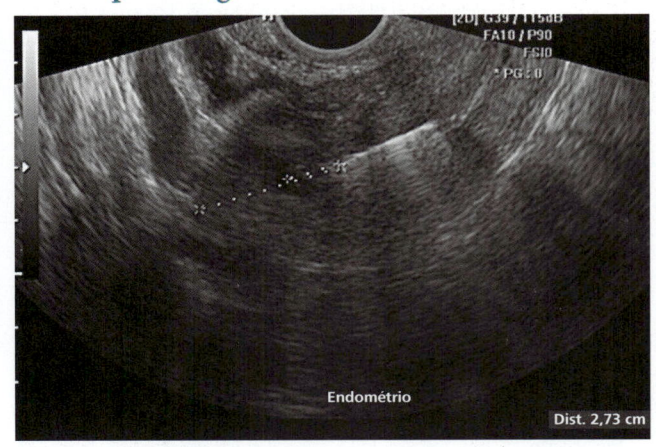

(a) Pólipo endometrial.
(b) Endometrite aguda.
(c) Dispositivo intrauterino.
(d) Histeroendossonografia.

316. Qual o provável diagnóstico para a imagem abaixo?

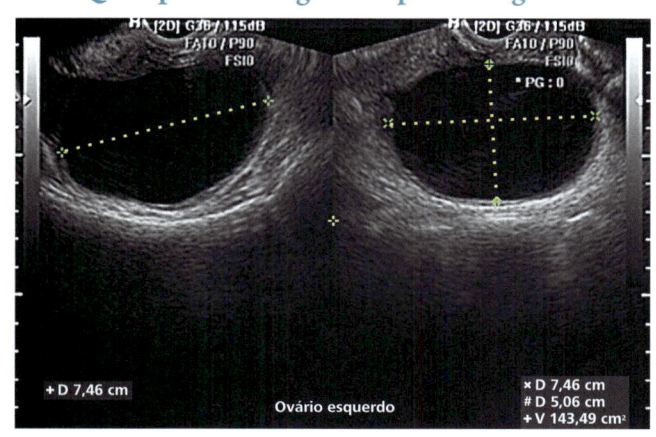

(a) Cisto ovariano simples.
(b) Corpo lúteo hemorrágico.
(c) Cistadenoma seroso.
(d) Cistadenoma mucinoso.

317. Qual o provável diagnóstico para a imagem abaixo?

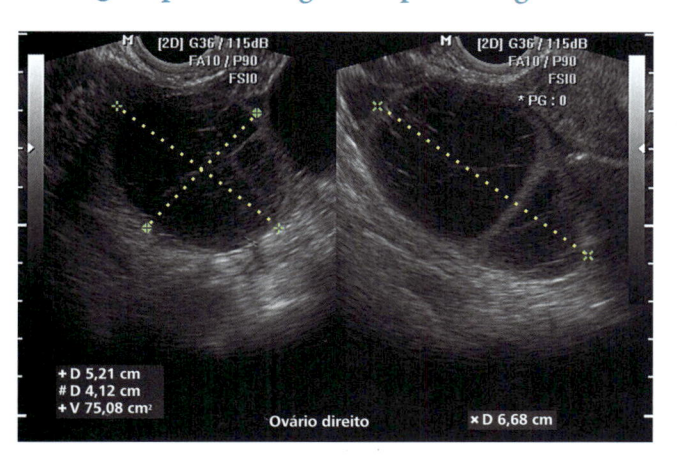

(a) Cisto ovariano simples.
(b) Corpo lúteo hemorrágico.
(c) Cistadenoma seroso.
(d) Cistadenoma mucinoso.

318. Qual o provável diagnóstico para a imagem abaixo?

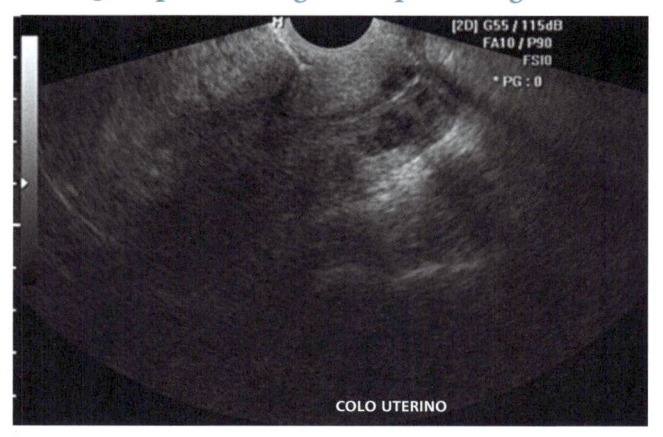

(a) Cervicite crônica.
(b) Muco cervical.
(c) Cistos de Naboth.
(d) As alternativas a e c estão corretas.

319. Qual o provável diagnóstico para a imagem abaixo?

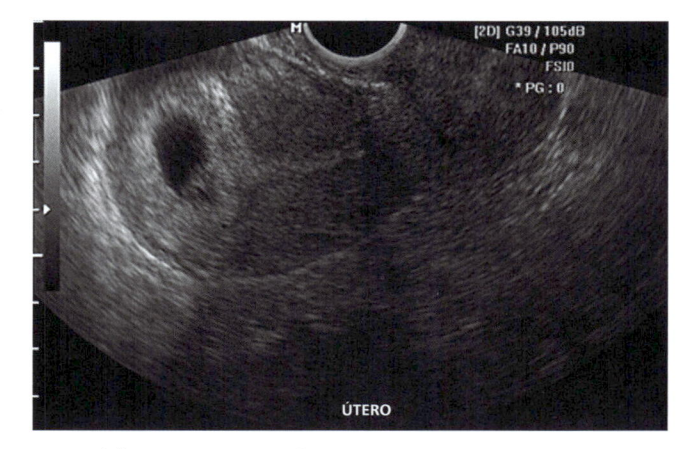

(a) Leiomioma submucoso.
(b) Saco gestacional.
(c) Mucocele.
(d) Abortamento.

320. Considere uma paciente com dor aguda em fossa ilíaca direita, está no décimo sexto dia do ciclo menstrual. Tem exame prévio demonstrando ovário de dimensões normais, com calcificação em seu interior. Qual seria o diagnóstico?

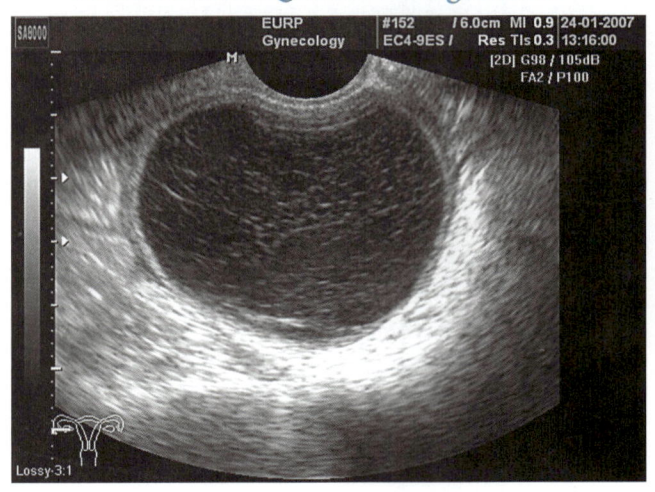

(a) Cisto ovariano simples.
(b) Cisto hemorrágico.
(c) Endometrioma.
(d) Tumor dermoide.

321. A imagem abaixo representa causa importante de dor pélvica. Qual seria o diagnóstico?

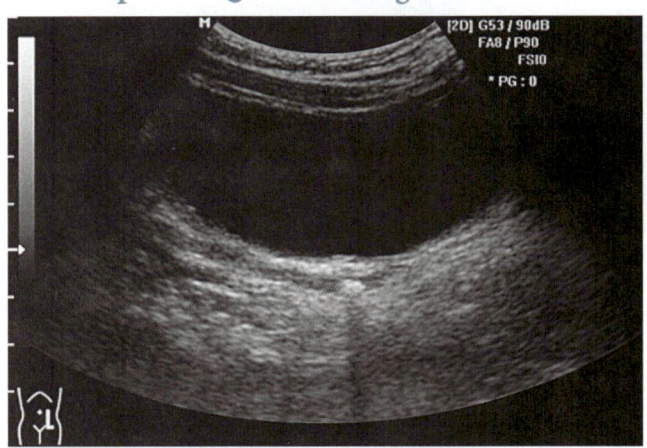

(a) Ureterocele.
(b) Hidronefrose.
(c) Uretrolitíase.
(d) Litíase vesical.

322. Qual o procedimento ilustrado na imagem abaixo?

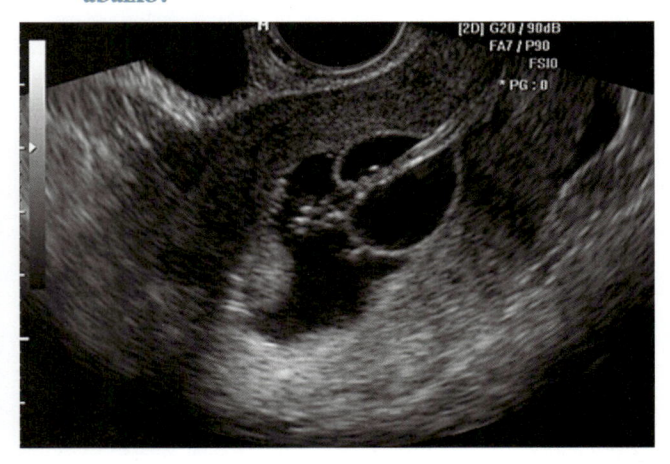

(a) Histerossalpingografia
(b) Histeroendossonografia.
(c) Histeroscopia.
(d) Histerectomia.

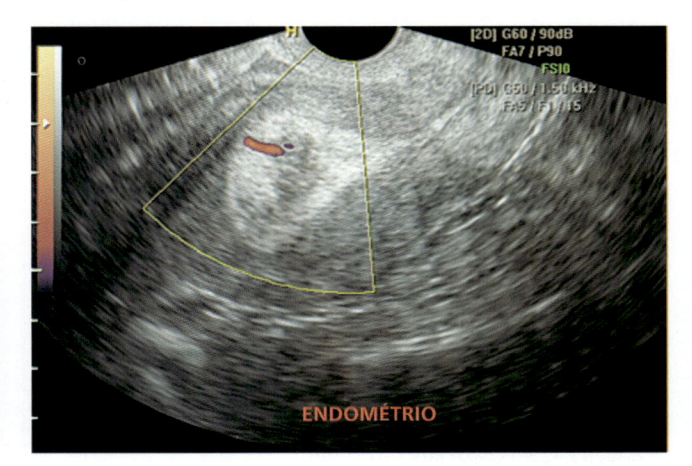

323. Qual o provável diagnóstico para a imagem abaixo?
(a) Leiomioma submucoso.
(b) Pólipo endometrial.
(c) Abortamento incompleto.
(d) Mucocele.

324. Aquisição no nível de colo uterino. Qual o provável diagnóstico?

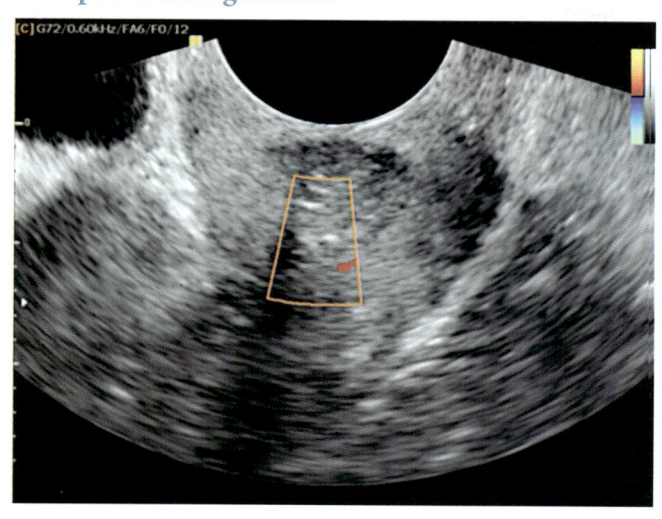

(a) Pólipo endocervical.
(b) Leiomioma parido.
(c) Cisto de Naboth.
(d) As alternativas a e b podem corresponder ao diagnóstico.

325. A análise com Doppler colorido do ovário demonstrado abaixo corresponde a:

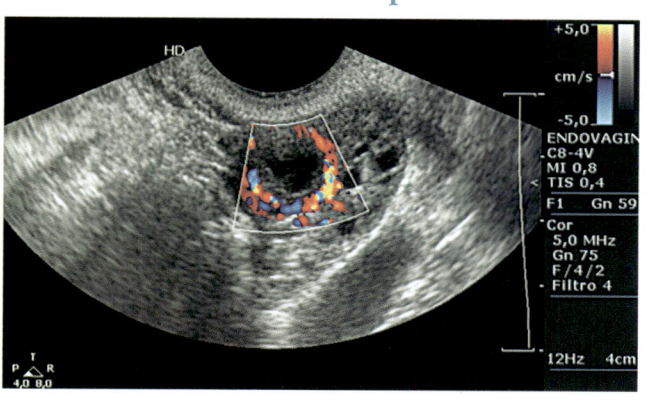

(a) Endometrioma.
(b) Folículo dominante.
(c) Neoplasia dermoide.
(d) Corpo lúteo.

326. Plano axial no nível do corno uterino. Qual o provável diagnóstico?

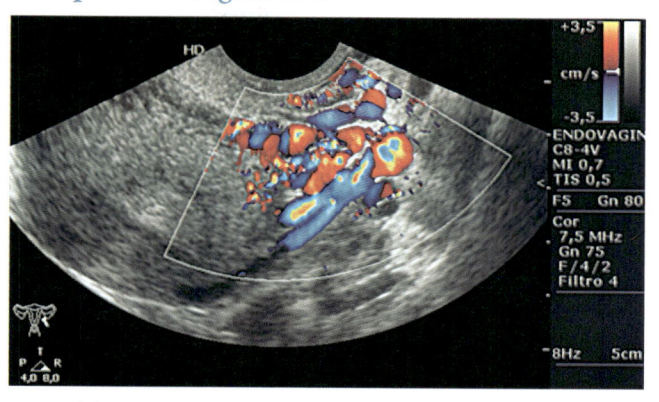

(a) Hidrossalpinge.
(b) Ovários micropolicísticos.
(c) Varizes pélvicas.
(d) Aspecto normal.

327. Qual seria o provável diagnóstico para a imagem abaixo?

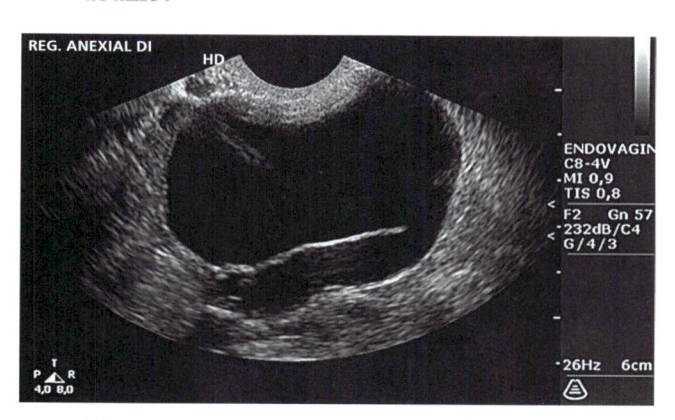

(a) Carcinoma ovariano.
(b) Hidrossalpinge.
(c) Cistadenoma.
(d) Cisto disfuncional.

328. O aspecto observado no colo uterino na figura abaixo corresponde a que fase do ciclo menstrual?

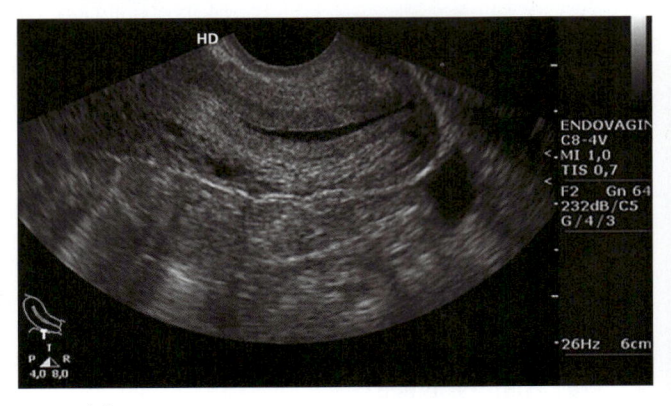

(a) Proliferativa.
(b) Lútea.
(c) Periovulatória.
(d) Menstrual.

329. Qual seria o provável diagnóstico para a imagem abaixo?

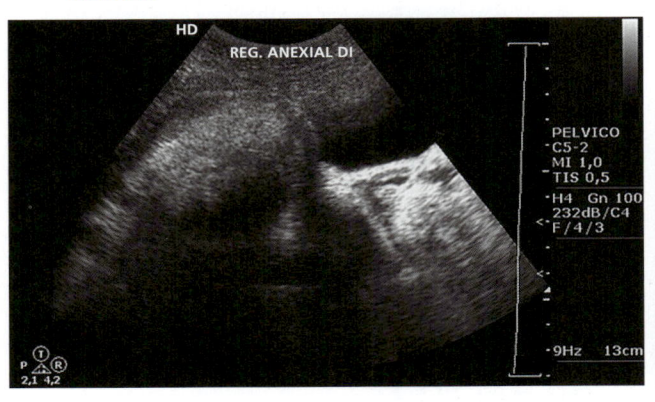

(a) Folículo hidrópico calcificado.
(b) Cisto lúteo.
(c) Tumor dermoide.
(d) Carcinoma ovariano.

330. Imagem da região anexial direita em paciente com beta-HCG 2.000 mUI/mL, evoluindo com dor pélvica. Não há evidência de saco gestacional intrauterino. Qual seria o diagnóstico?

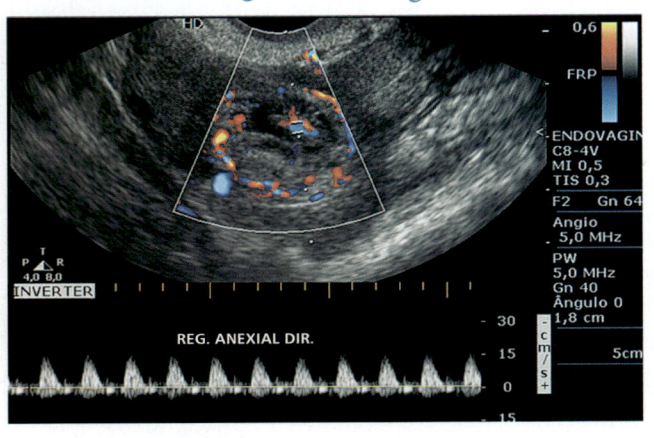

(a) Gravidez ectópica.
(b) Cisto lúteo.
(c) Tumor dermoide.
(d) Carcinoma ovariano.

331. Paciente evoluindo com dor pélvica aguda. A imagem justauterina representada na imagem abaixo corresponde a:

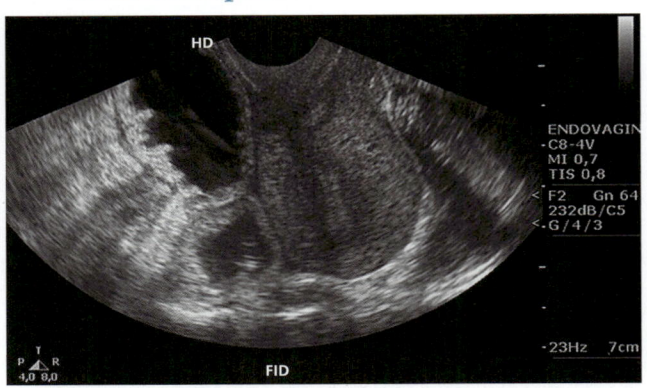

(a) Alça intestinal distendida por líquido.
(b) Hidrossalpinge.
(c) Cistadenoma.
(d) Cisto disfuncional.

332. Considere uma paciente de 60 anos de idade, com dor pélvica e emagrecimento. A imagem abaixo corresponde ao nível de ovário direito. Qual seria o diagnóstico?

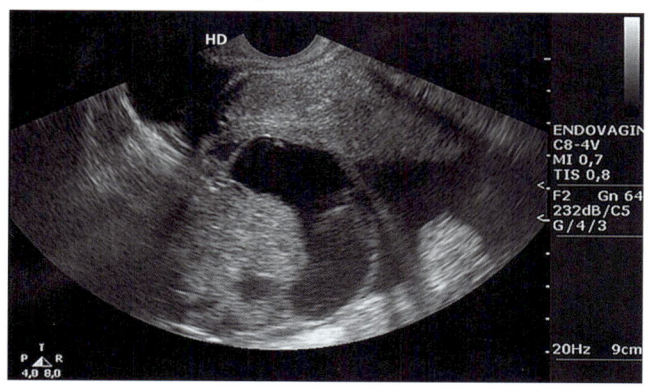

(a) Carcinoma ovariano.
(b) Hidrossalpinge.
(c) Cistadenoma.
(d) Cisto disfuncional.

Respostas Comentadas

281. (c)
A imagem demonstra saco gestacional de contornos irregulares, *debris* em seu interior e ausência de embrião ou vesícula vitelínica. Trata-se de gestação anembrionada e a conduta pode ser esvaziamento uterino ou esperar resolução espontânea.

282. (c)
Na micropolicistose ovariana encontra-se ao exame transvaginal ovários aumentados, com estroma central ecogênico, rodeado por colar periférico de folículos retidos. Os folículos medem entre 5 e 8 mm de diâmetro.

283. (b)
No período puberal é comum o achado de ovário com folículos de tamanhos variados e aumento de suas dimensões, em decorrência dos ciclos anovulatórios.

284. (a)
O componente sólido hiperecogênico (às vezes associado à sombra acústica) pode representar natureza lipídica da porção sólida. Esta condição é verificada frequentemente nos teratomas e cistos dermoides.

285. (c)
Paciente em reposição hormonal pode ter endométrio medindo, no máximo, 8 mm. O estrogênio estimula o endométrio e está contraindicado.

286. (b)
A salpingite aguda é caracterizada por exsudato purulento no interior da tuba (piossalpinge), sendo observado pela ultrassonografia como tuba dilatada com ecos refringentes em seu interior.

287. (a)
Quando o som é refletido por interfaces acústicas fortes no campo proximal, o pulso de retorno pode ser suficientemente forte para se refletir no transdutor e voltar para dentro do corpo, produzindo ecos de forte intensidade no interior de estruturas anecoicas. Esse fenômeno é chamado de reverberação.

288. (a)
Para corrigir o artefato de reverberação, devem-se reduzir o ganho e a potência acústica do equipamento.

289. (b)
A ultrassonografia consegue visualizar o saco gestacional intrauterino com 4 a 5 semanas de atraso menstrual. Quando a idade gestacional é desconhecida, os valores de beta-HCG podem auxiliar na determinação da idade gestacional, além de ajudar na interpretação da USTV. O valor discriminatório da beta-HCG é de 1.000 mUI/mL, ou seja, com valores superiores a este, a gestação intrauterina deveria ser confirmada na USTV. A ausência de imagem de gestação tópica com valores de beta-HCG acima da zona discriminatória é indicativa de gestação anormal. Associando-se à dor pélvica e à presença de líquido livre, é forte a possibilidade de gravidez ectópica.

290. (a)
Folículo medindo entre 1,8 e 2,4 cm, com *cumulus oophorus*, indica ovulação iminente.

291. (c)
O endometrioma representa a manifestação mais evidente da endometriose à US.
A avaliação morfológica ultrassonográfica dos cistos endometrióticos revela estruturas císticas, geralmente bilaterais, com formato arredondado, margens regulares, ecotextura homogênea e hipoecogênica, com ecos internos difusos de baixa ecogenicidade ou *debris*.

292. (b)
O tamoxifeno é usado no tratamento hormonal do câncer de mama. Entretanto, tem influência na gênese de lesões endometriais, possibilitando, desse modo, maior risco de neoplasia de endométrio.

293. (a)
Evidencia-se saco gestacional em topografia de colo uterino, que se mostra entreaberto.

294. (d)
A imagem de ovários "policísticos" é observada em praticamente todos os casos.

295. (c)
Os cistos de Naboth correspondem a criptas endocervicais obstruídas e dilatadas, localizadas junto à superfície da ectocérvice. Na ultrassonografia, habitualmente, são identificadas como formações anecogênicas de contornos regulares, limites precisos e conteúdo homogêneo, localizadas na ectocérvice ou mais internamente no canal endocervical.

296. (d)
A possibilidade da diferenciação de massas benignas e malignas foi melhorada com a aplicação da ultrassonografia com Doppler colorido (USDC). A USDC permite identificar os vasos das massas ovarianas, permitindo diferenciar os tumores sólidos das estruturas não vascularizadas. A medida das velocidades, índices de resistência (IR) e pulsatilidade (IP) obtidos por meio do Doppler pulsátil (DP) dão informações adicionais utilizadas na detecção de vasos tumorais. Índices de resistência menores que 0,40 e de pulsatilidade menores que 1 são indicativos de lesões malignas.

297. (a)
A ultrassonografia endovaginal é atualmente o método de escolha de imagem para avaliar os anexos. Com o aumento da resolução dos equipamentos de ultrassonografia, a acuidade diagnóstica aumentou e houve um avanço na compreensão dos processos inflamatórios anexiais e, principalmente, dos tumores ovarianos.

298. (c)
O estudo ultrassonográfico de pacientes com suspeita clínica de endometriose pode utilizar via de acesso abdominal e vaginal, sendo capaz de fornecer valiosos dados para o diagnóstico desta entidade. A sensibilidade na detecção de implantes focais é baixa, atinge taxas em torno de 11%. Entretanto, o exame ultrassonográfico constitui um excelente método para a detecção de cistos endometrióticos, com elevados índices de sensibilidade e especificidade.

299. (d)
A avaliação ultrassonográfica dos cistos endometrióticos revela estruturas císticas, geralmente bilaterais, com formato arredondado, margens regulares, ecotexturas homogênea e hipoecogênica, com ecos internos difusos de baixa ecogenicidade ou *debris*.

300. (a)
A laqueadura tubária pode ser fator desencadeante em casos de torção tubária.

301. (d)
A síndrome dos ovários policísticos é caracterizada pela presença de: distúrbios menstruais com ciclos anovulatórios, obesidade, hirsutismo e infertilidade feminina. Achados adicionais frequentes incluem: hiperinsulinemia, resistência periférica à insulina, acantose *nigricans,* seborreia, hiperprolactinemia e acne.

302. (a)
Aumento do volume ovariano é o achado ultrassonográfico mais comum, estando diretamente relacionado com o tempo de evolução da doença. No entanto, merece menção o fato de que 33% das pacientes permanecem com os ovários de dimensões normais.

303. (b)
Estudo ecográfico mostrará uma tumoração mista, com áreas cística e heterogênea de aspecto variável, dependendo do tempo de evolução. Cisto hemorrágico do corpo lúteo na fase aguda em razão de sua ecotextura pode simular neoplasia. O mapeamento em cores mostrará características de benignidade, como a distribuição periférica dos vasos e sua ausência no interior do cisto, embora o padrão de fluxo seja de baixa resistência. Esta sistematização do Doppler com mapeamento em cores é fundamental para o diagnóstico diferencial com neoplasia.

304. (d)
Colo uterino pode ser identificado como sendo a porção do útero imediatamente posterior ao ângulo da bexiga. Estende-se em direção inferior e posterior a partir do istmo, projetando-se através da parede vaginal. Embora o colo possa ser visibilizado ao exame transabdominal, sua avaliação mais precisa é feita através da via transvaginal, com o transdutor distando aproximadamente 2 a 3 cm do mesmo.

305. (d)
A identificação ultrassonográfica da tuba normal requer a presença de líquido livre na pelve. Estas estruturas também podem ser avaliadas ecograficamente quando doentes (apresentando líquido no seu interior). Ao exame ultrassonográfico, a tuba normal aparece como estrutura ecogênica de diâmetro variável da região proximal até a distal. Seu lúmen é visibilizado somente na presença de líquido.

306. (b)
Critério de micropolicistose ovariana:
- Doze ou mais folículos de 2 a 9 mm de diâmetro.
- Volume ovariano maior de 10 cm³.
- Volume e ecogenicidade aumentada no estroma ovariano.
- Presença de imagem de corpo lúteo ou folículo dominante.

307. (b)
Presença de septo espesso com vaso em seu interior sugere carcinoma ovariano.

308. **(b)**
A análise com Doppler espectral aumenta a possibilidade de carcinoma, por demonstrar padrão de baixa resistência.

309. **(d)**
Espessura endometrial maior que 5 mm, na pós-menopausa, pode representar:
- Endométrio proliferativo (ação estrogênica exógena).
- Hiperplasia.
- Pólipos.
- Carcinoma.

310. **(c)**
A hidronefrose pode estar associada a carcinoma do colo uterino e leiomioma uterino.
Tumores ovarianos benignos geralmente não comprimem o ureter.

311. **(b)**
Na imagem observa-se linfonodo periaórtico. Os ovários drenam para linfonodos aórticos. O colo drena para os linfonodos ilíacos internos, externos e sacrais. Os linfáticos do útero, região inferior do corpo seguem lateralmente até os ilíacos externos.
O fundo e região superior do corpo uterino drenam para os linfonodos aórticos. As tubas drenam para linfonodos aórticos.

312. **(c)**
Lesões focais hepáticas em paciente com antecedente de carcinoma ovariano têm forte probabilidade de representar metástases.

313. **(d)**
Imagem anecogênica, velada por ecos internos pode corresponder a corpo lúteo, endometrioma ou tumor dermoide.

314. **(d)**
A diferenciação entre corpo lúteo, endometrioma e tumor dermoide pode ser estabelecida pelo padrão de fluxo ao Doppler, controle evolutivo, comparação com exames anteriores, sintomatologia da paciente e correlação com a fase do ciclo menstrual.

315. **(c)**
Foco laminar hiperecogênico na cavidade endometrial representa dispositivo intrauterino.

316. **(a)**
Imagem anecogênica em ovário e denominada cisto ovariano simples. Pelo fato de medir mais que 5 cm, há maior chance de tratar-se de neoplasia ovariana, devendo ser acompanhada.

317. **(b)**
Cistos de corpo lúteo podem apresentar conteúdo ecogênico associado à hemorragia. Geralmente maiores que os foliculares, medindo de 5 a 11 cm. Cisto hemorrágico apresenta padrão heterogêneo (83%), refletindo a fase da degradação do conteúdo sanguíneo em seu interior. Seu aspecto tende a se modificar nos exames de controle, sendo que o estudo com Doppler colorido não evidencia fluxo em seu interior. A parede pode apresentar-se espessada, podendo ser observado líquido em fundo de saco.

318. **(d)**
Os cistos de Naboth correspondem a criptas endocervicais obstruídas e dilatadas, localizadas junto à superfície da ectocérvice. À ultrassonografia, habitualmente, são identificadas como formações anecogênicas de contornos regulares, limites precisos e conteúdo homogêneo, localizadas na ectocérvice ou mais internamente no canal endocervical. Estão relacionadas com o processo inflamatório crônico endocervical.

319. **(b)**
Imagem anecogênica, arredondada, com halo hiperecogênico, situada no fundo da cavidade endometrial, representa saco gestacional.

320. **(b)**
Cisto hemorrágico apresenta padrão heterogêneo, refletindo a fase da degradação do conteúdo sanguíneo em seu interior. Associado à dor aguda, à fase do ciclo e ao exame anterior, evidenciando ovário de tamanho normal, aumenta-se a probabilidade do diagnóstico.

321. **(c)**
Imagem hiperecogênica, com sombra posterior localizada em ureter terminal, correspondendo à ureterolitíase. É uma importante causa de dor pélvica.

322. **(a)**
A histerossalpingografia consiste na infusão de solução salina na cavidade endometrial, sob visão ultrassonográfica.

323. **(a)**
Imagem hipoecogênica, localizada no interior da cavidade endometrial, com pedículo vascularizado que se estende ao miométrio, correspondendo a leiomioma submucoso.

324. **(a)**
Imagem ecogênica em topografia de colo uterino, com pedículo no canal endocervical, corresponde a pólipo.

325. (d)
Doppler pode auxiliar no diagnóstico diferencial entre endometrioma e corpo lúteo, que exibe anel vascular periférico evidente.

326. (c)
As varizes pélvicas são facilmente diagnosticadas pelo Doppler colorido, por apresentarem um novelo vascular com fluxo venoso localizado nas regiões anexiais e uterinas. O Doppler colorido ajuda no diagnóstico diferencial com as massas ovarianas, pois algumas delas estão bastante dilatadas.

327. (b)
A hidrossalpinge normalmente aparece como uma estrutura fusiforme que está separada do ovário. Pode ser identificada pela falta de tecido ovariano que a cerca. Pseudossepto é um achado característico.

328. (c)
O muco que se acumula na fase periovulatória forma uma fina lâmina anecogênica no colo uterino.

329. (c)
O componente sólido hiperecogênico (às vezes associado à sombra acústica) pode representar natureza lipídica da porção sólida. Esta condição é verificada frequentemente nos tumores dermoides.

330. (a)
A ultrassonografia consegue visualizar o saco gestacional intrauterino com 4 a 5 semanas de atraso menstrual. O valor discriminatório da beta-HCG é de 1.000 mUI/mL, ou seja, com valores superiores a este, a gestação intrauterina deveria ser confirmada na USTV. A ausência de imagem de gestação tópica com valores da beta-HCG acima da zona discriminatória é indicativa de gestação anormal. Na imagem acima observa-se embrião com atividade cardíaca, localizado na região anexial direita.

331. (a)
Frequentemente, observamos alças intestinais na pelve e não devemos confundi-las com patologias anexiais.

332. (a)
Imagem complexa em topografia ovariana, associada à ascite e histórico da paciente, sugere carcinoma ovariano.

Ultrassonografia em Obstetrícia

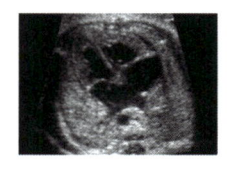

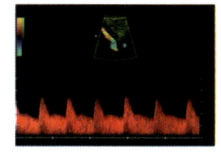

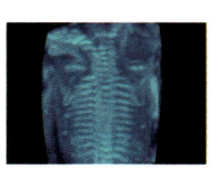

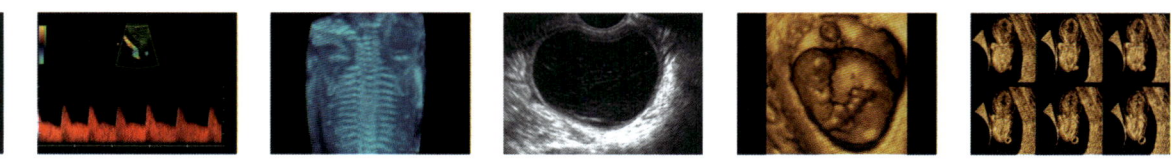

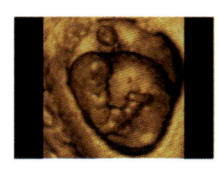

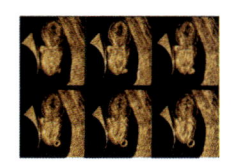

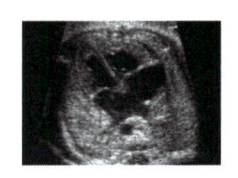

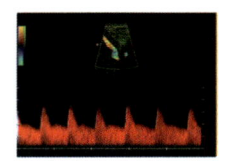

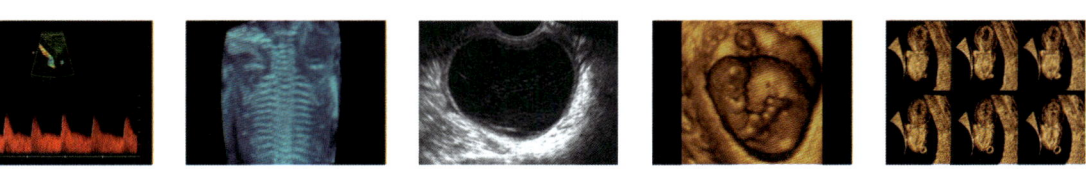

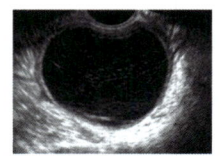

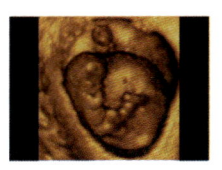

CAPÍTULO 10

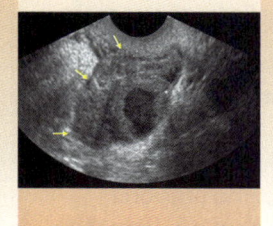

URGÊNCIAS

Adilson Cunha Ferreira
João Francisco Jordão
Flavio Luíz de Faria Marsico

333. Considere uma paciente evoluindo com sangramento vaginal discreto, teste positivo para gravidez, náuseas e hipertensão. Qual seria o diagnóstico?

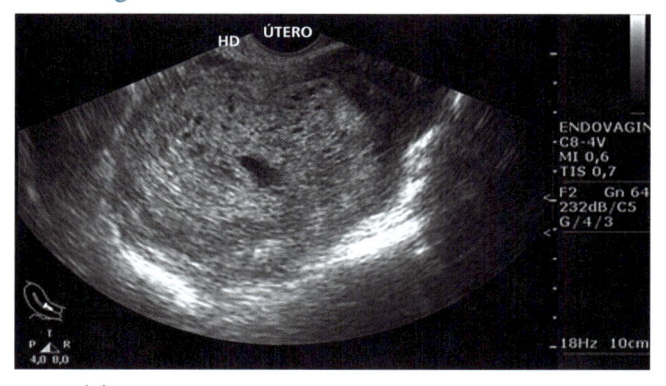

   (a) Abortamento incompleto.
   (b) Neoplasia trofoblástica gestacional.
   (c) Leiomioma submucoso.
   (d) Gestação inicial.

334. Quanto ao diagnóstico ecográfico da mola hidatiforme parcial, podem ser encontrados:
   (a) Placenta excessivamente delgadas.
   (b) Espaços císticos com componente sólidos dentro da placenta.
   (c) Feto malformado, saco gestacional vazio ou com ecos amorfos no interior, cujo contorno interno apresenta-se irregular e mal definido.
   (d) Saco gestacional com halo trofoblástico fino e fortemente hipoecogênico.

335. Quanto ao abortamento completo?
   (a) É a resolução espontânea de uma gestação inviável, onde após sangramento e eliminação parcial do conteúdo gestacional não se identificam mais a cervicodilatação e nem a presença de restos ovulares no interior da cavidade uterina.
   (b) Ocorre aumento progressivo do volume da hemorragia genital e da dor abdominal.
   (c) Ocorre geralmente em gestação precoce, com idade gestacional inferior a oito semanas.
   (d) No exame ultrassonográfico verificam-se útero com volume muito aumentado e conteúdo amorfo na cavidade uterina.

336. Uma gestante com 10 semanas de amenorreia apresentou um pequeno sangramento genital. Em uma ecografia convencional, foram detectados um saco gestacional de 10 mm de diâmetro interno médio e o colo fechado. Utilizando apenas estes dados, a conduta correta do ecografista deveria ser:
   (a) Diagnosticar um ovo anembrionado.
   (b) Repetir a ecografia em 2 semanas.
   (c) Diagnosticar um aborto retido.
   (d) Diagnosticar um abortamento inevitável.

337. Quanto ao abortamento habitual?
   (a) A repetição de pelo menos três perdas gestacionais espontâneas consecutivas.
   (b) A repetição de pelo menos duas perdas gestacionais espontâneas consecutivas.
   (c) A repetição de pelo menos três perdas gestacionais quer espontâneas ou provocadas, alternadas ou consecutivas.
   (d) A repetição de pelo menos seis perdas gestacionais espontâneas consecutivas.

338. Na presença de sangramento vaginal e identificação da vesícula vitelínica à ecografia sugere gravidez:
   (a) Gemelar.
   (b) Molar.
   (c) Embrionada.
   (d) Anembrionada.

339. São fatores de risco para gestação ectópica (GE)?
   (a) Fertilização assistida, gravidez ectópica prévia e cirurgia tubária.
   (b) Salpingite prévia.
   (c) Usuárias de DIU.
   (d) Todas as alternativas anteriores.

340. **Quanto à dosagem de beta-HCG na gestação ectópica (GE), podemos afirmar:**
    (a) Se a avaliação anexial for normal e persistir a suspeita de GE, a dosagem do beta-HCG é dispensável.
    (b) O exame ultrassonográfico normal não descarta a possibilidade de GE e no relatório do exame deve ser salientada esta possibilidade.
    (c) Se na avaliação dos anexos for observada massa tubária com embrião vivo, pode estar relacionado com a GE.
    (d) Se a massa anexial apresentar aspecto diferente do saco gestacional clássico, a sensibilidade diagnóstica não é alterada, pois a ectópica tem várias formas de apresentação.

341. **Quanto ao diagnóstico da gestação ectópica (GE), podemos afirmar:**
    (a) A ecografia endovaginal (USTV) é muito mais sensível e específica do que a abdominal (USA).
    (b) A ecografia endovaginal (USTV) é muito mais sensível, mas não mais específica do que a abdominal (USA).
    (c) A ecografia endovaginal (USTV) é menos sensível e específica do que a abdominal (USA).
    (d) A ecografia endovaginal (USTV) é igualmente sensível e específica, quando comparada com a abdominal (USA).

342. **Sobre a gestação ectópica, assinale Verdadeiro ou Falso:**
    ( ) Os níveis de beta-HCG se elevam mais lentamente do que na gestação normal.
    ( ) O diagnóstico diferencial deve incluir gestação normal e abortamento.
    ( ) São fatores de risco: anormalidade tubária, uso de DIU, uso de indutores de ovulação e fertilização *in vitro*.
    ( ) A maioria ocorre na tuba uterina, porção intersticial.
    ( ) São outros sítios de implantação: ovário, entre os folhetos do ligamento largo e na superfície peritoneal.

343. **Em relação à gravidez ectópica cervical, é incorreto afirmar:**
    (a) Representam 0,15% das gestações ectópicas.
    (b) O saco gestacional se localiza no canal endocervical.
    (c) A fertilização *in vitro* é um fator protetor.
    (d) Estão associados a curetagens uterinas prévias e a miomas.

344. **Quanto à avaliação no 1º trimestre é incorreto afirmar:**
    (a) Os ventrículos laterais, relativamente amplos neste período, aparecem como uma orla anecogênica circundando os plexos coroides.
    (b) O córtex cerebral, fino, liso e homogêneo se confunde com os ventrículos laterais por também aparecer anecogênico.
    (c) Os plexos coroides devem sempre apresentar imagem hipoecogênica e homogênea, com aspecto simétrico, mais afastados da tábua óssea que às 11 primeiras semanas.
    (d) Os tálamos, a medula, a fossa posterior e as órbitas também já podem ser observadas. No tórax fetal observamos a área cardíaca e, em alguns casos, já definimos câmaras cardíacas.

345. **Quanto à gestação ectópica (GE), podemos afirmar que o diagnóstico e o tratamento vêm tendo melhora em função:**
    (a) Do advento da ultrassonografia transvaginal (USTV)
    (b) Do aprimoramento dos exames laboratoriais, como as dosagens séricas da fração beta do hormônio gonadotrófico coriônico (beta-HCG).
    (c) A identificação das pacientes de alto risco para GE possibilita o diagnóstico antes da ruptura tubária (GE íntegra) em um grande número de casos.
    (d) Todas as anteriores são corretas.

346. **Quanto à gestação ectópica (GE), podemos afirmar:**
    (a) A maioria das pacientes com GE é assintomática.
    (b) Pacientes com GE classicamente apresentam a tríade clássica: náuseas, vômitos e dor abdominal.
    (c) Pacientes com GE classicamente apresentam a tríade clínica: dor abdominal, irregularidade menstrual (atraso menstrual em 40% dos casos) com ou sem sangramento genital e massa anexial.
    (d) Há mais de uma alternativa correta.

347. **São fatores de risco para gestação ectópica (GE):**
    (a) Fertilização assistida, gravidez ectópica prévia e cirurgia tubária.
    (b) Salpingite prévia.
    (c) Usuárias de DIU.
    (d) Todas as alternativas anteriores.

348. **Quanto à dosagem de beta-HCG na gestação ectópica (GE), podemos afirmar?**
   (a) Se a avaliação anexial for normal e persistir a suspeita de GE, a dosagem do beta-HCG é dispensável.
   (b) O exame ultrassonográfico normal não descarta a possibilidade de GE, e no relatório do exame deve ser salientada esta possibilidade.
   (c) Se na avaliação dos anexos for observada massa tubária com embrião vivo, isto pode estar relacionado com a GE.
   (d) Se a massa anexial apresentar aspecto diferente do saco gestacional clássico, a sensibilidade diagnóstica não altera, pois a ectópica tem várias formas de apresentação.

349. **Quanto à ecografia endovaginal (USTV) no diagnóstico da gestação ectópica (GE), podemos afirmar?**
   (a) É muito mais sensível e específica do que a abdominal (USA).
   (b) É muito mais sensível, mas não mais específica do que a abdominal (USA).
   (c) É menos sensível e específica do que a abdominal (USA).
   (d) É igualmente sensível e específica quando comparada com a abdominal (USA).

350. **Quanto à gravidez ectópica cervical, pode-se afirmar que:**
   (a) O crescimento fetal até a idade gestacional avançada, também, tem o potencial de evoluir para ruptura ou de causar significativo sangramento decorrente do acretismo placentário.
   (b) O diagnóstico ecográfico pode ser feito quando um saco gestacional bem formado que contenha vesícula vitelínica, embrião com ou sem atividade cardíaca é identificado na transição corpo/colo uterino.
   (c) O diagnóstico diferencial é feito com aborto espontâneo em curso, mas não inclui cisto de Naboth grande na cérvix.
   (d) Deve ser tratada invariavelmente com a histerectomia total face à hemorragia incontrolável.

351. **Quanto ao papel da avaliação Doppler na gravidez ectópica, podemos afirmar que:**
   (a) A detecção destes fluxos permite em muitos casos confirmar o diagnóstico de gravidez tópica incipiente ou ainda de abortamento com restos ovulares na cavidade, descartando o diagnóstico de gravidez ectópica.
   (b) O emprego do Doppler colorido na avaliação da massa anexial tem sido proposto, com o objetivo de diferenciar a gravidez ectópica do cisto de corpo lúteo.
   (c) Na gravidez ectópica podemos encontrar diversas impedâncias vasculares e, portanto, vários índices de resistência (IR) diferentes.
   (d) Todas as alternativas são corretas.

352. **A análise quantitativa do beta-HCG associada à ecografia endovaginal é de grande valia no diagnóstico da gestação ectópica. Assinale a alternativa correta.**
   (a) O tecido trofoblástico começa a produzir o beta-HCG oito dias após a concepção, sendo os valores dobrados a cada 48 horas na gravidez normal, enquanto na inviável, os títulos podem subir até 50% do seu valor neste período.
   (b) A gravidez tópica viável pode ser vista por meio da USTV, quando os títulos de beta-HCG atingem o nível de 1.000 UI/mL.
   (c) O tecido trofoblástico começa a produzir o beta-HCG oito dias após a concepção, sendo os valores dobrados a cada 72 horas na gravidez normal, enquanto na inviável, os títulos podem subir até 50% do seu valor neste período.
   (d) As alternativas a e b estão corretas.

353. **Quanto à gravidez ectópica cervical, podemos afirmar que:**
   (a) Gravidez cervical é muito rara, representando 0,15% das gravidezes ectópicas.
   (b) Fatores de risco que predispõem a esta situação seriam a fertilização *in vitro*, curetagem uterina prévia, leiomioma, cicatriz uterina, DIU mal posicionado e síndrome de Asherman.
   (c) A localização do saco gestacional no canal endocervical é o aspecto típico da gravidez ectópica cervical tanto pela ecografia abdominal como pela endovaginal.
   (d) Todas as alternativas anteriores são corretas

354. **Doença trofoblástica gestacional (DTG) é um termo genérico que designa um espectro de proliferações celulares do trofoblasto que tem origem na concepção. Assinale a alternativa correta:**
   (a) São blastomas originados dos três tipos celulares básicos do trofoblasto: o citotrofoblasto, o sinciciotrofoblasto e o trofoblasto intermediário.
   (b) Atualmente, este grupo nosológico engloba a *mola hidatiforme completa (MHC)*, a *mola hidatiforme parcial (MHP)*, a *mola invasora (MI)*, o *coriocarcinoma (CC)* e o *tumor trofoblástico do sítio placentário (TTSP)*.
   (c) Os tumores trofoblásticos são verdadeiros aloenxertos fetais nos tecidos maternos e apresentam aspectos biológicos, genéticos, imunológicos e patológicos peculiares.
   (d) Todas as alternativas são corretas.

355. **Doença trofoblástica gestacional (DTG) é um termo genérico que designa um espectro de proliferações celulares do trofoblasto que tem origem na concepção. Assinale a alternativa correta.**
    (a) Refere-se às alterações benignas ou malignas desta anomalia proliferativa do trofoblasto: (mola hidatiforme, mola invasora, coriocarcinoma e tumor trofoblástico do sítio placentário).
    (b) Refere-se às alterações benignas ou malignas desta anomalia proliferativa do trofoblasto, devendo ser usado apenas para: molas hidatiforme e invasora.
    (c) Doença trofoblástica gestacional (DTG): refere-se às alterações benignas nunca às malignas.
    (d) Refere-se às alterações benignas ou malignas, mas depende dos achados ecográficos.

356. **Mola hidatiforme (MH): é um termo genérico que inclui duas entidades diferentes: molas parcial e completa. Assinale a alternativa correta:**
    (a) Mola hidatiforme completa (MHC): é uma gestação anômala, sem embrião ou feto, caracterizada pela perda da vascularização vilositária, que é responsável pelo edema e dilatação hidrópica dos vilos coriais, formação da cisterna central e intensa hiperplasia do citotrofoblasto e do sinciciotrofoblasto.
    (b) Mola hidatiforme completa (MHC): é uma gestação anômala, com embrião ou feto, caracterizada pela perda da vascularização vilositária, que é responsável pelo edema e dilatação hidrópica dos vilos coriais, formação da cisterna central e intensa hiperplasia do citotrofoblasto e do sinciciotrofoblasto.
    (c) Mola hidatiforme parcial (MHP): é uma gestação anômala que apresenta persistência de elementos embrionários ou fetais, placenta exibindo parte das vilosidades com aspecto normal e parte com edema e dilatação hidrópica dos vilos coriais, moderada hiperplasia do citotrofoblasto e do sinciciotrofoblasto.
    (d) As alternativas a e c estão corretas.

357. **Doença trofoblástica gestacional (DTG) é um termo genérico que designa um espectro de proliferações celulares do trofoblasto que tem origem na concepção. Assinale a alternativa correta.**
    (a) Mola invasora (MI): origina-se da mola hidatiforme que invade o miométrio, podendo ocasionar metástases. Pode evoluir para formas mais graves como também regredir espontaneamente.
    (b) Coriocarcinoma: em uma neoplasia maligna derivada do cito e do sinciciotrofoblasto sem formação de vilosidades. Pode evoluir fatalmente, se não for tratado.
    (c) Mola invasora (MI): origina-se da mola hidatiforme que invade o miométrio, mas nunca ocasiona metástases.
    (d) As alternativas a e c estão corretas.

358. **Doença trofoblástica gestacional (DTG) é um termo genérico que designa um espectro de proliferações celulares do trofoblasto que tem origem na concepção. Assinale a alternativa correta quanto aos aspectos clínicos.**
    (a) A manifestação clínica inicial da mola hidatiforme é o sangramento vaginal, especialmente valorizado em pacientes com gravidez reconhecida ou na presença de sinais clínicos de presunção de gravidez. É sinal precoce, instalado geralmente antes da 16ª semana, presente em cerca de 90 a 97% das pacientes.
    (b) Volume uterino maior que o esperado para a idade gestacional está presente.
    (c) Hiperêmese gravídica, doença hipertensiva específica da gravidez e tireotoxicose.
    (d) Todas as alternativas anteriores.

359. **Doença trofoblástica gestacional (DTG) é um termo genérico que designa um espectro de proliferações celulares do trofoblasto que tem origem na concepção. Assinale a alternativa correta quanto ao diagnóstico ecográfico.**
    (a) A ultrassonografia é uns dos métodos de diagnóstico por imagem mais utilizada no diagnóstico das DTGs, pois associa elevada acuidade a baixo custo, permite avaliação anatômica do útero (miométrio e conteúdo uterino), dos ovários e outros órgãos abdominais suscetíveis de acometimento metastático (fígado, rins), além do estudo hemodinâmico dos vasos uterinos e pélvicos.
    (b) Na mola hidatiforme completa (MHC), o aspecto ultrassonográfico do conteúdo uterino independe fundamentalmente da idade gestacional e da frequência do transdutor utilizado.
    (c) O aspecto clássico de "flocos de neve" resulta da absorção do feixe ultrassônico nas múltiplas interfaces constituídas pelas vesículas molares.
    (d) Todas as anteriores são corretas.

360. Quanto à doença trofoblástica gestacional podemos afirmar:
(a) O aspecto é menos variável e mais característico do que na mola hidatiforme completa.
(b) Como critério diagnóstico não podem ser visibilizados membrana amniótica, cordão, embrião ou feto, estes muitas vezes com vitabilidade.
(c) Quando sucumbem precocemente, sofrem processos de autólise e não são mais visibilizados.
(d) Quando a gestação tem mais de 12 semanas, e o feto está intacto, o aspecto ecográfico em geral é incaracterístico.

361. No diagnóstico da gestação ectópica:
(a) Cisto decidual é um achado que pode estar associado à gravidez ectópica, mas nunca à gestação tópica.
(b) Raramente na ecografia confunde-se o corpo lúteo com a gestação ectópica.
(c) A identificação de cisto simples de ovário não descarta a possibilidade de gestação ectópica.
(d) Massa complexa intraovariana frequentemente trata-se de gestação ectópica, já que a incidência é rara, representando esta localização menos de 1% de todas as gestações ectópicas.

362. Quanto à gravidez ectópica intersticial:
(a) Ocorre em 20 a 40% de todos os casos de GE, sendo entidade de alta morbidade e mortalidade quando comparada com a gravidez tubária.
(b) Ocorre quando a implantação da gravidez é feita na porção ampolar ou intramural da tuba uterina.
(c) Nesta localização, o miométrio circunda o saco gestacional, propiciando o seu crescimento e aumentando a dor por um período relativamente longo, quando comparado com a gravidez tubária.
(d) O termo gravidez cornual, que muitas vezes é utilizado como gravidez intersticial, não é apropriado, devendo este termo ser reservado para as gestações que ocorrem no corno uterino rudimentar do útero unicorno.

363. A imagem abaixo representa:
(a) A presença de saco gestacional excêntrico com fino manto miometrial e faz o diagnóstico de implantação de gravidez ectópica intersticial.
(b) Aquisição sagital de um leiomioma com degeneração cística.
(c) A presença de saco gestacional excêntrico com fino manto miometrial e faz o diagnóstico de implantação de gravidez ectópica tubária.
(d) Útero bicorno em aquisição tridimensional coronal.

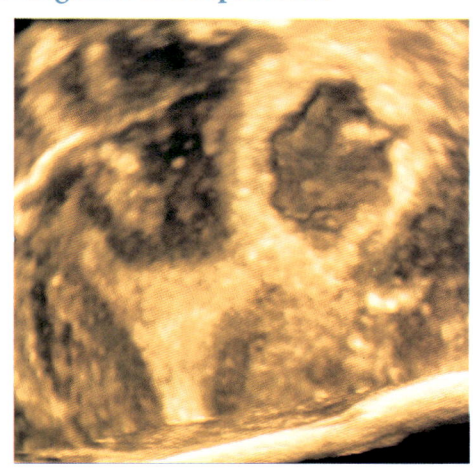

364. Quanto ao abortamento completo:
(a) É a resolução espontânea de uma gestação inviável, onde após sangramento e eliminação parcial do conteúdo gestacional não se identificam mais a cervicodilatação e nem a presença de restos ovulares no interior da cavidade uterina.
(b) Ocorre aumento progressivo do volume da hemorragia genital e da dor abdominal.
(c) Ocorre geralmente em gestação precoce, com idade gestacional inferior a 8 semanas.
(d) No exame ultrassonográfico verificam-se útero com volume muito aumentado e conteúdo amorfo na cavidade uterina.

365. Quanto ao abortamento habitual?
(a) A repetição de pelo menos três perdas gestacionais espontâneas consecutivas, independente dos achados ecográficos.
(b) A repetição de pelo menos duas perdas gestacionais espontâneas consecutivas, quando Doppler apresenta-se alterado nas artérias uterinas.
(c) A repetição de pelo menos três perdas gestacionais espontâneas alternadas ou consecutivas, somente quando achados ecográficos identificarem incompetência do istmo cervical.
(d) A repetição de pelo menos seis perdas gestacionais espontâneas consecutivas na dependência dos achados ecográficos.

366. **Quanto à gestação ectópica (GE), podemos afirmar que:**
    (a) Os achados ecográficos podem ser inespecíficos, e a correlação com a dosagem sérica da fração beta do HCG pode ser fundamental.
    (b) Os achados ecográficos podem ser específicos e nunca é necessária a correlação com dosagem sérica da fração beta do HCG.
    (c) Frequentemente são embrionadas com detecção de embrião vivo.
    (d) A imagem comumente diagnosticada é de um cisto simples.

367. **Quanto à avaliação no final do 1º trimestre é incorreto afirmar:**
    (a) Embora o tubo digestório esteja completamente formado no início da 9ª semana, o estômago, que pode ser visibilizado desde a 11ª semana, deve ser sempre visibilizado após 12 semanas.
    (b) A herniação fisiológica da parede abdominal deve ter regredido após a 10ª semana. Caso permaneça presente, pode-se, então, diagnosticar a presença de onfalocele.
    (c) Com auxílio do Doppler podemos garantir a presença das duas artérias umbilicais à frente da bexiga.
    (d) Doppler favorece a observação renal ao delimitar as artérias renais.

368. **Quanto ao diagnóstico do sexo fetal no 1º trimestre é incorreto afirmar:**
    (a) Apesar de o sexo genético ter sido definido a partir da fertilização, as gônadas e a genitália externa somente diferenciar-se-ão no final do 1º trimestre.
    (b) Por volta da 9ª semana de gestação, sob influência gênica, a histologia gonadal é determinada, diferenciando-se em testículo ou ovário pela presença ou ausência do antígeno Hy (codificado por genes localizados no cromossomo Y), respectivamente.
    (c) A genitália externa feminina se desenvolve de forma praticamente automática.
    (d) A genitália masculina se diferencia, a partir da 11ª semana estimulada pelos androgênios produzidos por suas gônadas. Tornando sempre possível o diagnóstico do sexo já nessa época.

369. **Quanto à determinação da idade gestacional pode-se afirmar:**
    (a) O período englobado pelo 1º trimestre da gestação é o mais adequado para uma correta datação da gestação, que é tanto mais precisa quanto mais precocemente for realizada, desde que a imagem embrionária seja detectável.
    (b) Como os eventos embriológicos são muito lentos, as características anatômicas dos conceptos observadas semanalmente são imprecisas na definição da idade gestacional.
    (c) Este método qualitativo de se datar uma gestação tem a grande desvantagem de ser imune aos estados de flexão e extensão dos conceptos, além de não permitir uma adequada avaliação de sua morfologia.
    (d) O aparecimento de "estruturas-chave" em determinadas fases do desenvolvimento embrionário e fetal, avaliação qualitativa, não serve como guia para a datação da gestação.

370. **As opções abaixo são consideradas fatores etiológicos nos abortamentos precoces, EXCETO:**
    (a) Cromossomopatias e idade materna avançada.
    (b) Hormonal – insuficiência do corpo lúteo, infecções – pelviperitonites.
    (c) Incompetência do orifício interno (IOI) do colo uterino.
    (d) Diabetes, tireopatias, doenças crônicas degenerativas – nefropatias, hepatopatias, doenças autoimunes.

371. **São considerados fatores etiológicos nos abortamentos tardios:**
    (a) Incompetência do orifício interno (IOI) do colo uterino.
    (b) Malformações.
    (c) Leiomiomas.
    (d) Todas as alternativas anteriores.

372. **São considerados fatores prognósticos ruins na ameaça de abortamento:**
    (a) Pequenas áreas de hematomas subcoriônicos envolvendo córion liso.
    (b) Pacientes com mais de 25 anos de idade e com sangramento genital antes da 20ª semana de idade gestacional.
    (c) As áreas de descolamento centrais em relação à implantação do córion frondoso apresentam pior prognóstico de evolução do que as áreas de descolamento que ocorrem nas regiões periféricas.
    (d) A fusão das membranas corioamnióticas ocorre ao redor da 18ª semana de gestação.

373. São considerados fatores de mau prognóstico na ameaça de abortamento:
(a) Descolamento central (retrovular).
(b) Bradicardia embrionária ou fetal (< 100 batimentos/min.).
(c) Hematoma subcoriônico > 40% da área ovular.
(d) Todas as alternativas anteriores.

374. São considerados fatores de mau prognóstico na ameaça de abortamento:
(a) Presença de malformações fetais ou marcadores de cromossomopatias.
(b) Desenvolvimento embrionário anormal (CCN < 2 DP para a IG).
(c) Perfil biofísico do embrião alterado.
(d) Todas as alternativas anteriores.

375. A imagem abaixo representa:

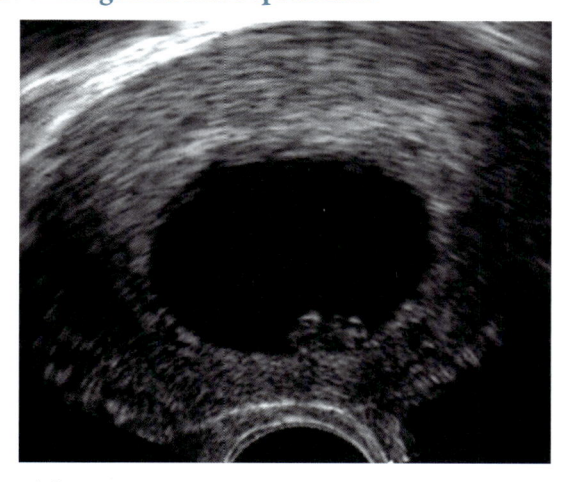

(a) Vesícula vitelínica de dimensões anormais.
(b) Presença de malformações fetais ou marcadores de cromossomopatias.
(c) Saco gestacional muito pequeno comparado ao CCN.
(d) Saco gestacional muito grande comparado ao CCN.

376. Os restos ovulares apresentam-se caracteristicamente como conteúdo:
(a) Amorfo, de quantidade variável, geralmente hiperecogênicos, localizados ao longo da linha endometrial, no interior da cavidade uterina.
(b) Conteúdo anecogênico com *debris* em seu interior.
(c) Bem definido, de quantidade discreta, geralmente hipoecogênicos.
(d) Amorfo, de quantidade variável, geralmente hipoecogênicos, localizados ao longo da linha endometrial, no interior da cavidade uterina.

377. Assinale a alternativa incorreta quanto aos achados ultrassonográficos, de mau prognósticos nas ameaças de abortamento:
(a) Vesícula vitelínica de dimensões anormais.
(b) Insuficiência lútea.
(c) Taquicardia fetal.
(d) Hematoma subcoriônico > 40% da área ovular.

378. Correlacione os achados ecográficos da gestação ectópica abdominal por ordem crescente de frequência:
( ) Placenta extrauterina.
( ) Oligoâmnio.
( ) Útero separado do feto.
( ) Ausência de miométrio entre feto/placenta e bexiga.
( ) Partes fetais próximas da parede abdominal.
(a) 1, 2, 3, 4, 5.
(b) 3, 2, 1, 4, 5.
(c) 2, 3, 1, 4, 5.
(d) 2, 3, 1, 5, 4.

379. Quanto ao desenvolvimento morfológico fetal entre 12 e 14 semanas pode-se afirmar que:
(a) Os rins nesta fase possuem textura hipoecogênica.
(b) Os membros estão alongados, observam-se todos os ossos longos, clavícula, sendo possível compará-los entre si e efetuarmos medidas.
(c) Nas extremidades não conseguimos definir muito nitidamente os pés e as mãos, inclusive os dedos. Nem mesmo com metodologia 3D.
(d) Especial atenção também deve ser dada à posição placentária e ao colo do útero, podendo assim se realizar diagnósticos precoces de placenta prévia (a menos de 2,5 cm do orifício cervical interno).

380. Quanto ao desenvolvimento morfológico do sexo fetal pode-se afirmar que:
(a) Apesar de o sexo genético ter sido definido a partir da fertilização, as gônadas e a genitália externa somente diferenciar-se-ão no final do 2º trimestre.
(b) As células germinativas primitivas formam-se na parede do saco vitelínico durante a 16ª semana, migrando para as cristas gonadais localizadas ao lado da coluna vertebral.
(c) Por volta da 19ª semana de gestação, sob influência gênica, a histologia gonadal é determinada, diferenciando-se em testículo ou ovário pela presença ou ausência do antígeno Hy (codificado por genes localizados no cromossomo Y), respectivamente.
(d) A genitália externa feminina se desenvolve de forma praticamente automática; já a masculina se diferencia, a partir da 11ª semana, estimulada pelos androgênios produzidos por suas gônadas.

381. **Quanto ao desenvolvimento morfológico do sexo fetal pode-se afirmar que:**
    (a) Convém salientar que, embora a partir de 11ª semana se inicie a diferenciação da genitália externa, as diferenças entre os sexos são muito sutis para adequada visibilização e diagnóstico ecográfico antes da 18ª semana de gestação.
    (b) Como a estrutura mais proeminente no diafragma urogenital é o tubérculo genital ou *phalus* (futuro pênis ou clitóris), e este é pontiagudo e angulado anteriormente, qualquer tentativa de diagnóstico nesta fase pode superestimar o diagnóstico de sexo feminino.
    (c) Entre a 12ª e 14ª semanas o tubérculo genital ainda tem o mesmo comprimento, tanto no sexo masculino quanto no feminino e por ser razoavelmente proeminente, frequentemente é interpretado como pênis.
    (d) A correta presunção de diagnóstico do sexo fetal é fundamentada na inclinação do tubérculo genital. Fetos masculinos apresentam o *phalus* inclinado anteriormente, em ângulo superior a 30 graus (em relação a um plano fictício que passa pela coluna vertebral) e fetos femininos, inclinado caudalmente, em ângulo inferior a 60°.

382. **Quanto à determinação da idade gestacional é correto afirmar que:**
    (a) O período englobado pelo 1º trimestre da gestação é o mais adequado para uma correta datação da gestação, que é tanto mais precisa quanto mais precocemente for realizada, desde que a imagem embrionária seja detectável.
    (b) Como os eventos embriológicos são muito rápidos, as características anatômicas dos conceptos observadas semanalmente são tão precisas na definição de idade quanto à clássica medida do seu comprimento craniocaudal.
    (c) O CCN é definido como comprimento máximo obtido em plano sagital mediano do ápice do pólo cefálico até a extremidade distal do pólo caudal, incluindo a região das nádegas, mas excluindo os membros inferiores.
    (d) Todas as alternativas são corretas.

383. **Quanto à determinação da idade gestacional podemos afirmar que:**
    (a) O aparecimento de "estruturas-chave" em determinadas fases do desenvolvimento embrionário e fetal (avaliação qualitativa) pode servir como um guia ideal para a datação da gestação.
    (b) Atualmente, a medida do CCN tem sido abandonada em função da US 3D, pela perfeita visibilização externa do concepto e seus anexos.
    (c) O melhor parâmetro para datar a gestação é o diâmetro médio do saco gestacional.
    (d) Todas as alternativas são incorretas.

384. **Quanto à avaliação da translucência nucal, deve ser realizada no período de:**
    (a) 11 a 13 semanas e 6 dias.
    (b) 11 a 15 semanas.
    (c) 10 a 13 semanas e 6 dias.
    (d) 10 a 15 semanas e 6 dias.

385. **Quanto à avaliação da translucência nucal (TN) pode-se afirmar que:**
    (a) Atualmente esta medida é considerada como o melhor marcador fetal para o rastreamento de cromossomopatias em qualquer trimestre.
    (b) A TN é um espaço sonolucente (anecogênico) encontrado em todos os fetos entre a pele e o tecido subcutâneo da região cervicodorsal.
    (c) A técnica de exame precisa é necessária para medi-la de forma correta e pode ser realizada tanto no axial como no sagital.
    (d) Medidas elevadas de TN não apenas se correlacionam com cardiopatias e cromossomopatias, mas nunca são evidenciadas em síndromes gênicas e em alguns casos de transfusão feto-fetal.

386. **Em relação à mola hidatiforme é correto afirmar:**
    I - Ocorre aumento volumétrico do útero.
    II - O subtipo parcial é o mais comum.
    III - O subtipo completo é caracterizado pela ausência de feto.
    IV - O aspecto ultrassonográfico do subtipo completo é denominado de "tempestade de neve".
    (a) Todas estão corretas.
    (b) I, III e IV estão corretas.
    (c) I e III estão corretas.
    (d) I e II estão incorretas.

Respostas Comentadas

333. (b)
Endométrio espessado, com imagens anecogênicas em seu interior, que correspondem a vesículas, equivale ao diagnóstico de neoplasia trofoblástica gestacional. Os altos níveis de gonadotrofina coriônica são responsáveis pelas náuseas e hipertensão.

334. (c)
- Placenta excessivamente **espessa**.
- Espaços císticos dentro da placenta (vesículas).
- Feto malformado, saco gestacional vazio ou com ecos amorfos no interior, cujo contorno interno apresenta-se irregular e mal definido. Nas gestações avançadas, após a 20ª semana, 82% dos fetos apresentam restrição simétrica do crescimento, oligoâmnio ou múltiplas anomalias estruturais.
- Saco gestacional com halo trofoblástico **espesso e fortemente hiperecogênico**.

335. (c)
- É a resolução espontânea de uma gestação inviável, onde após sangramento e eliminação do conteúdo gestacional não se identificam mais a cervicodilatação e nem a presença de restos ovulares no interior da cavidade uterina.
- Ocorrem diminuição progressiva do volume da hemorragia genital e cessação da dor abdominal.
- Ocorre geralmente em gestação precoce, com idade gestacional inferior a oito semanas.
- Ao exame ultrassonográfico verificam-se útero com volume normal ou discretamente aumentado e ausência de conteúdo na cavidade uterina.

336. (b)
A conduta mais correta para diagnóstico de saco gestacional anormal seria reavaliar a paciente após 15 dias (saco gestacional cresce 1,2 mm/dia), tendo como critério a via vaginal, utiliza a incapacidade de detectar a vesícula vitelínica com DMSG de 8 mm ou mais e a de detectar atividade cardíaca, quando o DMSG ultrapassa os 16 mm. A questão não informa se há presença de vesícula vitelínica, ou seja, aumenta o nosso valor de corte para o tamanho do saco gestacional.

337. (a)
Aborto habitual ou recorrente é definido como a perda seguida de 3 ou mais gestações, antes da 20ª semana de gravidez. O aborto habitual será secundário em caso de parto anterior, caso contrário, usa-se o termo aborto habitual primário. A incidência do aborto espontâneo relatada por diferentes autores varia entre 6,5 (Jansen, 1982) a 21% das gestações (Warburton e Fraser, 1964). Por outro lado, a frequência do aborto habitual é calculada entre 0,3 a 1% das gestações (Javert, 1957; Rai *et al.*, 1996).

338. (c)
A vesícula vitelínica trata-se da primeira estrutura anatômica identificada no saco gestacional, denotando gravidez embrionada.

339. (d)

340. (b)
- Se a avaliação anexial for normal e persistir a suspeita de GE, deveremos realizar a dosagem do beta-HCG.
- O exame ultrassonográfico **normal não descarta a possibilidade de GE**, e no relatório do exame deve ser salientada esta possibilidade.
- Se na avaliação dos anexos for observada massa tubária com embrião vivo, isto é patognomônico e confirma o diagnóstico de GE.
- Muito embora a ectópica tenha várias formas de apresentação, se a massa anexial apresentar aspecto diferente do saco gestacional clássico, a sensibilidade do exame diminui.

341. (a)
A ecografia endovaginal (USTV) é muito mais sensível e específica do que a abdominal (USA) no diagnóstico da gestação ectópica. Levando em consideração que aproximadamente 90% serão tubárias.

342. (V, V, V, F, V)
A localização mais comum é a tuba uterina, normalmente nas regiões ampolar e ístmica.

343. (c)
Gravidez ectópica cervical é rara (0,15% das gestações ectópicas). Fatores de risco que predispõem a esta situação seriam a fertilização *in vitro*, curetagens uterinas prévias, miomas, DIU mal posicionado e síndrome. de Asherman. A localização do saco gestacional no canal endocervical é característico da gravidez ectópica cervical, tanto na ultrassonografia transvaginal como pela abdominal.

344. (d)
- Os plexos coroides devem sempre apresentar imagem ecogênica e homogênea, com aspecto simétricos, mais afastados da tábua óssea que as 11 semanas.

345. (d)

346. (c)
Pacientes com GE classicamente apresentam a tríade clínica: dor abdominal, irregularidade menstrual (atraso menstrual em 40% dos casos) com ou sempre com sangramento genital e massa anexial.

347. (d)

348. (b)
- Se a avaliação anexial for normal e persistir a suspeita de GE, deveremos realizar a dosagem do beta-HCG.
- O exame ultrassonográfico normal não descarta a possibilidade de GE, e no relatório do exame deve ser salientada esta possibilidade.
- Se na avaliação dos anexos for observada massa tubária com embrião vivo, isto é patognomônico e confirma o diagnóstico de GE.
- Muito embora a ectópica tenha várias formas de apresentação, se a massa anexial apresentar aspecto diferente do saco gestacional clássico, a sensibilidade do exame diminui.

349. (a)

350. (a)
- O diagnóstico ecográfico pode ser feito quando um saco gestacional bem formado que contenha vesícula vitelínica, embrião com ou sem atividade cardíaca é identificado na cérvix (canal cervical).
- O diagnóstico diferencial é feito com aborto espontâneo em curso e também com cisto de Naboth grande na cérvix. No caso de aborto espontâneo o formato do saco e sua localização alteram-se em exames seriados.
- No passado, a gravidez cervical era tratada invariavelmente com a histerectomia total face à hemorragia incontrolável. Com o advento do tratamento medicamentoso, estes casos podem ser tratados com punção do saco gestacional e injeção de metotrexato, com ótimos resultados.

351. (a)
352. (d)
353. (d)
354. (d)
355. (a)
356. (d)
357. (d)
Tumores trofoblásticos gestacionais (TTG): terminologia clínica que engloba as três formas persistentes das neoplasias trofoblásticas gestacionais (NTG) independente do diagnóstico histopatológico (mola invasora, coriocarcinoma e tumor trofoblástico do sítio placentário). Podem progredir, invadir, originar metástases e levar ao óbito se não tratados oportunamente. Este termo deve substituir o de NTG, uma vez que a mola invasora não é considerada uma verdadeira neoplasia.

358. (d)

359. (a)
- Na mola hidatiforme completa (MHC), o aspecto ultrassonográfico do conteúdo uterino independe fundamentalmente da idade gestacional e da frequência do transdutor utilizado. O aspecto clássico de "flocos de neve" resulta da reflexão do feixe ultrassônico nas múltiplas interfaces constituídas pelas vesículas molares.
- O aspecto clássico de "flocos de neve" resulta da reflexão do feixe ultrassônico nas múltiplas interfaces constituídas pelas vesículas molares.

360. (c)
- O aspecto é **mais variável e menos característico** do que na mola hidatiforme completa.
- Podem ser visibilizados membrana amniótica, cordão, embrião ou feto, estes **muitas vezes sem vitabilidade**.
- Quando sucumbem precocemente, sofrem processos de autólise e não são mais visibilizados.
- Quando a gestação tem mais de 12 semanas e o feto está intacto, o aspecto ecográfico em geral é **característico**.

361. (c)
- Cisto decidual é um achado e pode estar associado à gravidez ectópica **bem como gestação tópica**.
- **Um erro frequente** na ecografia é confundir o corpo lúteo com gestação ectópica. A identificação de cisto simples de ovário não descarta a possibilidade de gestação ectópica. O mais apropriado critério diagnóstico ecográfico é a presença de qualquer massa anexial extraovariana nas pacientes com suspeita clínica de gestação ectópica. Este critério inclui GE com embrião vivo, anel tubário, massas complexas ou císticas.
- Massa complexa intraovariana **dificilmente** trata-se de gestação ectópica, já que a incidência é rara, representando esta localização menos de 1% de todas as gestações ectópicas.

362. (d)
- **Ocorre em 2 a 4%** de todos os casos de GE, sendo entidade de alta morbidade e mortalidade quando comparada com a gravidez tubária.
- Ocorre quando a implantação da gravidez é feita na porção **intersticial ou intramural** da tuba uterina.
- Nesta localização, o miométrio circunda o saco gestacional, propiciando o seu crescimento e **reduzindo** a dor por um período relativamente longo quando comparado com a gravidez tubária.
- As pacientes apresentam sintomas de forma aguda no fim do 1º trimestre ou no início do 2º trimestre, quando a ruptura uterina acarreta sangramento vultoso. O termo gravidez cornual, que muitas vezes é utilizado como gravidez intersticial, não é apropriado, devendo este termo ser reservado para as gestações que ocorrem no corno uterino rudimentar do útero unicorno.

363. (a)
A imagem representa uma aquisição tridimensional coronal de saco gestacional excêntrico com fino manto miometrial e faz o diagnóstico de implantação ectópica intersticial.

364. (c)
- É a resolução espontânea de uma gestação inviável, onde após sangramento e eliminação do conteúdo gestacional não se identificam mais a cervicodilatação e nem a presença de restos ovulares no interior da cavidade uterina.
- Ocorrem diminuição progressiva do volume da hemorragia genital e cessação da dor abdominal.
- Ocorre geralmente em gestação precoce, com idade gestacional inferior a oito semanas.
- Ao exame ultrassonográfico verificam-se útero com volume normal ou discretamente aumentado e ausência de conteúdo na cavidade uterina.

365. (a)
Aborto habitual ou recorrente é definido como a perda seguida de 3 ou mais gestações, antes da 20ª semana da gravidez. O aborto habitual será secundário em caso de parto anterior, caso contrário, usa-se o termo aborto habitual primário.
A incidência do aborto espontâneo relatada por diferentes autores varia entre 6,5 (Jansen, 1982) a 21% das gestações (Warburton e Fraser, 1964). Por outro lado, a frequência do aborto habitual é calculada entre 0,3 a 1% das gestações (Javert, 1957; Rai *et al.*, 1996).

366. (a)
- Em muitos casos o diagnóstico é firmado pela correlação com a fração beta do HCG.

367. (b)
A herniação fisiológica da parede abdominal deve ter regredido após a 12ª semana. Caso permaneça presente, pode-se, então, diagnosticar a presença de onfalocele.

368. (d)
Convém salientar que, embora a partir da 11ª semana se inicie a diferenciação da genitália externa, as diferenças entre os sexos são muito sutis para adequada visibilização e diagnóstico ecográfico neste período gestacional. Como a estrutura mais proeminente no diafragma urogenital é o tubérculo genital ou *phalus* (futuro pênis ou clitóris) e este é pontiagudo e angulado anteriormente, qualquer tentativa de diagnóstico nesta fase pode superestimar o diagnóstico de sexo masculino. Entre a 12ª e 14ª semanas o tubérculo genital ainda tem o mesmo comprimento, tanto no sexo masculino quanto no feminino, e por ser razoavelmente proeminente, frequentemente é interpretado como pênis.

369. (a)
- Como os eventos embriológicos são muito rápidos, as características anatômicas dos conceptos observadas semanalmente são tão precisas na definição de idade quanto à clássica medida do seu comprimento craniocaudal.
- Este método qualitativo de se datar uma gestação tem a grande vantagem de ser imune aos estados de flexão e extensão dos conceptos, além de garantir uma adequada avaliação de sua morfologia.
- O aparecimento de "estruturas-chave" em determinadas fases dos desenvolvimentos embrionário e fetal, avaliação qualitativa, pode servir como um guia ideal para a datação da gestação.
Cabe ressaltar ainda que atualmente a avaliação qualitativa tem sido melhorada com a US 3D, pela perfeita visibilização externa do concepto e seus anexos. A sequência morfológica do 1º trimestre na US 3D já está estabelecida pela literatura.

370. (a)
Incompetência do orifício interno (IOI) do colo uterino é causa de abortamento tardio.

371. (a)
372. (c)
- Grandes áreas de hematomas subcoriônicos estão relacionadas com um pior prognóstico.
- Pacientes com mais de 35 anos de idade e com sangramento genital antes de 8 semanas de idade gestacional.
- As áreas de descolamento centrais em relação à implantação do córion frondoso apresentam pior prognóstico de evolução do que as áreas de descolamento que ocorrem nas regiões periféricas.
- A fusão das membranas corioamnióticas ocorre ao redor da 14ª semana de gestação e ao achado de uma interface líquida entre as decíduas capsular e parietal é normal.

373. (d)
374. (d)
375. (d)
376. (a)
377. (c)

Os achados ultrassonográficos de maus prognósticos nas ameaças de abortamento incluem vesícula vitelínica de dimensões anormais, insuficiência lútea, bradicardia fetal (< 100 batimentos/min), hematoma subcoriônico > 40% da área ovular e CCN < 2 DP (desvio-padrão) para a idade gestacional.

378. (d)

Os achados ultrassonográficos da gestação ectópica abdominal são: útero separado do feto (90%), placenta extrauterina (75%), oligoâmnio (45%), partes fetais próximas da parede abdominal (25%) e ausência de miométrio entre feto/placenta e bexiga (15%).

379. (b)
- Os rins nesta fase possuem textura hiperecogênica.
- Os membros estão alongados, observam-se todos os ossos longos, clavícula, sendo possível compará-los entre si e efetuarmos medidas.
- Nas extremidades, podemos definir muito nitidamente os pés e as mãos, inclusive os dedos. Para este fim a US 3D é de grande auxílio.
- O diagnóstico de placenta prévia deve ser firmado no último trimestre da gestação.

380. (b)
- Apesar de o sexo genético ter sido definido a partir da fertilização, as gônadas e a genitália externa somente diferenciar-se-ão no final do 1º trimestre.
- As células germinativas primitivas formam-se na parede do saco vitelínico durante a **sexta** semana, migrando para as cristas gonadais, localizadas ao lado da coluna vertebral.
- Por volta da **9ª semana** de gestação, sob influência gênica, a histologia gonadal é determinada, diferenciando-se em testículo ou ovário pela presença ou ausência do antígeno Hy (codificado por genes localizados no cromossomo Y), respectivamente.
- A genitália externa feminina se desenvolve de forma praticamente automática; já a masculina se diferencia, a partir da 11ª primeira semana, estimulada pelos androgênios produzidos por suas gônadas.

381. (c)
- Convém salientar que, embora a partir de 11 semanas se inicie a diferenciação da genitália externa, as diferenças entre os sexos são muito sutis para adequada visibilização e diagnóstico ultrassonográfico antes da **14ª semana** de gestação. Na 18ª semana a aparência dos genitais já é frequentemente diagnosticada corretamente.
- Como a estrutura mais proeminente no diafragma urogenital é o tubérculo genital ou *phalus* (futuro pênis ou clitóris) e este é pontiagudo e angulado anteriormente, qualquer tentativa de diagnóstico nesta fase pode superestimar o diagnóstico de sexo masculino.
- Entre a 12ª e 14ª semana o tubérculo genital ainda tem o mesmo comprimento, tanto no sexo masculino quanto no feminino e por ser razoavelmente proeminente, frequentemente é interpretado como pênis.
- A correta presunção de diagnóstico do sexo fetal é com base na inclinação do tubérculo genital. Fetos masculinos apresentam o *phalus* inclinado anteriormente, em ângulo superior a 60° (em relação a um plano fictício que passa pela coluna vertebral) e fetos femininos, inclinado caudalmente, em ângulo inferior a 30°.

382. (d)
383. (a)

O aparecimento de "estruturas-chave" em determinadas fases dos desenvolvimentos embrionário e fetal (avaliação qualitativa) pode servir como um guia ideal para a datação da gestação. Esse aspecto não dispensa a medida do CCN que deve ser feita de maneira rotineira e com técnica adequada.

384. (a)

385. (b)
- Atualmente esta medida é considerada como o melhor marcador fetal para o rastreamento de cromossomopatias no 1º trimestre.
- A técnica de exame precisa e necessária para medi-la de forma correta é realizada na aquisição sagital.
- Medidas elevadas de TN não apenas se correlacionam com cardiopatias e cromossomopatias, mas também são encontradas em certas síndromes gênicas e em alguns casos de transfusão feto-fetal, podendo apresentar-se como único achado destas doenças no 1º trimestre.

386. (b)
A mola hidatiforme é a forma mais comum (80%) e mais benigna da doença trofoblástica gestacional. O útero pode estar aumentado (50%), normal (35%) ou pequeno (15%). A mola completa (70%) envolve toda a placenta e é caracterizada pela ausência de feto e o cariótipo diploide. A mola parcial (30%) envolve parte, caracteriza um feto anormal, e o cariótipo é triploide.

Na mola completa, a ecografia revela classicamente o útero cheio de inúmeros cistos minúsculos, frequentemente descritos como aspecto de "tempestade de neve", em decorrência dos múltiplos focos ecogênicos.

CAPÍTULO 11

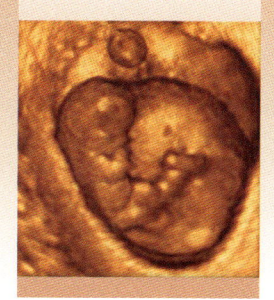

PRIMEIRO TRIMESTRE

Adilson Cunha Ferreira
Francisco Maximiliano Pancich Gallarreta
Rejane Ferlin

387. O BCF deve ser evidente, por via transvaginal, em todos os embriões com um CCN de pelo menos:
(a) 4 mm.
(b) 5 mm.
(c) 6 mm.
(d) 7 mm.

388. Qual o limite inferior de normalidade para a taxa de batimentos cardíacos por minuto em uma gestação de 8 semanas?
(a) 90.
(b) 100.
(c) 110.
(d) 120.

389. O diâmetro médio do saco gestacional, considerando variações de até 9 dias, tem crescimento uniforme e equivale a:
(a) 7,4 mm/semana.
(b) 2,0 mm/semana.
(c) 14 mm/semana.
(d) 5,0 mm/semana.

390. A taxa de crescimento normal do saco gestacional é de:
(a) 4 a 9 mm/semana.
(b) 5 a 10 mm/semana.
(c) 6 a 11 mm/semana.
(d) 7 a 12 mm/semana.

391. Correlacione as estruturas de acordo com a idade gestacional:
(a) 5 semanas.
(b) 6 semanas.
(c) 7 semanas.
(d) 8 semanas.
(e) 9 semanas.
( ) Herniação fisiológica.
( ) Esboço dos membros.
( ) Rombencéfalo.
( ) Atividade cardíaca.
( ) Saco gestacional.

392. São achados anormais do saco gestacional:
- Maior ou igual a 25 mm de diâmetro médio sem embrião no seu interior.
- Espessura da reação decidual < 2,0 mm.
- Posição anômala.
Sobre as afirmações anteriores:
(a) Apenas uma está correta.
(b) Duas estão corretas.
(c) Todas estão corretas.
(d) Todas estão erradas.

393. A vesícula vitelínica deve ser visibilizada, por via transvaginal, quando o diâmetro do saco gestacional for maior que:
(a) 5 mm.
(b) 10 mm.
(c) 15 mm.
(d) 20 mm.
(e) 25 mm.

394. Quanto à avaliação do 1º trimestre na 8ª semana podemos afirmar que:
(a) Com 8 semanas, o saco gestacional ocupa aproximadamente metade da cavidade uterina e mede entre 4 e 5 cm de diâmetro.
(b) O córion frondoso, que até então recobria toda a superfície do celoma extraembrionário, começa a se diferenciar em córion frondoso e liso, por atrofia junto à superfície capsular da decídua.
(c) A vesícula vitelínica encontra-se afastada da superfície interna do saco gestacional.
(d) Todas as alternativas são corretas.

395. Assinale a alternativa incorreta. Quanto à avaliação do 1º trimestre na 8ª semana afirmamos:
(a) A membrana amniótica, mais expandida que na semana anterior, agora ocupa, aproximadamente, metade do volume do saco celomático.
(b) Nesta semana, observamos mais nitidamente os membros, como proeminências laterais no corte coronal.
(c) Na 8ª semana já é possível observarmos parte desta embriologia, visto que o tubo neural apresenta uma "dobradura" no pólo cefálico, determinando três regiões: o prosencéfalo, o mesencéfalo e o rombencéfalo.
(d) Nessa época já é possível identificarmos nitidamente a membrana amniótica.

396. **Quanto à avaliação do 1º trimestre em relação ao sistema nervoso podemos afirmar que:**
    (a) O prosencéfalo dará origem pela sua expansão lateral ao telencéfalo (futuros hemisférios cerebrais), e sua porção medial ao diencéfalo (futuros tálamos e 3º ventrículo).
    (b) O mesencéfalo se mantém como mesencéfalo e representará no futuro a área do aqueduto de Sylvius.
    (c) O rombencéfalo subdividir-se-á em metencéfalo, que originará ponte e cerebelo, e em mielencéfalo, que dará origem ao bulbo.
    (d) Todas as alternativas são corretas.

397. **Quanto à avaliação do 1º trimestre em relação ao sistema nervoso podemos afirmar que:**
    (a) Na ultrassonografia não conseguimos identificar claramente uma estrutura "cística" na região correspondente à nuca, que na 8ª semana apresenta dimensões semelhantes à da vesícula vitelínica e representa o rombencéfalo.
    (b) Face às pequenas dimensões do telencéfalo nesta fase, dificilmente observamos alguma estrutura ecogênica na linha média do crânio que corresponda à foice. Tal fato fez com que alguns autores apelidassem o rombencéfalo de "ventrículo cerebral único".
    (c) O ventrículo cerebral único (referido acima), na realidade, corresponde à fusão medial do telencéfalo.
    (d) Todas as alternativas são incorretas.

398. **Quanto à avaliação do 1º trimestre entre nove e dez semanas:**
    (a) O saco gestacional nesta fase ocupa praticamente 1/4 da cavidade uterina.
    (b) A cavidade amniótica é dificilmente identificada, sendo a membrana amniótica visibilizada contornando o embrião, separando-o da cavidade coriônica.
    (c) A vesícula vitelínica encontra-se na periferia da cavidade coriônica, tendo sido deslocada pela expansão do âmnio.
    (d) O córion frondoso não é facilmente reconhecido.

399. **Quanto à avaliação do 1º trimestre entre 9 e 10 semanas:**
    (a) O córion frondoso é facilmente reconhecido.
    (b) Neste período, quase não ocorrem transformações no embrião.
    (c) O tubo digestório começa a se formar com o dobramento ventral das porções laterais, cranial e caudal do disco embrionário, reduzindo a abertura de comunicação do disco embrionário com a vesícula vitelínica.
    (d) Todas as alternativas são corretas.

400. **Quanto à avaliação do 1º trimestre sobre a chamada herniação fisiológica e as mudanças morfológicas do concepto:**
    (a) O rápido desenvolvimento das estruturas abdominais na 8ª semana faz com que parte do intestino protrua em direção ao cordão umbilical, formando uma herniação fisiológica.
    (b) A herniação fisiológica não tem grande importância na embriogênese normal.
    (c) A redução desta herniação ocorrerá por volta da 14ª semana de gestação.
    (d) Não se consegue nessa fase diferenciar o tronco e a cabeça do embrião. Já os membros superiores e inferiores apresentam-se mais longos e articulados.

401. **Quanto à avaliação do 1º trimestre entre 10 e 11 semanas:**
    (a) Para alguns autores, nesta idade gestacional termina o período embrionário, iniciando-se o período fetal.
    (b) A herniação fisiológica no abdome do embrião não pode ainda estar presente.
    (c) O evento mais marcante da 10ª semana para o ultrassonografista é, sem dúvida, o aparecimento dos movimentos fetais.
    (d) Todas as alternativas são incorretas.

402. **Quanto à avaliação do crânio no 1º trimestre:**
    (a) O crânio se desenvolve a partir do mesênquima, em torno do encéfalo em desenvolvimento, sendo constituído pelo neurocrânio, que corresponderá à abóbada e à base do crânio, e pelo viscerocrânio, que corresponde à face.
    (b) Com a ossificação intramembranosa, que se inicia na 10ª semana, forma-se a abóbada craniana.
    (c) Na 11ª semana, será possível o diagnóstico de algumas doenças do sistema nervoso central, como a acrania e a exencefalia.
    (d) Todas as alternativas são corretas.

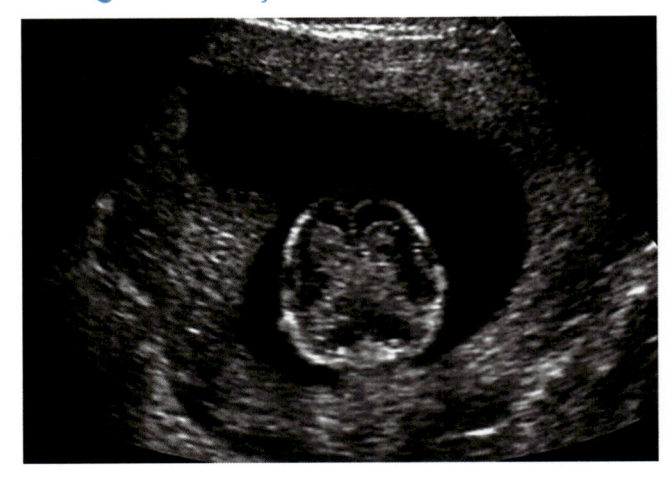

403. Quanto à avaliação do crânio no 1º trimestre:
(a) Estudos têm demonstrado que a anencefalia é o resultado de uma acrania.
(b) A acrania nunca evolui para exencefalia e posteriormente para anencefalia.
(c) O rápido desenvolvimento do telencéfalo determina um crescimento cranial e ventral do polo cefálico e, raramente, podemos observar o aparecimento dos plexos coroides.
(d) Todas as alternativas são incorretas.

404. Quanto à avaliação do crânio no 1º trimestre entre 11 a 12 semanas, todas são corretas, EXCETO:
(a) Neste período, a cavidade amniótica já se encontra muito expandida, ocupando aproximadamente 4/5 do saco gestacional.
(b) O "aspecto fetal" associado à moderada definição dos detalhes anatômicos é característico desta fase. Alguns fetos ainda exibem herniação umbilical fisiológica no início da 11ª semana.
(c) Todos os elementos anatômicos já se encontram definidos; embora de dimensões muito reduzidas, já permitem uma avaliação morfológica completa.
(d) O sistema urogenital do embrião evolui desde muito precocemente e pode ser dividido em sistemas urinário e reprodutor. Ambos apresentam a mesma origem embriológica, uma dobra de mesoderma paralela à coluna vertebral chamada de crista urogenital.

405. Quanto ao desenvolvimento do sistema urogenital:
(a) A porção mais lateral, que dará origem ao sistema urinário, é chamada de cordão ou crista nefrogênica, e a porção medioventral, que dará origem ao sistema genital, de crista genital ou gonadal.
(b) O sistema urinário fetal atravessa três fases distintas, sendo as duas primeiras de menor importância. Inicialmente com 5 a 6 semanas de gestação, um grupo de células de mesênquima nefrogênico junto à região cervical do feto se diferencia em estruturas similares a glomérulos e se conecta parcialmente aos ductos mesonéfricos (tubos paralelos à crista nefrogênica, que se conecta com a região da cloaca). Dois dias depois, estas estruturas involuem, e outras semelhantes, porém já com alguma capacidade funcional, aparecem ao longo da região toracolombar da crista nefrogênica. Estas estruturas são chamadas de mesonéfrons e persistirão até a 8ª semana.
(c) A partir da 7ª semana, uma porção de tecido mesenquimal localizado lateroposteriormente na pelve recebe o contato de duas digitações, uma à direita, e outra à esquerda, provenientes da cloaca, que recebem a denominação de brotos ureterais.
(d) Todas as alternativas são corretas.

406. Quanto ao desenvolvimento do sistema urogenital podemos afirmar que:
(a) Rapidamente os rins migrarão para a região lombar do feto. Esta ascensão resulta principalmente do desenvolvimento corporal caudal do embrião, o que faz com que os rins ocupem posições cada vez mais cefálicas.
(b) Ocorre também uma rotação de quase 90º, ficando o hilo voltado anterolateralmente. Entre 11 e 12 semanas, a imagem renal dificilmente pode ser observada com clareza.
(c) São representadas por massas hiperecogênicas laterais à coluna vertebral e podem ser mais bem identificadas, se utilizarmos o Doppler de amplitude (power) em corte coronal, com intuito de demonstrar as artérias renais.
(d) Todas as alternativas são corretas.

407. Quanto ao desenvolvimento morfológico fetal entre 10 e 12 semanas:
(a) A bexiga, que se origina da porção vesical anterior do seio urogenital, é visibilizada a partir da 16ª semana, e em aproximadamente 90% dos fetos com 17 semanas.
(b) O SNC agora é representado predominantemente pelos plexos coroides, que quase tocam a calota craniana face à mínima espessura cortical dos hemisférios cerebrais (sinal da banana).
(c) Nesta fase podemos demonstrar de forma evidente a corionicidade e a amnionicidade por meio da visibilização direta dos sacos gestacionais e das membranas amnióticas.
(d) Todas as alternativas estão incorretas.

408. Quanto ao desenvolvimento morfológico fetal entre 12 e 14 semanas:
(a) O final do 1º trimestre é um período muito rico para a observação fetal, tanto interna quanto externa.
(b) É neste período que se realiza a primeira ultrassonografia morfológica.
(c) A cavidade uterina já se encontra quase completamente preenchida pelo saco gestacional, e a membrana amniótica praticamente acolada ao córion, sendo a vesícula vitelínica dificilmente observada durante este período. Outras vezes podemos observá-la colabada.
(d) Todas as alternativas são corretas.

409. Quanto ao desenvolvimento morfológico fetal entre 12 e 14 semanas podemos afirmar que:
(a) Os rins nesta fase possuem textura hipoecogênica.
(b) Os membros estão alongados, observam-se todos os ossos longos e a clavícula, sendo possível compará-los entre si e efetuarmos medidas.
(c) Nas extremidades, não conseguimos definir muito nitidamente os pés e as mãos, inclusive os dedos. Nem mesmo com metodologia 3D.
(d) Especial atenção também deve ser dada à posição placentária e ao colo do útero, podendo assim se realizar diagnósticos precoces de placenta prévia (a menos de 2,5 cm do orifício cervical interno).

410. Quanto ao desenvolvimento morfológico do sexo fetal, podemos afirmar que:
(a) Apesar de o sexo genético ter sido definido a partir da fertilização, as gônadas e a genitália externa somente diferenciar-se-ão no final do 2º trimestre.
(b) As células germinativas primitivas formam-se na parede do saco vitelínico durante a décima sexta semana, migrando para as cristas gonadais, localizadas ao lado da coluna vertebral.
(c) Por volta da 19ª semana de gestação, sob influência gênica, a histologia gonadal é determinada, diferenciando-se em testículo ou ovário pela presença ou ausência do antígeno Hy (codificado por genes localizados no cromossomo Y), respectivamente.
(d) A genitália externa feminina se desenvolve de forma praticamente automática; já a masculina se diferencia, a partir da décima primeira semana, estimulada pelos androgênios produzidos por suas gônadas.

411. Quanto ao desenvolvimento morfológico do sexo fetal, podemos afirmar que:
(a) Convém salientar que, embora a partir da 11ª semana se inicie a diferenciação da genitália externa, as diferenças entre os sexos são muito sutis para adequada visibilização e diagnóstico ecográfico antes de 18 semanas de gestação.
(b) Como a estrutura mais proeminente no diafragma urogenital é o tubérculo genital ou *phalus* (futuro pênis ou clitóris) e este é pontiagudo e angulado anteriormente, qualquer tentativa de diagnóstico nesta fase pode superestimar o diagnóstico de sexo feminino.
(c) Entre 12 e 14 semanas o tubérculo genital ainda tem o mesmo comprimento, tanto no sexo masculino quanto no feminino e, por ser razoavelmente proeminente, frequentemente é interpretado como pênis.
(d) A correta presunção de diagnóstico do sexo fetal é fundamentada na inclinação do tubérculo genital. Fetos masculinos apresentam o *phalus* inclinado anteriormente, em ângulo superior a 30° (em relação a um plano fictício que passa pela coluna vertebral) e fetos femininos, inclinado caudalmente, em ângulo inferior a 60°.

412. Quanto à determinação da idade gestacional, podemos afirmar que:
(a) O período englobado pelo 1º trimestre da gestação é o mais adequado para uma correta datação da gestação, que é tanto mais precisa quanto mais precocemente for realizada, desde que a imagem embrionária seja detectável.
(b) Como os eventos embriológicos são muito rápidos, as características anatômicas dos conceptos observadas semanalmente são tão precisas na definição de idade, quanto à clássica medida do seu comprimento craniocaudal.
(c) O CCN é definido como comprimento máximo obtido em plano sagital mediano do ápice do polo cefálico até a extremidade distal do polo caudal, incluindo a região das nádegas, mas excluindo os membros inferiores.
(d) Todas as alternativas são corretas.

413. Quanto à determinação da idade gestacional, podemos afirmar que:
(a) O aparecimento de "estruturas-chave" em determinadas fases dos desenvolvimentos embrionário e fetal (avaliação qualitativa) pode servir como um guia ideal para a datação da gestação.
(b) Atualmente, a medida do CCN tem sido abandonada em função da US 3D, pela perfeita visibilização externa do concepto e seus anexos.
(c) O melhor parâmetro para datar a gestação é o diâmetro médio do saco gestacional.
(d) Todas as alternativas são incorretas.

414. Quanto à avaliação da translucência nucal (TN) deve ser realizada no período de:
(a) 11 a 13 semanas e 6 dias.
(b) 11 a 15 semanas.
(c) 10 a 13 semanas e 6 dias.
(d) 10 a 15 semanas e 6 dias.

415. Quanto à avaliação da translucência nucal (TN) podemos afirmar que:
(a) Atualmente esta medida é considerada como o melhor marcador fetal para o rastreamento de cromossomopatias em qualquer trimestre.
(b) A TN é um espaço sonolucente (anecogênico) encontrado em todos os fetos entre a pele e o tecido subcutâneo da região cervicodorsal.
(c) A técnica de exame precisa é necessária para medi-la de forma correta e pode ser realizada tanto no axial como no sagital.
(d) Medidas elevadas de TN não apenas se correlacionam com cardiopatias e cromossomopatias, mas nunca são evidenciadas em síndromes gênicas e em casos de transfusão feto-fetal.

416. Em relação ao saco gestacional e à reação decidual, são achados anormais e podem indicar mal prognóstico (coloque V, se verdadeiro e F, se falso):
( ) Maior ou igual a 25 mm de diâmetro médio sem embrião no seu interior.
( ) Contornos irregulares.
( ) Espessura da reação decidual < 2,0 mm.
( ) Reação decidual irregular.
( ) Posição anômala (baixa).
(a) V, V, F, V, V.
(b) V, V, F, F, V.
(c) V, V, V, V, V.
(d) V, V, F, V, V.

417. Em relação à avaliação do saco gestacional (SG), coloque V, se verdadeiro, e F, se falso:
( ) Especificamente utilizamos critérios para distinção entre SG normal e anormal.
( ) Primeiro de forma subjetiva avaliamos se os contornos do SG são adequados.
( ) Faz-se a mensuração em planos ortogonais, calculando-se o seu maior diâmetro médio.
( ) Os critérios utilizados frequentemente são os objetivos.
(a) V, V, F, V, V.
(b) V, V, F, F, V.
(c) V, V, V, V, V.
(d) V, V, F, F, V.

418. Em relação à ecografia do 1º trimestre, podem indicar mau prognóstico (coloque V, se verdadeiro e F, se falso):
( ) Não visibilização da vesícula vitelínica (VV) quando o diâmetro médio do saco gestacional (DMSG) > 1,3 cm.
( ) Não visibilização do embrião quando DMSG > 2,0 cm.
( ) Diferença do DMSG e CCN < 5 (entre 5,5-9 semanas).
( ) Vesícula vitelínica (VV) acima do 95º percentil – hidrópica.
( ) Inicia-se a visibilização do SG por via transvaginal quando este tem 0,2-0,3, cm de diâmetro médio, porém obrigatoriamente deve-se visibilizá-lo quando seu diâmetro médio for maior ou igual a 0,5 cm.
(a) V, V, F, V, V.
(b) V, V, F, F, V.
(c) V, V, V, V, V.
(d) V, V, F, V, V.

419. Em relação à ecografia do 1º trimestre e a avaliação do saco gestacional (SG), podemos afirmar que:
(a) Critério muito importante na avaliação da gestação inicial e o aspecto evolutivo é a taxa de crescimento do diâmetro médio do saco gestacional (SG) que normalmente é de 0,1 cm/dia.
(b) Em casos de pacientes com queixa de sangramento pode-se avaliar a presença de coágulos e suas relações anatômicas (orifício interno do colo/córion e âmnio).
(c) A avaliação do local de implantação do SG é de extrema importância em termos de prognóstico da gestação, e pode-se no corte coronal definir o local de implantação.
(d) Todas as alternativas são corretas.

420. A figura abaixo ilustra:

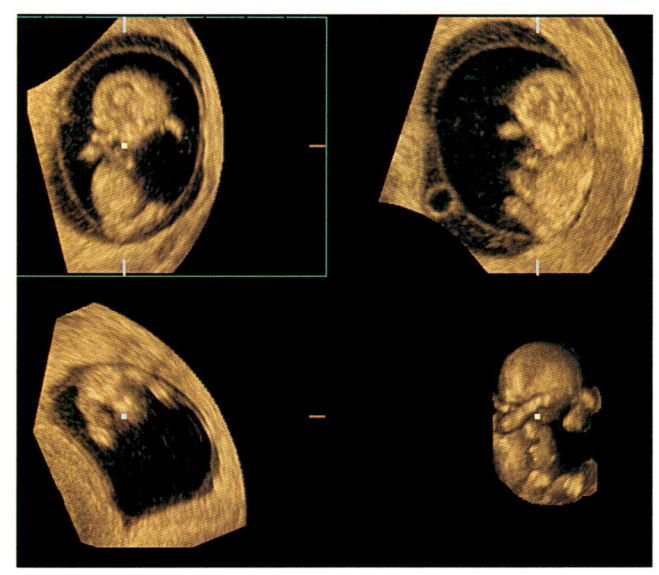

(a) Ecografia 3D com avaliação multiplanar nos mostra os contornos do saco gestacional (SG) e os achados no interior do SG, como vesícula vitelínica (VV), saco amniótico e embrião na modalidade multiplanar e volumétrica.
(b) Ecografia 4D com avaliação multiplanar nos mostra os contornos do saco gestacional (SG) e os achados no interior do SG, como vesícula vitelínica (VV), saco amniótico e embrião na modalidade multiplanar e volumétrica.
(c) Ecografia 2D com avaliação multiplanar nos mostra os contornos do saco gestacional (SG) e os achados no interior do SG, como vesícula vitelínica (VV), saco amniótico e embrião na modalidade multiplanar e volumétrica.
(d) Ecografia 3D com avaliação multiplanar nos mostra os contornos do saco gestacional (SG) e os achados no interior do SG, como vesícula vitelínica (VV), saco amniótico e embrião na modalidade apenas multiplanar.

421. **Quanto à avaliação da vesícula vitelínica (VV) assinale a alternativa incorreta:**
    (a) De maneira objetiva, é clara a importância da avaliação da vesícula vitelínica (VV) no prognóstico da gestação.
    (b) Devem-se observar as relações de tamanho da vesícula vitelínica (VV), como embrião/cavidade amniótica/diâmetro médio do SG.
    (c) Geralmente a medida da VV não deve exceder a 0,9 cm de diâmetro médio até a 10ª semana de gestação.
    (d) Embora exista certa controvérsia sobre este assunto, nos casos onde a medida da VV está acima do percentil 95%, acredita-se existir um risco aumentado para abortamento espontâneo, devendo estas pacientes serem acompanhadas posteriormente para controle evolutivo.

422. **Quanto ao desenvolvimento morfológico fetal entre 12 e 14 semanas, podemos afirmar que:**
    (a) Os conceptos já apresentam aspecto fetal bem definido, apresentando proporções mais próximas às encontradas no 2º trimestre.
    (b) A ossificação da coluna vertebral não permite o diagnóstico precoce de anomalias de fechamento de tubo neural, desde que anatomicamente grandes.
    (c) Lesões menores são muito fáceis de identificar, pois as porções cartilaginosas ainda muito amplas mascaram o afastamento dos núcleos de ossificação.
    (d) Os ventrículos laterais, relativamente estreitos neste período, aparecem como uma orla anecogênica circundando os plexos coroides.

423. **Quanto ao desenvolvimento morfológico fetal entre 12 e 14 semanas, podemos afirmar que:**
    (a) O córtex cerebral, fino, liso e homogêneo se confunde com os ventrículos laterais por também aparecer anecogênico.
    (b) Os plexos coroides devem sempre apresentar imagem hipoecogênica e homogênea com aspecto simétrico.
    (c) Os tálamos, a medula, a fossa posterior e as órbitas também não podem ser observados.
    (d) No tórax fetal observamos a área cardíaca e nunca definimos câmaras cardíacas.

424. **Quanto ao desenvolvimento morfológico fetal entre 12 e 14 semanas, podemos afirmar que:**
    (a) Embora o tubo digestório esteja completamente formado no início da 9ª semana, o estômago, que pode ser visibilizado desde a 17ª semana, deve ser sempre visibilizado após 20 semanas.
    (b) A herniação fisiológica da parede abdominal deve ter regredido. Caso permaneça presente, pode-se, então, diagnosticar a presença de onfalocele.
    (c) O Doppler não auxilia a garantir a presença das duas artérias umbilicais à frente e lateralmente à bexiga.
    (d) O Doppler não favorece a observação renal ao delimitar as artérias renais.

425. **Assinale V ou F. São sinais ecográficos de gestação inviável:**
    ( ) Ausência de batimentos cardíacos em embrião com CCN maior ou igual a 5 mm.
    ( ) Ausência de vesícula vitelínica em saco gestacional com diâmetro médio maior ou igual a 8 mm.
    ( ) Ausência de embrião visível em saco gestacional maior ou igual a 16 mm.
    ( ) Ausência do sinal de duplo halo.
    ( ) Saco gestacional anormalmente pequeno.

426. **Na avaliação embrionária:**
    (a) O embrião mede aproximadamente 2 a 3 mm entre os 42º e 44º dias do ciclo. Podemos observá-lo como verdadeiro "espessamento" da parede da vesícula vitelínica, sempre próximo da parede do saco gestacional.
    (b) Nem sempre as incidências dos cortes bidimensionais são adequadas para evidenciar com clareza os ecos embrionários quando muito diminutos.
    (c) A ecografia 3D auxilia a avaliação embrionária.
    (d) Todas as alternativas são corretas.

427. **Quanto à avaliação do coração na fase embrionária, assinale a alternativa incorreta:**
    (a) É relativamente volumoso, ocupa posição cranioventral na 5ª semana.
    (b) A diferenciação do coração em quatro câmaras principia-se com 6 semanas e, em seguida, ocorre o aparecimento das valvas atrioventriculares que já são passíveis de serem avaliadas na ecografia.
    (c) Quando o embrião atinge 6 mm (47º dia do ciclo ou 6,5 semanas), aparece uma dobra helicoidal no tronco arterial comum, o septo aorticopulmonar, separando a aorta da artéria pulmonar. Esse processo se completa apenas na 8ª semana.
    (d) Não se conhece ao certo em que época da gestação o aparelho valvar se torna competente.

Capítulo 11 — PRIMEIRO TRIMESTRE

428. Quanto à avaliação do coração na fase embrionária, assinale a alternativa incorreta:
(a) O coração é o primeiro órgão a apresentar função a partir do 23º dia pós-concepção. Inicialmente, esses movimentos têm controle local, sendo o ritmo de característica ventricular, com frequência cardíaca baixa, por volta de 100 bpm; posteriormente, com desenvolvimento atrial há mudanças no controle de frequência, aumentando para 120 a 130 bpm ainda antes da 7ª semana.
(b) A maturação do sistema condutor primeiramente eleva a frequência cardíaca e, posteriormente, com a evolução do sistema simpático e o consequente aumento do tônus vagal, ocorre uma redução gradativa da frequência cardíaca.
(c) Para serem consideradas normais nesta idade, todas devem conter um polo embrionário que possa ser medido quando o saco gestacional apresentar um diâmetro médio de pelo menos 15 mm. Quando o saco gestacional (SG) exibir um diâmetro médio de 20 a 30 mm deve conter embrião que apresente atividade cardíaca com frequência de, pelo menos, 75 a 100 bpm.
(d) Com 7 semanas, os batimentos cardíacos devem ser obrigatoriamente detectados, e a frequência variando entre 120 e 150 bpm.

429. Quanto à avaliação do 1º trimestre na 7ª semana, podemos afirmar que:
(a) O saco gestacional é muito evidente, ocupando de 1/3 a 1/4 da cavidade uterina.
(b) Nesta fase o embrião ainda se encontra adjacente à vesícula vitelínica, sendo, no entanto, maior que ela.
(c) Os batimentos cardíacos devem ser obrigatoriamente detectados, e a frequência variando entre 120 e 150 bpm.
(d) Além dos batimentos cardíacos, alguns autores, descrevem a existência de movimentos fetais a partir da 7ª semana de gestação. O desenvolvimento do cordão umbilical e a expansão da membrana amniótica vão afastando o embrião tanto da parede do saco gestacional como da vesícula vitelínica, que se encontrava, até então, acolada à sua região ventral.

430. Quanto à avaliação do 1º trimestre na 7ª semana, é incorreto afirmar que:
(a) Em equipamentos de alta resolução também podemos verificar esboço de membros e a delgada membrana amniótica que, embora muito pequena, já encobre parcialmente o embrião.
(b) Nesta fase podemos perceber certa flexão ventral e ao final da 7ª semana pode-se distinguir claramente o polo cefálico do tronco.
(c) Neste período ocorre grande desenvolvimento de órgãos intra-abdominais, como o fígado.
(d) As estruturas encefálicas passam a ser visibilizadas, sendo a mais proeminente desta fase a região do rombencéfalo, onde se observa estrutura "cística" ocupando a fossa posterior, com dimensão ligeiramente menor que a da vesícula vitelínica.

431. Quais das alternativas abaixo são objetivos principais na ultrassonografia obstétrica de rotina?
- Determinar a idade gestacional.
- Avaliar a morfologia e o crescimento fetal.
- Avaliar a vitalidade fetal.
- Medir o ILA.
- Analisar a placenta e o cordão umbilical.
- Verificar a maturidade fetal.
- Medir o colo uterino.
- Verificar a existência de doenças maternas associadas.
- Analisar o fluxo sanguíneo das circulações materna, umbilical e fetal.

(a) Cinco alternativas estão corretas.
(b) Seis alternativas estão corretas.
(c) Sete alternativas estão corretas.
(d) Todas as alternativas estão corretas.

432. Quanto à técnica empregada para a avaliação da gestação inicial, é incorreto afirmar que:
(a) Deve incluir quase sempre a via transvaginal, pois a resolução da imagem obtida é superior à imagem por via abdominal.
(b) Infelizmente esta técnica é muito limitada na capacidade de movimentação do transdutor, por óbvias razões, o que pode representar empecilho para o estudo do concepto.
(c) A via endovaginal não permite grandes variedades de cortes bidimensionais, ficando o profissional refém da posição do concepto, sendo possível, sempre, observar todos os detalhes de sua anatomia. Em gestações com mais de 11 semanas nunca necessitamos da complementação pela via abdominal.
(d) A ultrassonografia tridimensional (US 3D), permitindo a reconstrução de cortes bidimensionais em planos aleatórios e a reconstrução de superfície, acresce vantagens às já obtidas com a melhor resolução da via endovaginal.

433. Quanto à avaliação da gestação inicial, podemos afirmar que:
(a) O nível de detalhamento anatômico hoje alcançado permite-nos apelidar este estudo de *sonoembriologia*. Um aspecto importante que difere esta avaliação das realizadas posteriormente na gestação é que a cada semana os parâmetros anatômicos se modificam.
(b) Para o adequado aproveitamento das imagens obtidas é fundamental que o ultrassonografista tenha razoável conhecimento da embriologia.
(c) A ultrassonografia do 1º trimestre engloba um período que vai desde a 4ª semana até a 14ª semana de gestação.
(d) Todas as alternativas são corretas.

434. Quanto à avaliação da gestação inicial, podemos afirmar que:
(a) Com o desenvolvimento do saco gestacional a partir da 4ª semana, vê-se claramente um anel hiperecogênico ao seu redor, tradução da expansão do tecido trofoblástico, também chamado de córion frondoso.
(b) O sítio de implantação endometrial, sua relação com a cavidade endometrial e a distinção das camadas endometrial e coriônica são facilmente avaliados.
(c) Entre 5 e 10 semanas encontramos a melhor fase para a determinação da corionicidade de gestações gemelares.
(d) Todas as alternativas são corretas.

435. Em relação à embriogênese normal e seus anexos quanto à vesícula vitelínica, podemos afirmar que:
(a) No final da 5ª semana, quando o diâmetro médio do saco gestacional é de aproximadamente 8 a 10 mm, a vesícula vitelínica secundária torna-se visível.
(b) Pode ser observada como uma estrutura esférica junto à parede do saco gestacional na sua fase de implantação, medindo 2 a 3 mm.
(c) A vesícula vitelínica (VV) deve ser sempre visibilizada quando o saco gestacional atinge 20 mm de diâmetro médio, sendo este sinal importante na avaliação da viabilidade da gestação.
(d) Todas as alternativas são corretas.

436. Quanto à vesícula vitelínica, é incorreto afirmar que:
(a) Estudos *in vitro* demonstram que a capa endodérmica da vesícula vitelínica secundária é uma das principais fontes de proteínas (tais como alfafetoproteína, alfa-1-antitripsina, albumina, pré-albumina e transferrina).
(b) Exerce um papel muito semelhante ao do fígado embrionário durante o período em que o fígado fetal não está desenvolvido o suficiente para exercer esta função.
(c) Atua na nutrição, hematopoiese e biossíntese embrionária, funções estas que desaparecem após a 14ª semana de gestação.
(d) Seu diâmetro aumenta entre a 6ª e a 10ª semana de gestação, diminuindo após este período.

437. Quanto ao tamanho da vesícula vitelínica, podemos afirmar que:
(a) Cresce à razão de aproximadamente 0,1 mm/dia até que o diâmetro médio do saco gestacional atinja 15 mm, diminuindo para 0,03 mm/dia após esse valor.
(b) Não cresce. Seu diâmetro é constante. Alterações no seu desenvolvimento podem estar relacionadas com anomalias do embrião.
(c) Cresce na proporção de 1 mm por dia.
(d) Só cresce se houver malformações, passando a ser chamada vesícula vitelínica hidrópica.

438. As alternativas abaixo são diagnósticos diferenciais para sangramento vaginal no 1º trimestre, EXCETO:
(a) Gravidez ectópica.
(b) Doença trofoblástica gestacional.
(c) Sangramento na implantação.
(d) Placenta prévia.

439. A imagem abaixo representa:
(a) Saco gestacional tópico com gestação de 4 semanas de idade ecográfica.
(b) Não é possível predizer a idade ecográfica por essa imagem.
(c) A idade ecográfica sempre coincide com a idade gestacional.
(d) Gestação anembrionada.

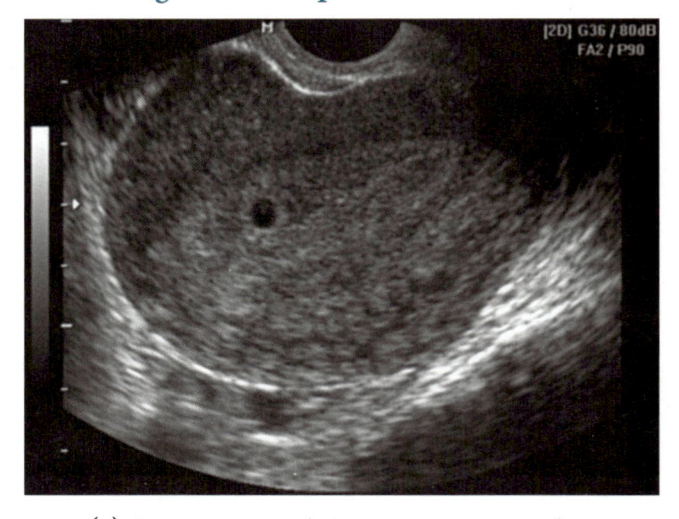

Capítulo 11 ■ Primeiro Trimestre

440. A imagem abaixo representa:

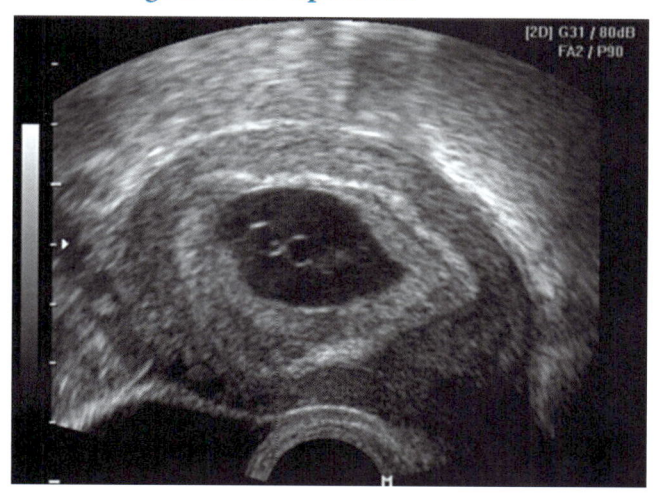

(a) Duplicidade da vesícula vitelínica.
(b) Gestação gemelar.
(c) Vesícula normal e saco gestacional pequeno.
(d) Gestação trigemelar tricoriônica diamniótica.

441. As imagens maior e menor representam respectivamente:

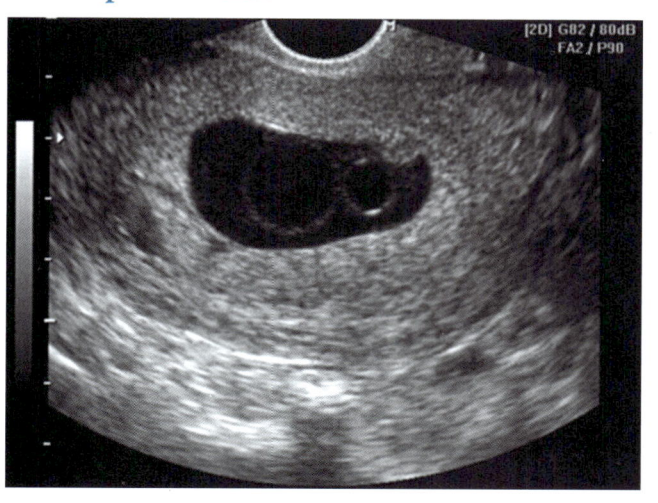

(a) Saco gestacional e vesícula vitelínica.
(b) Vesícula vitelínica e saco gestacional.
(c) Não é possível identificar essas imagens.
(d) Ambas representam cistos intra-amnióticos.

442. A imagem abaixo representa:

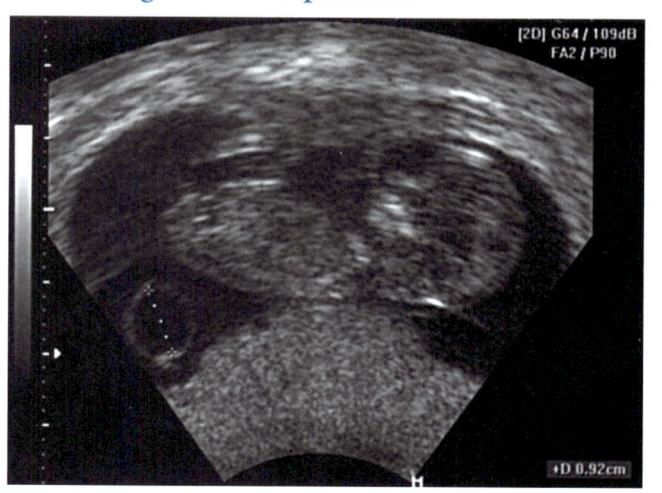

(a) Vesícula vitelínica normal.
(b) Cisto do córion frondoso.
(c) Vesícula vitelínica hidrópica.
(d) Degeneração hidrópica da cavidade extracelomática.

443. A imagem abaixo representa:

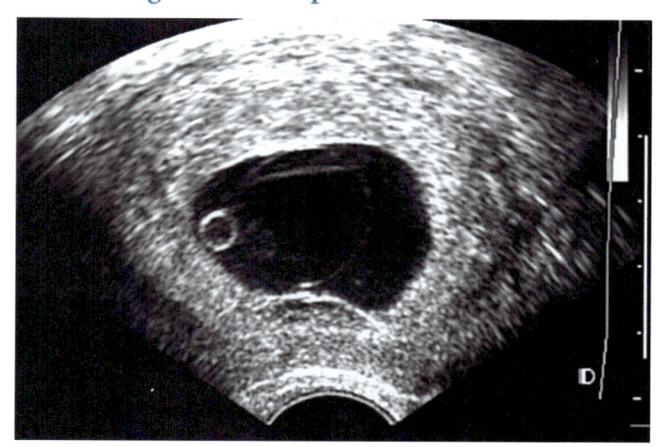

(a) Abortamento retido.
(b) Gestação anembrionada.
(c) Cavidade amniótica e vesícula vitelínica intra--amniótica.
(d) Cavidade amniótica e vesícula vitelínica extra-amniótica.

444. A imagem abaixo representa:

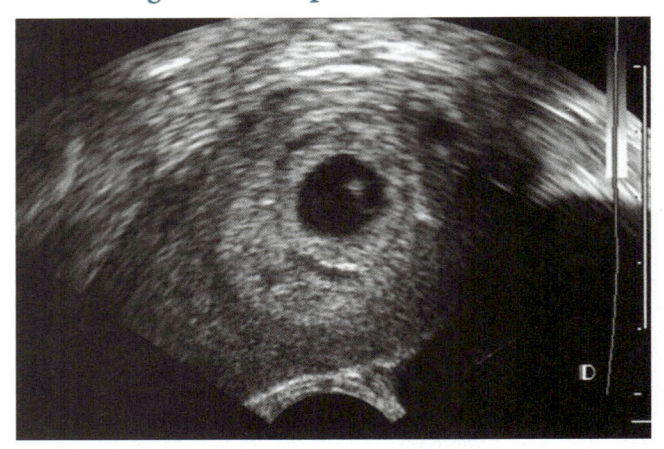

(a) Vesícula vitelínica e embrião possivelmente com 5 semanas de idade ecográfica.
(b) Vesícula vitelínica e embrião em gestação patológica, pois a vesícula nunca é maior que o embrião.
(c) Vesícula vitelínica e embrião possivelmente com 8 semanas de idade ecográfica.
(d) Abortamento retido uma vez que o conduto onfalomesentérico não aparece.

445. A imagem abaixo representa:

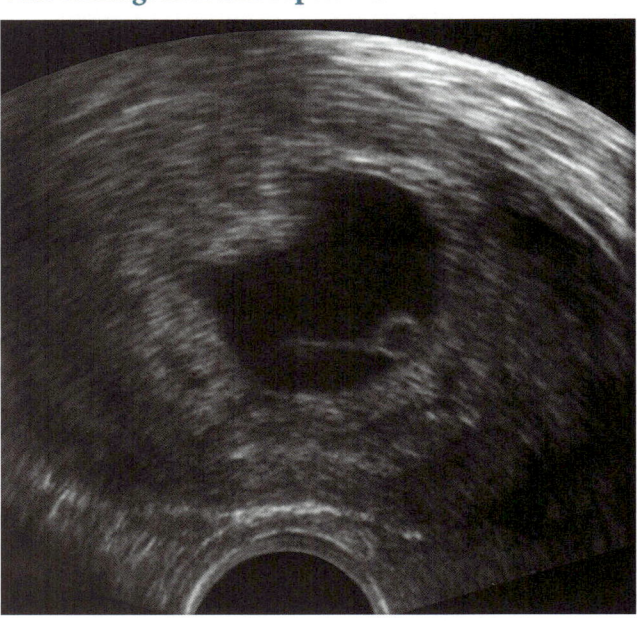

(a) Vesícula vitelínica e o cordão umbilical.
(b) Vesícula vitelínica e o conduto onfalomesentérico.
(c) Gestação anembrionada uma vez que o embrião não aparece.
(d) Cisto de cordão umbilical.

446. A imagem abaixo representa uma gestação com qual idade ecográfica?

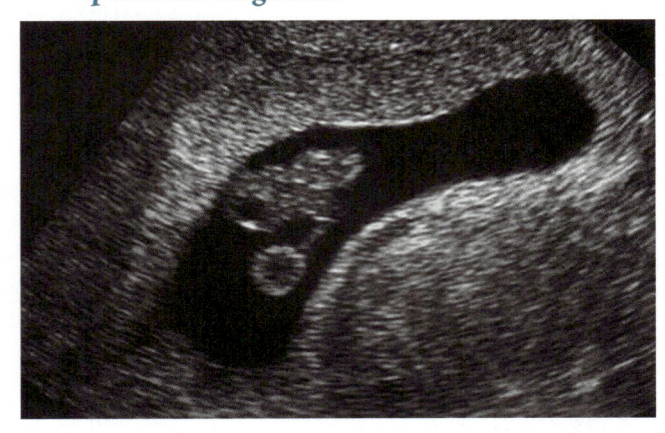

(a) 6 semanas.
(b) 8 semanas.
(c) 10 semanas.
(d) Não é possível estimar a idade sem a medida do CCN.

447. A imagem abaixo representa qual idade ecográfica mínima:

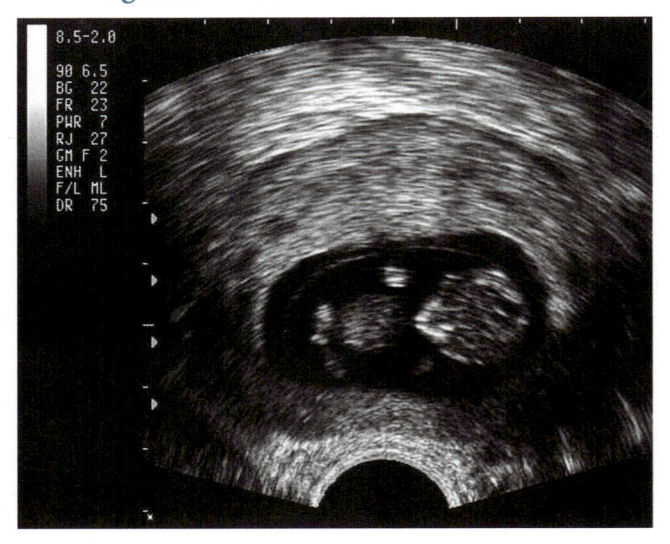

(a) 7 semanas.
(b) 8 semanas.
(c) 9 semanas.
(d) 10 semanas.

448. A imagem abaixo representa:

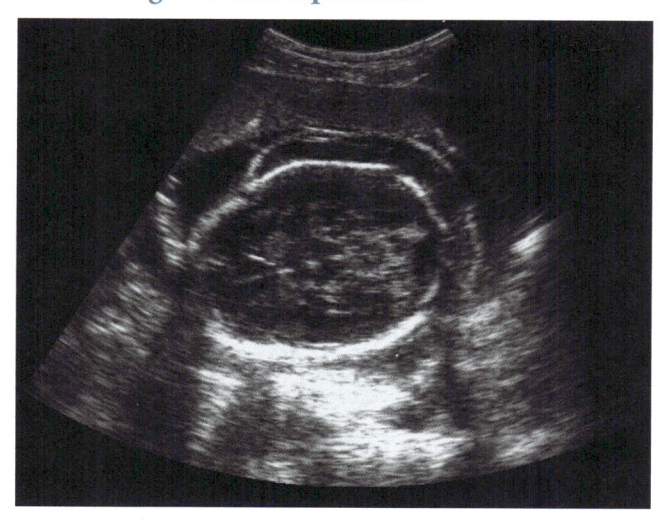

(a) Avaliação do DBP normal.
(b) Avaliação da prega nucal normal.
(c) Avaliação da prega nucal alterada e tal achado pode estar relacionado com a cromossomopatia.
(d) Avaliação da prega nucal alterada e tal achado nunca se associa à cromossomopatia.

449. A imagem abaixo representa:

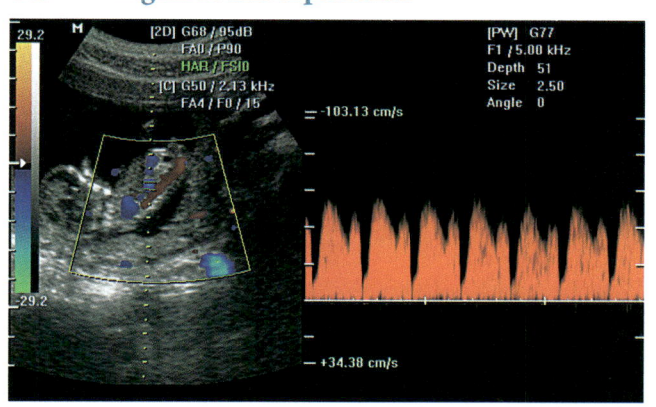

(a) Avaliação Doppler da artéria cerebral média fetal (ACM) nos casos de doença hemolítica pré-natal.
(b) Avaliação Doppler da aorta abdominal nos casos de doença hemolítica pré-natal.
(c) Avaliação Doppler da aorta abdominal, e a cor vermelha significa normalidade hemodinâmica.
(d) Avaliação Doppler do ducto venoso.

450. A imagem abaixo representa:

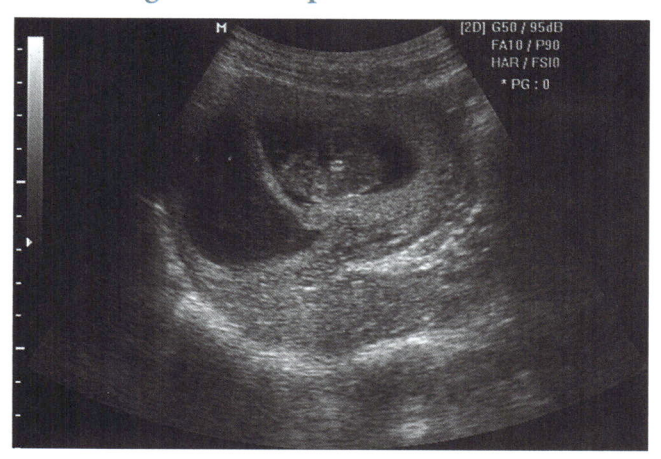

(a) Gestação gemelar sendo que um dos sacos é anembrionado.
(b) Descolamento com hematoma subcoriônico, envolvendo o córion frondoso.
(c) Descolamento com hematoma subcoriônico, envolvendo o córion liso.
(d) Gestação gemelar com descolamento agudo de placenta.

451. A imagem abaixo representa:

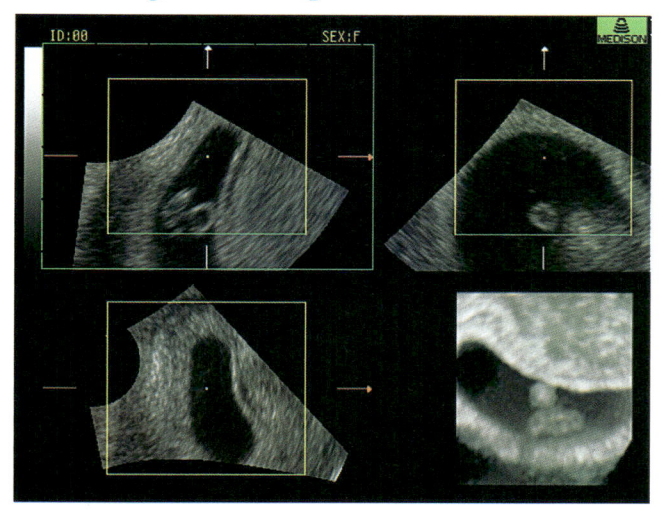

(a) Avaliação tridimensional da vesícula vitelínica e do embrião com aproximadamente 6 semanas.
(b) Avaliação tridimensional de gestação gemelar dicoriônica.
(c) Avaliação tridimensional da vesícula vitelínica e do embrião com aproximadamente 10 semanas.
(d) Avaliação bidimensional da vesícula vitelínica e do embrião com aproximadamente 6 semanas.

452. A imagem abaixo representa:

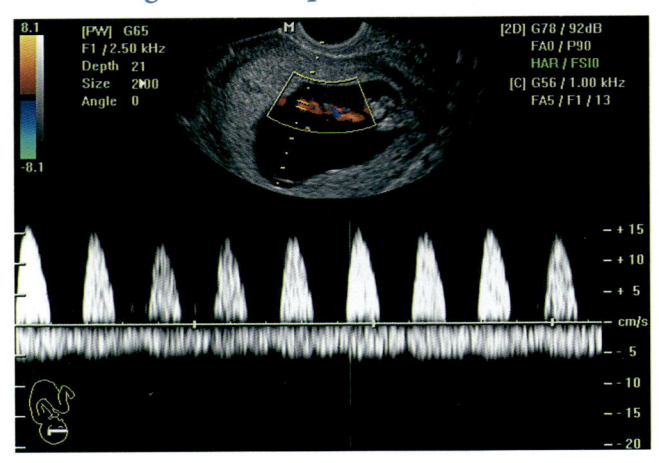

(a) Avaliação com Doppler colorido e espectral em gestação do 1º trimestre com diástole zero e comumente normal para essa idade gestacional.
(b) Avaliação com Doppler colorido, de amplitude e espectral em gestação do 1º trimestre com diástole zero e comumente normal para essa idade gestacional.
(c) Avaliação com Doppler colorido, e espectral em gestação do 1º trimestre com possível sofrimento fetal.
(d) Deve-se fazer a análise do ducto venoso para melhor interpretação do significado da análise espectral.

453. A imagem abaixo representa:

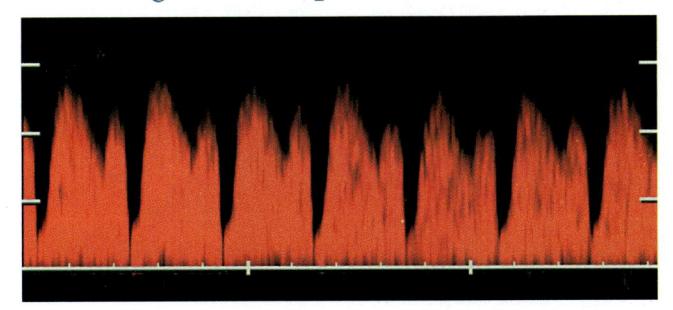

(a) A análise do ducto venoso normal, pois a cor vermelha indica boa oxigenação.
(b) A análise do ducto venoso anormal, pois a cor deveria ser azul e não vermelha.
(c) A análise do ducto venoso anormal, pois a onda a negativa significa comprometimento fetal.
(d) Nenhuma das alternativas anteriores.

454. Na imagem abaixo as letras A, B e C representam respectivamente:

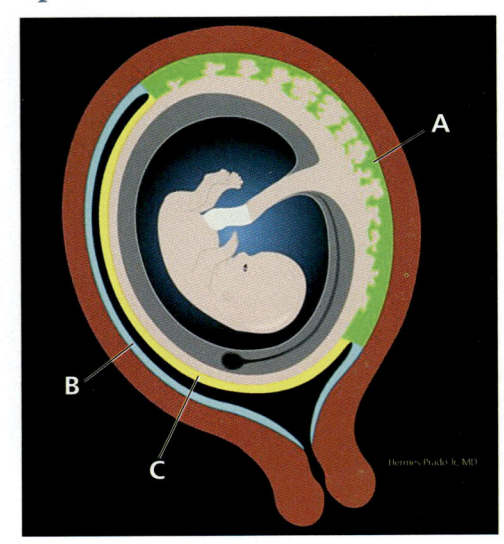

(a) Decíduas basal, parietal e capsular.
(b) Decíduas capsular, basal e parietal.
(c) Decíduas parietal, capsular e basal.
(d) Decíduas basal, parietal e membrana amniótica.

455. A imagem abaixo representa:

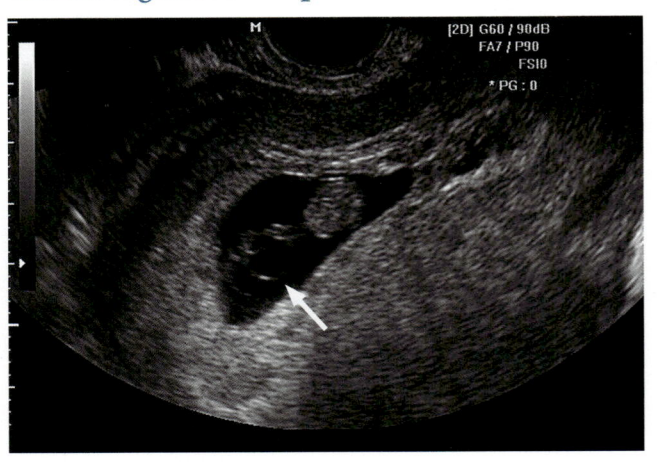

(a) Cisto de cordão umbilical.
(b) Cisto de conduto onfalomesentérico.
(c) Vesícula vitelínica.
(d) Hidropisia de membrana coriônica.

456. **Quanto à vesícula vitelínica (VV), é incorreto afirmar que:**
    (a) Uma estrutura extra-amniótica, detectável por meio da ultrassonografia bidimensional (US 2D) antes mesmo do aparecimento do embrião, por volta da 5ª semana de gestação.
    (b) Ela origina vasos sanguíneos e promove a transferência de nutrientes.
    (c) Durante o crescimento embrionário, o endoderma da VV forma passivamente o intestino embrionário e, progressivamente, ocorre o fechamento da comunicação previamente existente entre a VV e o embrião.
    (d) A partir da 10ª semana não se detecta a presença da VV, já que esta foi completamente incorporada ao cordão umbilical.

457. **Sobre as anormalidades do 1º trimestre da gravidez é incorreto afirmar que:**
    (a) São detectadas pela ultrassonografia endovaginal em exame de rotina ou em caso de sangramento vaginal anormal.
    (b) A ameaça de abortamento é uma afecção comum no 1º trimestre da gestação, ocorrendo em mais de 1/3 dos casos.
    (c) O advento de sondas vaginais de alta resolução vem revolucionando nossa compreensão da fisiopatologia e o manejo da gestação inicial. Trata-se de ferramenta essencial para determinar a viabilidade da gestação nos casos de ameaça de abortamento.
    (d) Uma conduta expectante no abortamento poderia aumentar significativamente o número de esvaziamentos desnecessários de produtos retidos, dependendo dos critérios utilizados.

458. **As anormalidades do 1º trimestre da gravidez:**
    (a) Mesmo na presença de atividade cardíaca fetal, o sangramento entre 7 a 12 semanas está associado a 5 a 10% de perda gestacional no 1º trimestre, principalmente quando ocorre antes da 9ª semana.
    (b) Ocorrem principalmente nos casos em que a idade materna é superior a 30 anos.
    (c) Não há relação entre desfechos gestacionais adversos como ruptura prematura pré-termo de membranas (RPPM), trabalho de parto pré-termo (TPP) e sangramento na segunda metade do 1º trimestre de gravidez.
    (d) Todas as alternativas são incorretas.

459. **Sobre a ecografia no 1º trimestre da gravidez, é correto afirmar que:**
    (a) Não é a técnica de escolha para avaliação da viabilidade da gestação.
    (b) Os critérios ultrassonográficos para a caracterização da maioria das afecções do 1º trimestre da gravidez não estão bem estabelecidos na literatura.
    (c) De maneira geral, o ponto de corte a ser adotado na aferição da espessura do material amorfo para identificar a presença de produtos retidos que necessitam intervenção é em torno de 5 cm.
    (d) Dificuldades diagnósticas não costumam ocorrer em casos de doença trofoblástica gestacional em suas fases iniciais ou na sua forma parcial, quando outros diagnósticos podem ser aventados.

460. **Na avaliação ecográfica no 1º trimestre da gravidez:**
    (a) O SG deve ser visibilizado no interior do útero quando os níveis de beta-HCG sérico forem superiores a 1.000 mUI/mL. Sua ausência, nestas circunstâncias, deve levantar a suspeita de implantação ectópica.
    (b) A vesícula vitelínica e o embrião devem ser visibilizados em SGs com mais de 11 mm e 18 mm de diâmetro médio, respectivamente.
    (c) Os batimentos cardíacos devem estar presentes em embriões com mais de 5 mm de comprimento.
    (d) Todas as alternativas são corretas.

461. **Sobre a avaliação ecográfica no 1º trimestre da gravidez, podemos afirmar que:**
    (a) Nos casos de dúvidas quanto à hipótese de abortamento, é sempre prudente repetir o exame no espaço de 7 a 10 dias para confirmação diagnóstica.
    (b) A partir de 5 semanas, o embrião passa a apresentar movimentos espontâneos.
    (c) A partir de 10 semanas, o embrião passa a apresentar movimentos espontâneos.
    (d) Os batimentos cardíacos devem estar presentes em embriões com mais de 5 cm de comprimento.

462. **Quanto aos cistos de cordão umbilical, podemos afirmar que:**
    (a) Têm prevalência variada entre 0,4 e 3,4% e estão relacionados com o aumento da pressão hidrostática nos vasos e extravasamento de conteúdo líquido.
    (b) No 1º trimestre, podem estar associados à herniação fisiológica do intestino primitivo, sendo transitórios.
    (c) Nos 2º e 3º trimestres, podem ser decorrentes da restrição de crescimento fetal, onfalocele e cromossomopatias.
    (d) Todas as alternativas são corretas.

463. Quanto aos cistos de cordão umbilical, é incorreto afirmar que:
(a) A detecção do cisto de cordão umbilical no 1º trimestre está associada a um prognóstico desfavorável.
(b) Devem ser feitas ultrassonografias detalhadas por examinador experiente, para avaliação da anatomia fetal em busca de marcadores de anomalias fetais.
(c) O estudo do cariótipo fetal deve ser realizado nos casos de persistência do cisto nos 2º e 3º trimestres em razão do maior risco de aneuploidias e malformações.
(d) A distinção entre os cistos verdadeiros e os pseudocistos é feita pelo histopatológico.

464. Em relação à avaliação endovaginal no 1º trimestre, podemos afirmar que:
(a) A técnica empregada para a avaliação da gestação inicial deve quase sempre incluí-la.
(b) Não importa a via de análise, pois a resolução da imagem obtida é inferior à imagem por via abdominal.
(c) Esta técnica é muito limitada na capacidade de movimentação do transdutor por óbvias razões, o que pode representar sempre um empecilho para o estudo do concepto, principalmente antes da 10ª semana.
(d) Não permite grandes variedades de cortes bidimensionais, ficando o profissional refém da posição do concepto, não sendo possível, sempre, observar todos os detalhes de sua anatomia.

465. Em relação à avaliação endovaginal no 1º trimestre, é incorreto afirmar que:
(a) Em gestações com mais de 11 semanas, por vezes necessitamos da complementação pela via abdominal.
(b) A ultrassonografia tridimensional (US 3D), permitindo a reconstrução de cortes bidimensionais em planos aleatórios e a reconstrução de superfície, acresce vantagens às já obtidas com a melhor resolução dessa via.
(c) A ecografia 3D deve ser realizada sistematicamente nesse período.
(d) Podemos realizar a medida do CCN até a 14ª semana.

466. Em relação à avaliação embrionária, é correto afirmar que:
(a) O nível de detalhamento anatômico hoje alcançado nos permite apelidar este estudo de *sonoembriologia*.
(b) Um aspecto importante que difere esta avaliação das realizadas posteriormente na gestação é que a cada semana os parâmetros anatômicos se modificam e para o adequado aproveitamento das imagens obtidas é fundamental que o ultrassonografista tenha razoável conhecimento da embriologia.
(c) A ecografia do 1º trimestre engloba um período que vai desde a 4ª semana até a 14ª semana de gestação.
(d) Todas as alternativas são corretas.

467. Em relação à avaliação embrionária é correto afirmar que:
(a) Ao atingir a cavidade uterina o ovo (medindo pouco menos de 0,1 mm de diâmetro), em fase de blastocisto, perde sua "capa" protetora, a zona pelúcida; suas células mais externas, o trofoblasto, agora podem aderir-se ao tecido que se apresentar, no caso o endométrio.
(b) Uma rápida fase de nidação fará com que o ovo acabe completamente "embutido" em um folheto endometrial por volta do 28º dia do ciclo menstrual.
(c) Neste período as células trofoblásticas já produzem gonadotrofina coriônica em quantidade suficiente para que o corpo lúteo não sofra involução. Até este momento não iremos observar qualquer imagem ultrassonográfica, a não ser um espessamento do endométrio e uma imagem de corpo lúteo em um dos ovários.
(d) Todas as alternativas são corretas.

468. São aspectos importantes na avaliação da vesícula vitelínica?
(a) Valores acima do 95º percentil.
(b) Aspecto "hidrópico" ou "calcificado".
(c) Desproporção com o tamanho do SG.
(d) Todas as alternativas anteriores.

469. A figura abaixo ilustra?

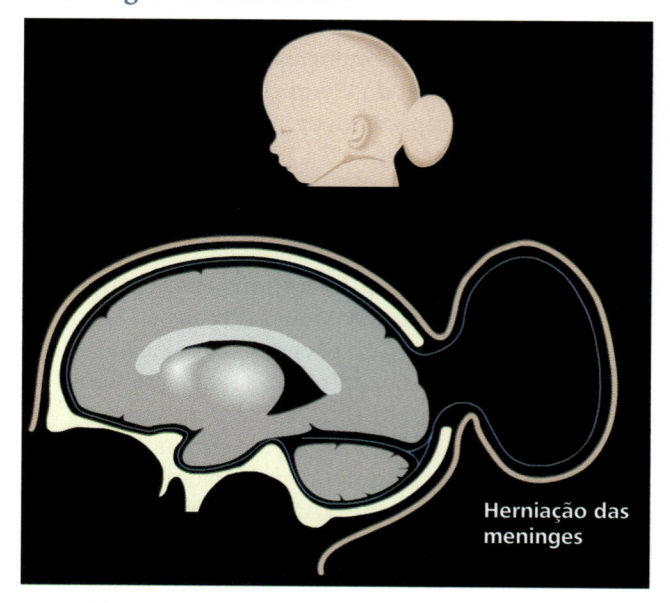

Herniação das meninges

(a) Meningocele craniana.
(b) Meningomielocele.
(c) Meningo-hidroencefalocele.
(d) Hidroteratoma

470. **Quanto à avaliação no 1º trimestre entre onze e doze semanas podemos afirmar que:**
   (a) Alguns fetos ainda exibem herniação umbilical fisiológica no início da 11ª semana.
   (b) Podem-se observar claramente mãos, mas não os pés.
   (c) O "aspecto fetal" associado à moderada definição dos detalhes anatômicos, NÃO É característico desta fase.
   (d) Neste período a cavidade amniótica já se encontra pouco expandida, ocupando aproximadamente 1/5 do saco gestacional.

471. **Quanto à avaliação morfológica no 1º trimestre entre onze e doze semanas, é correto afirmar que:**
   (a) O sistema urogenital do embrião evolui desde muito precocemente e pode ser dividido em sistemas urinário e reprodutor. Esses sistemas apresentam a diferente origem embriológica.
   (b) Todos os elementos anatômicos já se encontram definidos; suas dimensões muito reduzidas, no entanto, ainda não permitem uma avaliação morfológica completa, somente utilizando a ecografia tridimensional (US 3D) é possível nessa fase avaliar a morfologia completa do feto.
   (c) A porção mais lateral, que dará origem ao sistema urinário, é chamada de cordão ou crista nefrogênica, e a porção medioventral, que dará origem ao sistema genital, de crista genital ou gonadal.
   (d) Os rins migrarão para a região sacral do feto. Esta ascensão resulta principalmente do desenvolvimento corporal caudal do embrião, o que faz com que os rins ocupem posições cada vez mais caudais. Ocorre também uma rotação de quase 90º, ficando o hilo voltado anterolateralmente.

472. **Quanto à avaliação morfológica no 1º trimestre, é correto afirmar que:**
   (a) Entre 11 e 12 semanas a imagem renal dificilmente pode ser observada com clareza. São representadas por massas hiperecogênicas laterais à coluna vertebral e podem ser mais bem identificadas, se utilizarmos o Doppler de amplitude em corte coronal, com intuito de demonstrar as artérias renais.
   (b) A bexiga, que se origina da porção vesical anterior do seio urogenital, é visibilizada a partir de 8 semanas, e em aproximadamente 90% dos fetos com 10 semanas.
   (c) O SNC agora é representado predominantemente pelos ventrículos laterais, que quase tocam a calota craniana face à mínima espessura cortical dos hemisférios cerebrais (sinal da borboleta).
   (d) Nesta fase o diagnóstico da corionicidade e a amnionicidade é muito difícil.

473. **Associe os eventos abaixo à sua época de aparecimento à ecografia transabdominal de uma gestante normal.**
   1. Vesícula vitelínica periférica   (A) 5 semanas
   2. Calota craniana   (B) 6 semanas
   3. Batimentos cardíacos   (C) 7 semanas
   4. Embrião   (D) 9 semanas
   5. Saco gestacional   (E) 12 semanas
   A associação correta é:
   (a) 1-C, 2-D, 3-B, 4-A, 5-A.
   (b) 1-D, 2-E, 3-C, 4-B, 5-A.
   (c) 1-C, 2-D, 3-B, 4-A, 5-B.
   (d) 1-D, 2-E, 3-C, 4-B, 5-B.
   (e) nenhuma das alternativas anteriores.

474. **Uma artéria umbilical única pode estar associada a:**
   (a) Uma gestação de gêmeos.
   (b) Diabetes melito.
   (c) Anomalias congênitas.
   (d) Todas as alternativas anteriores.

475. **A protuberância ecogênica do cordão umbilical, vista com a US transvaginal, perto da inserção abdominal entre a 8ª e a 10ª semanas de gestação, provavelmente:**
   (a) Representa uma gastrosquise.
   (b) Representa uma herniação fisiológica do intestino médio.
   (c) Representa o saco vitelínico.
   (d) Representa a onfalocele.

476. **Quanto à avaliação no 1º trimestre?**
   (a) A cavidade uterina já se encontra quase completamente preenchida pelo saco gestacional, e a membrana amniótica praticamente colada ao córion, sendo a vesícula vitelínica dificilmente observada durante este período.
   (b) Os conceptos já apresentam aspecto fetal bem definido, apresentando proporções mais próximas às encontradas no 2º trimestre.
   (c) A ossificação da coluna vertebral permite o diagnóstico precoce de anomalias de fechamento de tubo neural, desde que anatomicamente grandes. Lesões menores são muito difíceis de se identificar, pois as porções cartilaginosas, ainda muito amplas, mascaram o afastamento dos núcleos de ossificação.
   (d) Todas as alternativas são corretas.

Respostas Comentadas

387. (**b**)
O movimento cardíaco deve ser evidente em todos os embriões com um CCN de pelo menos 5 mm pelo uso da USG TV.

388. (**d**)
Há um limite inferior de normalidade para a taxa de batimentos cardíacos: menos de 90 batimentos por minuto com 5 a 6 semanas e menos que 120 com 8 semanas.

389. (**a**)
O diâmetro médio do saco gestacional, considerando variações de até 9 dias, tem crescimento uniforme e equivale a 7,4 mm/semana. Possui 20 mm na sexta semana.
Na oitava, ocupa dois terços da cavidade uterina e, na 11ª semana, ocupa toda a cavidade.

390. (**b**)
A taxa de crescimento normal do saco gestacional é de 5 a 10 mm/semana.

391. (**e, d, c, b, a**)
5 semanas – Saco gestacional.
6 semanas – Atividade cardíaca.
7 semanas – Rombencéfalo.
8 semanas – Esboço dos membros.
9 semanas – Herniação fisiológica.

392. (**c**)
São achados anormais do saco gestacional: maior ou igual a 25 mm de diâmetro médio sem embrião no seu interior, contornos irregulares, espessura da reação decidual < 2,0 mm, reação decidual irregular e posição anômala (baixa).

393. (**b**)
A não visibilização da vesícula vitelínica quando o diâmetro do saco gestacional for maior que 10 mm é um parâmetro de mau prognóstico.

394. (**d**)

395. (**b**)
Nesta semana observamos mais nitidamente **os brotos** e não **os membros**.

396. (**d**)

397. (**d**)
Na ultrassonografia podemos identificar claramente uma estrutura "cística" na região correspondente à nuca, que na 8ª semana apresenta dimensões semelhantes à da vesícula vitelínica e representa o rombencéfalo.

Não podemos, no entanto, confundir ventrículo cerebral único identificado na 8ª semana com a fusão medial do telencéfalo, achado ecográfico anormal presente na holoprosencefalia alobar.

398. (**c**)
- O saco gestacional nesta fase ocupa praticamente 3/4 da cavidade uterina, e não 1/4.
- A cavidade amniótica é proeminente e facilmente identificada, sendo a membrana amniótica visibilizada contornando o embrião, separando-o da cavidade coriônica.
- O córion frondoso não é facilmente reconhecido.

399. (**a**)
- Neste período ocorrem grandes transformações no embrião.
- O tubo digestório começa a se formar na 6ª semana de gestação com o dobramento ventral das porções laterais, cranial e caudal do disco embrionário, reduzindo a abertura de comunicação do disco embrionário com a vesícula vitelínica.

400. (**a**)
- A herniação fisiológica tem grande importância, pois é a responsável pela rotação de 90°, no sentido anti-horário, que determinará a futura posição do estômago.
- A redução desta herniação ocorrerá por volta da 10ª a 12ª semana de gestação, quando ocorre uma rotação adicional, completando a rotação da porção medial do intestino. Na ultrassonografia observamos, então, a presença de uma pequena massa ecogênica na base do cordão umbilical, com dimensões menores à da circunferência abdominal, correspondendo à herniação fisiológica do embrião.
- Observa-se, tanto em corte coronal como em sagital, uma nítida diferenciação entre o tronco e a cabeça do embrião. Já os membros superiores e inferiores apresentam-se mais longos e articulados.
- O SNC pode ser muito mais bem avaliado, com perfeita identificação do diencéfalo, do mesencéfalo e do rombencéfalo, que agora não aparece mais tão proeminente como na 8ª semana. A expansão do telencéfalo (futuro hemisfério cerebral) delimita a foice, que pode ser vista em cortes transversais e coronais.

RESPOSTAS COMENTADAS

401. (a)
- A herniação fisiológica no abdome do embrião pode ainda estar presente e o cordão umbilical bem mais alongado.
- O evento mais marcante da 10ª semana para o ultrassonografista é, sem dúvida, o aparecimento dos núcleos de ossificação, inicialmente restrito à mandíbula ao final da 9ª semana (ver Figura abaixo).

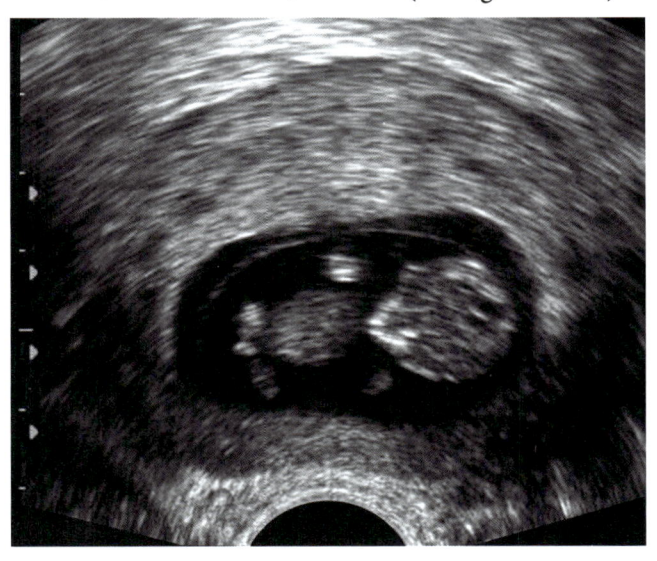

402. (d)

403. (a)
- Acrania pode evoluir para exencefalia e posteriormente para anencefalia, provavelmente por agressão do tecido nervoso exposto ao líquido amniótico.
- O rápido desenvolvimento do telencéfalo determina um crescimento cranial e ventral do polo cefálico e FACILMENTE podemos observar o aparecimento dos plexos coroides.

404. (c)
Todos os elementos anatômicos já se encontram definidos; suas dimensões muito reduzidas, no entanto, ainda **não permitem** uma avaliação morfológica completa.

405. (d)
406. (d)
407. (c)
- A bexiga, que se origina da porção vesical anterior do seio urogenital, é visibilizada a partir da 11ª semana, e em aproximadamente 90% dos fetos com 12 semanas. Com 16 semanas, já deve ser visibilizada em 100% dos fetos normais.
- O SNC agora é representado predominantemente pelos plexos coroides, que quase tocam a calota craniana face à mínima espessura cortical dos hemisférios cerebrais (sinal da borboleta).

408. (d)
409. (b)
- Os rins nesta fase possuem textura hiperecogênica.
- Os membros estão alongados, observam-se todos os ossos longos e a clavícula, sendo possível compará-los entre si e efetuarmos medidas.
- Nas extremidades, podemos definir muito nitidamente os pés e as mãos, inclusive os dedos. Para este fim a US 3D é de grande auxílio.
- O diagnóstico de placenta prévia deve ser firmado no último trimestre da gestação.

410. (b)
- Apesar de o sexo genético ter sido definido a partir da fertilização, as gônadas e a genitália externa somente diferenciar-se-ão no final do 1º trimestre.
- As células germinativas primitivas formam-se na parede do saco vitelínico durante a 6ª semana, migrando para as cristas gonadais, localizadas ao lado da coluna vertebral.
- Por volta da **9ª** semana de gestação, sob influência gênica, a histologia gonadal é determinada, diferenciando-se em testículo ou ovário pela presença ou ausência do antígeno Hy (codificado por genes localizados no cromossomo Y), respectivamente.
- A genitália externa feminina se desenvolve de forma praticamente automática; já a masculina se diferencia, a partir da décima primeira semana, estimulada pelos androgênios produzidos por suas gônadas.

411. (c)
- Convém salientar que, embora a partir da 11ª semana se inicie a diferenciação da genitália externa, as diferenças entre os sexos são muito sutis para adequada visibilização e diagnóstico ultrassonográfico antes da **14ª semana** de gestação. Na 18ª semana a aparência dos genitais já é frequentemente diagnosticada corretamente.
- Como a estrutura mais proeminente no diafragma urogenital é o tubérculo genital ou *phalus* (futuro pênis ou clitóris), e este é pontiagudo e angulado anteriormente, qualquer tentativa de diagnóstico nesta fase pode superestimar o diagnóstico de sexo **masculino**.
- Entre 12 e 14 semanas o tubérculo genital ainda tem o mesmo comprimento, tanto no sexo masculino quanto no feminino e, por ser razoavelmente proeminente, frequentemente é interpretado como pênis.
- A correta presunção de diagnóstico do sexo fetal é com base na inclinação do tubérculo genital. Fetos masculinos apresentam o *phalus* inclinado anteriormente, em ângulo superior a 60° (em relação a um plano fictício que passa pela coluna vertebral) e fetos femininos, inclinado caudalmente, em ângulo inferior a 30°.

412. (d)
413. (a)
O aparecimento de "estruturas-chave" em determinadas fases do desenvolvimento embrionário e fetal (avaliação qualitativa) pode servir como um guia ideal para a datação da gestação. Esse aspecto não dispensa a medida do CCN que deve ser feita de maneira rotineira e com técnica adequada.
414. (a)
415. (b)
- Atualmente esta medida é considerada como o melhor marcador fetal para o rastreamento de cromossomopatias no 1º trimestre.
- A técnica de exame precisa é necessária para medi-la de forma correta e pode ser realizada na aquisição sagital.
- Medidas elevadas de TN não apenas se correlacionam com cardiopatias e cromossomopatias, mas também são encontradas em certas síndromes gênicas e em alguns casos de transfusão feto-fetal, podendo apresentar-se como único achado destas doenças no 1º trimestre.
416. (c)
417. (d)
- Faz-se a mensuração em planos ortogonais calculando-se o seu diâmetro médio.
- Rotineiramente utilizamos primeiro a avaliação subjetiva, avaliamos se os contornos e tamanho são habituais.
418. (c)
419. (d)
420. (a)
- A figura mostra uma ecografia 3D com avaliação multiplanar. A primeira imagem é coronal oblíqua, a direita é sagital, abaixo e à esquerda, axial, e a última é o aspecto volumétrico da aquisição 3D. Evidencia-se ainda contornos do saco gestacional (SG) e os achados no interior do SG como vesícula vitelínica (VV) e saco amniótico.
- Ecografia 4D é aquela que observamos a imagem 3D em movimento, portanto não há ilustração em 4D.
421. (a)
- Geralmente a medida da VV não deve exceder a 0,6 cm de diâmetro médio até a 10ª semana de gestação.
422. (a)
- A ossificação da coluna vertebral **permite** o diagnóstico precoce de anomalias de fechamento de tubo neural, desde que anatomicamente grandes.
- Lesões menores são muito **difíceis** de identificar, pois as porções cartilaginosas ainda muito amplas mascaram o afastamento dos núcleos de ossificação.
- Os ventrículos laterais, **relativamente amplos** neste período, aparecem como uma orla anecogênica, circundando os plexos coroides.
423. (a)
- Os plexos coroides devem sempre apresentar imagem ecogênica e homogênea, com aspecto simétrico, mais afastados da tábua óssea que às 11 semanas.
- Os tálamos, a medula, a fossa posterior e as órbitas também já podem ser observados.
- No tórax fetal observamos a área cardíaca e, **em alguns casos**, já definimos câmaras cardíacas.
424. (b)
- Embora o tubo digestório esteja completamente formado no início da 9ª semana, o estômago, que pode ser visibilizado desde a 11ª semana, deve ser sempre visibilizado após 12 semanas.
- A herniação fisiológica da parede abdominal deve ter regredido. Caso permaneça presente, pode-se, então, diagnosticar a presença de onfalocele.
- Com auxílio do Doppler podemos garantir a presença das duas artérias umbilicais à frente e lateralmente à bexiga.
- Da mesma maneira, o Doppler favorece a observação renal ao delimitar as artérias renais.
425. (V, V, V, V, V.)
São sinais ecográficos de gestação inviável: ausência de batimentos cardíacos em embrião com CCN maior ou igual a 5 mm, ausência de vesícula vitelínica em saco gestacional com diâmetro médio maior ou igual a 8 mm, ausência de embrião visível em saco gestacional maior ou igual a 16 mm, ausência do sinal de duplo halo e saco gestacional anormalmente pequeno.
426. (d)
427. (d)
Muito embora a diferenciação do coração em quatro câmaras principia-se com 6 semanas, na fase embrionária não é possível avaliarmos 4 câmaras nem anatomia dos grandes vãos adequadamente. Essa avaliação torna-se possível a partir de 12 principalmente após 14 semanas.
428. (c)
A maturação do sistema condutor primeiramente eleva a frequência cardíaca e, posteriormente, com a evolução do **sistema parassimpático** e o consequente aumento do **tônus vagal**, ocorre uma redução gradativa da frequência cardíaca.

429. (d)

430. (a)
Em equipamentos de alta resolução também podemos verificar esboço de membros e a delgada membrana amniótica que, embora muito pequena, já encobre todo o embrião.

431. (d)
Os objetivos principais na ultrassonografia obstétrica de rotina compreendem determinar a idade gestacional, avaliar a morfologia e o crescimento fetal, avaliar a vitalidade fetal, medir o ILA, analisar a placenta e o cordão umbilical, verificar a maturidade fetal, medir o colo uterino, verificar a existência de doenças maternas associadas, analisar o fluxo sanguíneo das circulações materna, umbilical e fetal.

432. (c)
A via endovaginal não permite grandes variedades de cortes bidimensionais, ficando o profissional refém da posição do concepto, **não sendo possível**, sempre, observar todos os detalhes de sua anatomia. Em gestações com mais de 11 semanas muitas vezes necessitamos da complementação pela via abdominal.

433. (d)

434. (d)

435. (d)

436. (c)
Atua na nutrição, hematopoiese e biossíntese embrionária, funções estas que desaparecem após a 9ª semana de gestação.

437. (a)

438. (d)
Os diagnósticos diferenciais para sangramento vaginal no 1º trimestre são:
1. Aborto espontâneo.
2. Gravidez anembrionada.
3. Perda embrionária.
4. Perda de um dos gêmeos.
5. Gravidez ectópica.
6. Hemorragia subcoriônica.
7. Sangramento na implantação.
8. Doença trofoblástica gestacional.

439. (a)
A 4ª semana na avaliação endovaginal é caracterizada pela presença do saco gestacional sem visibilização da vesícula vitelínica.
Para diagnóstico de gestação anembrionada o diâmetro médio do saco deve ser superior a 11 mm.

440. (b)
A evidência de duas vesículas vitelínicas significa que foram formados dois embriões.

441. (a)

442. (c)

443. (d)
Ver esquema abaixo:

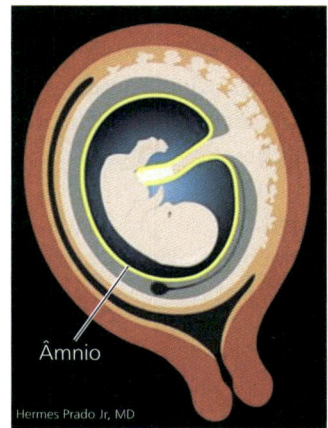

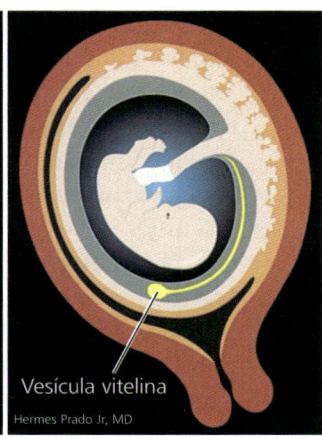

444. (a)
Vesícula vitelínica e embrião possivelmente com 5 semanas de idade ecográfica. Essa é a única época em que a vesícula, em condições normais, é maior que o embrião.

445. (b)

446. (b)
Os achados são típicos da 6ª semana embrionária ou 8ª semanas de idade ecográfica:
- Prosencéfalo.
- Brotos dos MMSS sem visibilização adequada dos MMII.
- Conduto onfalomesentérico.
- Diferenciação do córion frondoso e liso já é possível.

447. (d)
Face à evidente visibilização da mandíbula, a idade mínima é de 10 semanas.

448. (c)
A ecografia é o método de diagnóstico por imagem de escolha para detecção e rastreamento de anomalias fetais. É, sem dúvida alguma, o melhor método.
O espessamento nucal ou prega nucal (normal até 6 mm) constitui-se marcador importante de cromossomopatias. Quando a medida da prega nucal está acima de 6 mm, deve-se continuar a investigação com o exame de cariótipo.

449. (d)
A imagem é típica da avaliação do ducto venoso normal.

450. (b)
- O descolamento ovular parcial é também denominado **hemorragia subcoriônica ou hematoma retrotrofoblástico** é comum e visibilizado em mais de 18% das ameaças de abortamento.
- A presença de atividade cardíaca do concepto confere um excelente prognóstico, principalmente se o envolvimento for do córion liso ou menor que 50% do córion frondoso. Clinicamente, costuma cursar com sangramento vaginal.
- Na ultrassonografia apresenta-se em forma de crescente, adjacente ao saco gestacional, com *debris*, podendo exercer compressão sobre o saco gestacional, deformando-o.
- Tal achado é decorrente da falta de escoamento do hematoma via orifício interno do colo. Uma reavaliação em duas semanas confirma sua reabsorção na maioria das vezes.

451. (a)

452. (a)
Avaliação com Doppler colorido e espectral em gestação do 1º trimestre com diástole zero. Tal achado é comumente normal para essa idade gestacional.

453. (d)
A análise espectral é de um ducto venoso normal, e a cor do gráfico não tem significado algum.

454. (a)

455. (a)
- Os cistos de cordão têm prevalência variada entre 0,4 e 3,4%.
- Está relacionado com o aumento da pressão hidrostática nos vasos e extravasamento de conteúdo líquido.
- No 1º trimestre, pode estar associado à herniação fisiológica do intestino primitivo, sendo transitório.
- Nos 2º e 3º trimestres, pode ser decorrente da restrição de crescimento fetal, onfalocele e cromossomopatias.

456. (d)
A partir da 12ª semana não se detecta a presença da VV, já que esta foi completamente incorporada ao cordão umbilical.

457. (d)
Uma conduta expectante no abortamento poderia REDUZIR e não aumentar, significativamente, o número de esvaziamentos desnecessários de produtos retidos, dependendo dos critérios utilizados.

458. (a)
Mesmo na presença de atividade cardíaca fetal, o sangramento entre 7-12 semanas está associado a 5-10% de perda gestacional no 1º trimestre, principalmente quando ocorre antes da 9ª semana.

Principalmente nos casos em que a idade materna é superior a 35 anos e não 30 anos.

Vários trabalhos demonstram que há relação entre desfechos gestacionais adversos, como ruptura prematura pré-termo de membranas (RPPM) e trabalho de parto pré-termo (TPP), quando o sangramento ocorre na segunda metade do 1º trimestre de gravidez.

A circulação materna no interior da placenta inicia-se na periferia (margem) e está associada a fenômenos oxidativos fisiológicos que podem levar à ruptura e à formação de membranas. O desenvolvimento anormal dessas membranas pode resultar em hemorragias subcoriônicas, predispondo a um desfecho adverso no 3º trimestre (RPPM e TPP).

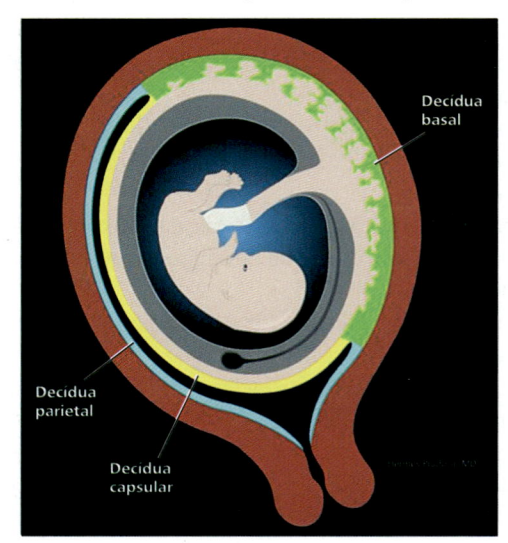

459. (c)
A ecografia endovaginal é a técnica de escolha para avaliação da viabilidade da gestação.

Os critérios ultrassonográficos para a caracterização da maioria das afecções do 1º trimestre da gravidez já estão bem estabelecidos na literatura.

O ponto de corte a ser adotado na aferição da espessura do material amorfo para identificar a presença de produtos retidos é:
- Abaixo de 1,5 cm, podemos considerar abortamento completo.
- Entre 1,5 a 5 cm a conduta expectante pode ser adotada.
- Medidas superiores a 5 cm necessitam frequentemente de intervenção.

460. (d)
461. (a)
- A partir de 7 semanas, o embrião passa a apresentar movimentos espontâneos.
- Os batimentos cardíacos devem estar presentes em embriões com mais de 5 mm e não 5 cm de comprimento.

462. (d)
463. (a)
A detecção do cisto de cordão umbilical no 1º trimestre não está associada a prognóstico desfavorável.

464. (a)
Muito embora a via endovaginal tenha suas limitações, mas não são muitas, e as limitações são maiores após 11ª semana.

465. (c)
A literatura ainda questiona a contribuição da ecografia 3D no 1º trimestre. Muito embora haja evidencias isoladas do seu benefício. Principalmente no entendimento materno das imagens apresentadas.

466. (d)
467. (d)
468. (d)
469. (a)
A meningocele craniana é caracterizada, como mostra na ilustração, apenas por herniação das meninges e a meningomielocele craniana é associada à herniação do tecido cerebral. Na meningo-hidroencefalocele tem que haver hidrocefalia concomitante.

470. (a)
- Podem-se observar claramente mãos e pés.
- O "aspecto fetal" associado à moderada definição dos detalhes anatômicos é característico desta fase.
- Neste período a cavidade amniótica já se encontra muito expandida, ocupando aproximadamente 4/5 do saco gestacional.

471. (c)
- O sistema urogenital do embrião evolui desde muito precocemente e pode ser dividido em sistemas urinário e reprodutor. Ambos apresentam a **mesma origem** embriológica, uma dobra de mesoderma paralela à coluna vertebral chamada de crista urogenital.
- Todos os elementos anatômicos já se encontram definidos; suas dimensões muito reduzidas, no entanto, ainda não permitem uma avaliação morfológica completa, **mesmo com a US 3D**.
- A porção mais lateral, que dará origem ao sistema urinário, é chamada de cordão ou crista nefrogênica, e a porção medioventral, que dará origem ao sistema genital, de crista genital ou gonadal.
- Os rins migrarão para a região **lombar do feto**. Esta ascensão resulta principalmente do desenvolvimento corporal caudal do embrião, o que faz com que os rins ocupem posições **cada vez mais cefálicas**. Ocorre também uma rotação de quase 90º, ficando o hilo voltado anterolateralmente.

472. (a)
- A bexiga, que se origina da porção vesical anterior do seio urogenital, é visibilizada a partir da 11ª semana, e em aproximadamente 90% dos fetos com 12 semanas.
- O SNC agora é representado predominantemente **pelos plexos coroides**, que quase tocam a calota craniana face à mínima espessura cortical dos hemisférios cerebrais (sinal da borboleta).
- Nesta fase podemos demonstrar de forma evidente a corionicidade e a amnionicidade através da visibilização direta dos sacos gestacionais e das membranas.

473. (b)
474. (d)
Uma artéria umbilical única é associada a gêmeos, portadora de diabetes melito e anomalias congênitas.

475. (b)
Representa uma herniação fisiológica do intestino médio. A migração normal do intestino médio para o interior do cordão umbilical ocorre no período entre a 6ª e a 10ª semana. A herniação fisiológica normal do intestino médio é vista na ecografia transvaginal, como uma protuberância no cordão e não deve ser confundida com uma onfalocele.

476. (d)

CAPÍTULO 12

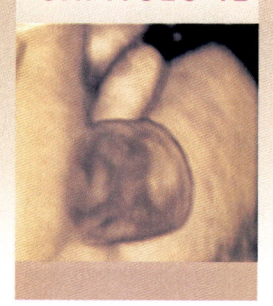

SEGUNDO TRIMESTRE

Adilson Cunha Ferreira
Reginaldo Antônio de Oliveira Freitas Júnior
José Eduardo Chúfalo

477. Qual a alternativa correta?
   (a) O diâmetro biparietal é medido em um nível padrão de tálamo e septo pelúcido.
   (b) A circunferência cefálica não é afetada pela forma da cabeça.
   (c) O comprimento da diáfise femoral pode ser usado de forma confiável após a 14ª semana de idade gestacional.
   (d) A circunferência abdominal deve ser determinada em um verdadeiro corte transversal no nível da junção da veia umbilical, seio portal e estômago fetal.
   (e) Todas as alternativas são corretas.

478. A medida da circunferência abdominal reflete, principalmente, o tamanho de qual órgão?
   (a) Estômago.
   (b) Veia umbilical.
   (c) Rim.
   (d) Fígado.

479. A fim de se obter o comprimento mais exato do fêmur, o ultrassonografista deve:
   (a) Medir o comprimento total do fêmur, incluindo o pescoço e a cabeça femorais.
   (b) A diáfise, ou o eixo, do fêmur é a única porção que deve ser medida.
   (c) A medição do fêmur não é um bom indicador da idade gestacional, pois a variação é muito grande.
   (d) Considerar a medida do fêmur posterior, pois a resolução da imagem é melhor.

480. A dolicocefalia e a braquicefalia afetam a confiabilidade do DBP na estimativa da idade gestacional. Como alternativa, é melhor correlacionar a idade gestacional com:
   (a) O índice cefálico.
   (b) A circunferência craniana
   (c) O diâmetro occipitofrontal.
   (d) A relação CF/DBP.

481. Considere as afirmativas:
   1. O comprimento craniocaudal (CCN), obtido no 1º trimestre da gestação, é o parâmetro mais preciso para determinar a idade gestacional.
   2. O índice cefálico serve para detectar os formatos de cabeça dolicocéfala e braquicéfala.
   3. Uma relação CF/CA aumentada sugere retardo de crescimento fetal.
   São corretas as afirmativas:
   (a) 1 e 2.
   (b) 1 e 3.
   (c) 2 e 3.
   (d) Todas as afirmativas estão corretas.
   (e) Nenhuma alternativa é correta.

482. Quanto à avaliação morfológica e biometria fetal em relação à circunferência cefálica (CC), pode-se afirmar que:
   (a) É parâmetro alternativo a ser avaliado na biometria fetal.
   (b) Permite corrigir as variações biológicas e fisiológicas do diâmetro biparietal, que levam a erros de interpretação na avaliação da idade gestacional.
   (c) A partir da 9ª semana de gravidez pode, muitas vezes, ser o melhor parâmetro do segmento cefálico.
   (d) Nas variações morfológicas da cabeça fetal, entre os parâmetros biométricos deste segmento para a determinação da idade gestacional, o DBP e a CC são equivalentes em acuracidade, e ambos são menos precisos do que o DBP isoladamente.

483. Quanto à avaliação morfológica e biometria fetal em relação ao comprimento do fêmur (CF) e do úmero, pode-se afirmar que:
(a) Os ossos longos são os melhores parâmetros fetais, para a obtenção da idade gestacional no último trimestre da gestação.
(b) Os ossos longos apresentam uma alteração do seu crescimento de forma tão acentuada, como ocorre com os segmentos abdominais e cefálicos.
(c) Na avaliação da morfologia fetal, os ossos longos dos segmentos superiores e inferiores não precisarão ser medidos e analisados, uma vez que comprimento do fêmur é o melhor parâmetro.
(d) A biometria fetal avalia de forma estática o crescimento fetal.

484. Quanto à avaliação morfológica e biometria fetal em relação à circunferência abdominal (CA), pode-se afirmar que:
(a) As medidas do abdome fetal não espelham o seu ganho ponderal (peso).
(b) Quando desnutrido, o feto mostra abdome exuberante (macrossomia).
(c) Quando bem nutrido, o feto apresenta uma cintura muito pequena (baixo peso).
(d) A circunferência abdominal é o melhor parâmetro na avaliação do crescimento fetal, mas pela sua grande dispersão em termos de curva de crescimento, não deverá ser empregada isoladamente na determinação da idade gestacional.

485. Quanto à imagem abaixo, pode-se afirmar que: 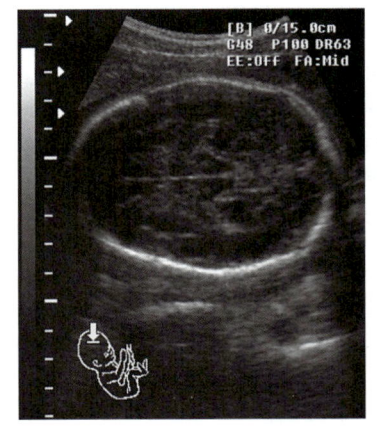
(a) A presença de alguns **pontos de referência na cabeça fetal é fundamental para medir o DBP com precisão.**
(b) Aquisição transversal (axial), os principais marcos de referência são os seguintes: eco médio (foice do cérebro), tálamos, formações hipoecogênicas localizadas na região central do cérebro, podendo ser identificado discreto orifício neste plano, que representa o 3º ventrículo.
(c) *Cavum* do septo pelúcido, formação de localização anterior na porção frontal dos ventrículos cerebrais.
(d) Todas as alternativas são corretas.

486. Quanto à imagem abaixo, pode-se afirmar que: 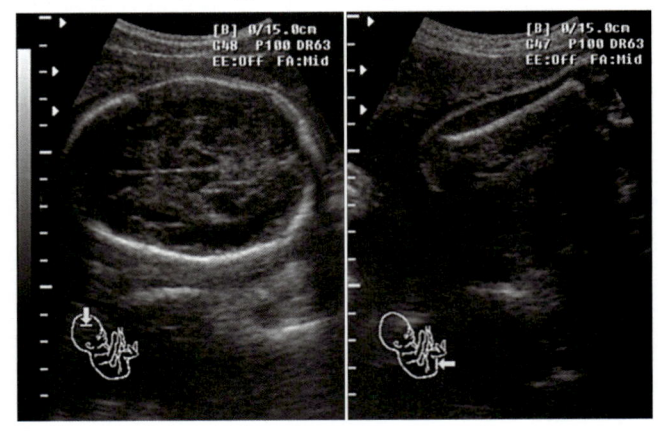
(a) A medida dos ossos longos como fêmur possui uma maior importância na avaliação da idade gestacional.
(b) A medida dos ossos longos como fêmur tem importância semelhante às outras estruturas na avaliação da idade gestacional.
(c) A medida dos ossos longos como fêmur tem menor importância em relação às outras estruturas na avaliação da idade gestacional.
(d) Todas as alternativas são incorretas.

487. Quanto à imagem abaixo, pode-se afirmar que: 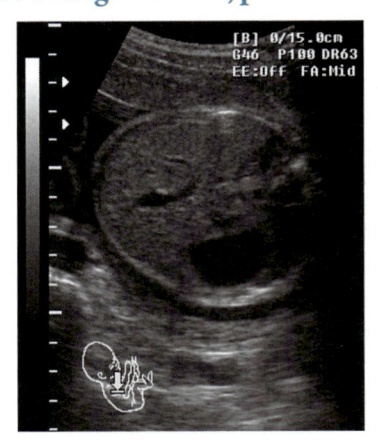
(a) A circunferência abdominal é obtida através de um corte transversal do abdome fetal ao nível da inserção do cordão umbilical.
(b) A circunferência abdominal é obtida por meio de um corte transversal do abdome fetal, ao nível dos rins.
(c) Os principais pontos de referência para a sua mensuração são: estômago fetal, seio venoso, corpo vertebral e grandes vasos, em frente ao corpo vertebral.
(d) Todas as alternativas são incorretas.

488. Quanto ao índice cefálico, é correto afirmar que:
(a) O índice cefálico é fundamental para a inclusão do diâmetro biparietal na determinação da idade gestacional.
(b) O índice cefálico é a relação entre o diâmetro biparietal e o diâmetro occipitofrontal.
(c) Se houver alterações acentuadas da forma da cabeça fetal, como na dolicocefalia e braquicefalia, o DBP não deverá ser incluído no cálculo da IG, e a medida a ser utilizada passa a ser a CC, exceto se existir malformação grave como na hidrocefalia acentuada.
(d) Todas as alternativas são corretas.

489. Quanto à relação é o comprimento femoral (CF)/ DBP, podemos afirmar que:
(a) Esta relação possui valor aproximadamente constante a partir da 14ª semana de gestação.
(b) A limitação é não excluir as alterações da morfologia dos ossos longos, uma vez já sabido que o DBP é normal.
(c) Se a relação estiver alterada, não devemos incluir o CF no cálculo da idade gestacional.
(d) Todas as alternativas são corretas.

490. Quanto à avaliação da relação do CF/CA × 100, podemos afirmar que:
(a) Esta relação possibilita detectar, com uma sensibilidade ao redor de 70%, os fetos com alterações do seu crescimento.
(b) Ela deverá ser empregada após a 24ª semana, tendo como valores normais a partir desta data até o final da gestação 22 ± 2.
(c) Esta relação possibilita avaliar o crescimento fetal, e também nos dá o padrão de crescimento.
(d) Todas as alternativas são corretas.

491. Quanto à avaliação dos marcadores de possível maturidade fetal, pode-se afirmar que o principal é:
(a) Biometria fetal (DBP, CC e CF) e grau de maturação placentária.
(b) Núcleos de ossificação dos ossos longos e medida do diâmetro cerebelar transverso.
(c) Análise de variáveis biofísicas fetais e relação da ecotextura pulmão/fígado fetal.
(d) Presença de partículas em suspensão no líquido amniótico.

492. Quanto à avaliação dos marcadores de possível maturidade pulmonar fetal, pode-se afirmar que:
(a) A medida do DBP pode ser utilizada na avaliação do crescimento e maturidade fetal.
(b) Há uma excelente correlação de maturidade pulmonar fetal entre a placenta grau III e a relação lecitina/esfingomielina (L/E) do líquido amniótico, enquanto a placenta grau 0 indicava um feto imaturo (relação L/E < 20).
(c) Não há qualquer correlação de maturidade pulmonar fetal e o grau placentário.
(d) Todas as alternativas são incorretas.

493. Um estudo denominado RADIUS (Routine Antenatal Diagnostic Imaging Ultrasound Study) avaliou o emprego rotineiro da ultrassonografia em uma população de baixo risco *versus* a população em que a ultrassonografia era realizada somente quando indicada. Sobre esse estudo podemos afirmar que:
(a) Os achados mostraram que a mortalidade e a morbidade perinatal não foram diferentes entre os dois grupos de pacientes.
(b) O mesmo não foi verificado em relação à morbidade materna.
(c) Foi verificado diferença estatística em relação à frequência de anomalias fetais detectadas.
(d) Nesse estudo o potencial da ultrassonografia não foi subestimado, pois o diagnóstico precoce das malformações fetais possibilita a interrupção da gestação e evita, dessa maneira, o parto destes malformados com diminuição da mortalidade perinatal e morbidade materna.

494. Quais os aspectos básicos deverão ser analisados durante a ecografia obstétrica?
(a) Determinação da idade gestacional e da morfologia fetal.
(b) Crescimento e vitalidade fetal.
(c) Placenta, cordão umbilical e líquido.
(d) Todas as alternativas anteriores.

495. Quanto aos núcleos de ossificação, podemos afirmar que:
(a) Os núcleos de ossificação das epífises dos ossos longos são de grande ajuda nas pacientes que realizam o exame no final da gestação e que desconhecem a data da última menstruação.
(b) Não auxiliam, principalmente, se existir a suspeita de alteração do crescimento fetal intrauterino.
(c) O do fêmur aparece com 12 semanas.
(d) O da tíbia com 32 semanas.

496. São pacientes com maior risco para malformações fetais.
(a) Diabéticas.
(b) Antecedentes de malformações.
(c) Usuárias de drogas teratogênicas, submetidas a irradiações e idade materna acima dos 40 anos.
(d) Todas as alternativas anteriores.

497. Quanto aos núcleos de ossificação, é correto afirmar que:
(a) O núcleo de ossificação da epífise distal do fêmur aparece por volta da 32ª a 33ª semana de gestação.
(b) O núcleo de ossificação da epífise proximal da tíbia na 34ª semana.
(c) O núcleo de ossificação da epífise proximal do úmero na 35ª semana
(d) Todas as alternativas são corretas.

498. Assinale a alternativa correta:
(a) A medida do núcleo de ossificação da epífise distal do fêmur acima de 0,6 cm tem sido usada para indicar a maturidade fetal.
(b) A presença de grumos no líquido amniótico pela ultrassonografia é precisa na avaliação da maturidade fetal.
(c) A maturidade neurológica fetal completa ocorre na 32ª semana.
(d) A maturidade pulmonar pode ser definida quando os pulmões são mais ecogênicos do que o fígado, e a frequência cardíaca é responsiva aos estímulos sonoros repetidos.

499. O perfil biofísico é um teste realizado para identificar os fetos comprometidos. Qual dos itens abaixo não corresponde aos parâmetros utilizados para avaliar a hipóxia aguda?
(a) Frequência cardíaca fetal reativa (sem estresse).
(b) Índice de líquido amniótico.
(c) Tônus fetal.
(d) Movimentos motores grosseiros.

500. O melhor parâmetro utilizado para se avaliar a idade gestacional em gestações iniciais?
(a) Comprimento do fêmur (CF).
(b) O diâmetro biparietal (DBP).
(c) A medida do maior bolsão.
(d) O comprimento cabeça nádega (CCN).

501. São considerados pontos de referência para a mensuração adequada da circunferência abdominal, obtida através de uma aquisição transversal do abdome ao nível do cordão umbilical, e estão representados na figura a seguir, com exceção de:

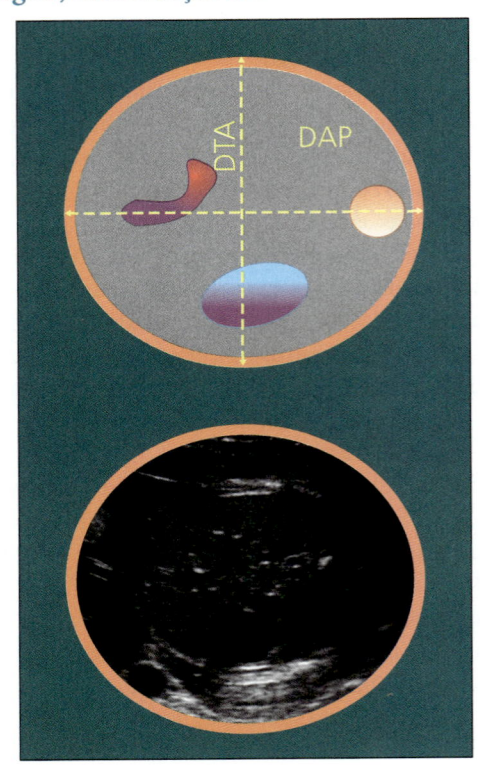

(a) Estômago fetal (anecogênico à esquerda).
(b) Vasos portais (podendo se incluir o ducto venoso).
(c) Rim esquerdo (mais elevado em relação ao direito).
(d) Corpo vertebral (imagem ecogênica posterior).

502. A medida correta da circunferência abdominal intraútero, via ultrassonográfica, é caracterizada por uma aquisição axial, que mostra:
(a) Bolha gástrica e ducto venoso.
(b) Bolha gástrica e suprarrenais.
(c) Suprarrenais e ducto venoso.
(d) Rins e suprarrenais.

503. As alternativas abaixo estão associadas ao diagnóstico de macrossomia fetal, com exceção de:
(a) Peso fetal acima de 4.000 gramas.
(b) Obesidade materna.
(c) Peso fetal acima do percentil 50 para a idade gestacional.
(d) Diabetes materna.

Respostas Comentadas

477. (**e**)
O diâmetro biparietal é medido em um nível padrão de tálamo e septo pelúcido. A circunferência cefálica não é afetada pela forma da cabeça. O comprimento da diáfise femoral pode ser usado de forma confiável após a 14ª semana de idade gestacional. A circunferência abdominal deve ser determinada em um verdadeiro corte transversal no nível da junção da veia umbilical, seio portal e estômago fetal.

478. (**d**)
As medidas da circunferência abdominal principalmente refletem o tamanho do fígado.

479. (**b**)
Somente a diáfise do fêmur deveria ser medida no comprimento do fêmur, excluindo o colo femoral e outros centros de calcificação epifiseais.

480. (**b**)
Em casos de variações da forma da cabeça, deve-se utilizar a circunferência cefálica para cálculo da idade gestacional, exceto se existir malformação grave, como na hidrocefalia acentuada.

481. (**d**)

482. (**b**)
- A circunferência cefálica (CC) é parâmetro obrigatório a ser avaliado na biometria fetal.
- Ela permite corrigir as variações biológicas e fisiológicas do diâmetro biparietal, que levam a erros de interpretação na avaliação da idade gestacional.
- A partir da 24ª semana de gravidez pode, muitas vezes, ser o melhor parâmetro do segmento cefálico.
- Nas variações morfológicas da cabeça fetal, entre os parâmetros biométricos deste segmento para a determinação da IG, o DBP e a CC são equivalentes em acuracidade, e ambos são mais precisos do que o DBP.

483. (**a**)
- Os ossos longos são os melhores parâmetros fetais, para a obtenção da idade gestacional no último trimestre da gestação.
- Os ossos longos não apresentam uma alteração do seu crescimento de forma tão acentuada, como ocorre com os segmentos abdominal e cefálico, quando existem alterações no desenvolvimento fetal.
- Na avaliação da morfologia fetal, todos os ossos longos dos segmentos superiores e inferiores deverão ser medidos e analisados. Entretanto, para a avaliação da idade gestacional e do crescimento fetal, as medidas do comprimento do fêmur e do úmero são suficientes.
- A biometria fetal avalia de forma dinâmica o crescimento fetal, por meio das medidas do abdome fetal.

484. (**d**)
- A circunferência abdominal é o melhor parâmetro na avaliação do crescimento fetal, mas pela sua grande dispersão em termos de curva de crescimento não deverá ser empregada isoladamente na determinação da idade gestacional.
- Devemos lembrar que o feto tem características e comportamento semelhantes ao adulto. Quando bem nutrido, mostra abdome exuberante (macrossomia), e se estiver desnutrido, uma cintura muito pequena (baixo peso). Portanto, as medidas do abdome fetal espelham o seu ganho ponderal (peso).

485. (**d**)

486. (**a**)
A medida dos ossos longos possui uma maior importância na avaliação da IG. Portanto, medir com a máxima precisão é um pré-requisito para não errar na avaliação da IG.

487. (**c**)

488. (**d**)

489. (**c**)
- Esta relação possui valor aproximadamente constante a partir da 24ª semana de gestação.
- É excelente para excluir as alterações da morfologia dos ossos longos, uma vez já sabido que o DBP é normal.

490. (**c**)

491. (**b**)

492. (a)
- A medida do DBP há quase 3 décadas tem sido usada na avaliação do crescimento e maturidade fetais. Um valor do DBP ≥ 90 mm pode indicar maturidade pulmonar fetal numa gestante não diabética, embora trabalhos tenham mostrado a existência de altas taxas de falso-positivo em até 30%.
- Mesmo empregando-se o valor > 92 mm para o DBP como marcador de maturidade, incluiremos gestantes diabéticas gestacionais, e os seus fetos poderão desenvolver desconforto respiratório.
- A placenta sofre um processo fisiológico de senescência durante a fase final da gestação, como foi descrito por Grannum *et al.* Eles verificaram que havia uma excelente correlação de maturidade pulmonar fetal entre a placenta grau III e a relação lecitina/esfingomielina (L/E) do líquido amniótico, enquanto a placenta grau 0 indicava um feto imaturo (relação L/E < 2). Os graus I e II de placenta são tipos intermediários, podendo ser encontrados fetos maduros numa proporção que varia de 66 a 88%.

493. (a)
Os achados mostraram que a mortalidade e a morbidade perinatais não foram diferentes entre os dois grupos de pacientes. Não foi verificado diferença em relação à morbidade materna e à frequência de anomalias fetais detectadas. A principal crítica ao Estudo RADIUS é de ter subestimado o potencial da ultrassonografia, pois o diagnóstico precoce das malformações fetais possibilita a interrupção da gestação e evita, dessa maneira, o parto destes malformados com diminuição da mortalidade perinatal e morbidade materna.

494. (d)

495. (a)
Os núcleos de ossificação das epífises dos ossos longos são de grande ajuda nas pacientes que realizam o exame no final da gestação e que desconhecem a data da última menstruação, pois, nesta situação, não há exame de 1º trimestre para estabelecermos a idade gestacional.

496. (d)

497. (a)
O núcleo de ossificação da epífise distal do fêmur aparece por volta da 32ª a 33ª semana de gestação. O núcleo de ossificação da epífise proximal da tíbia aparece na 36ª semana. O núcleo de ossificação da epífise proximal do úmero aparece na 38ª semana.

498. (a)
A medida do núcleo de ossificação da epífise distal do fêmur acima de 0,6 cm tem sido usada para indicar a maturidade fetal. A maturidade neurológica fetal completa ocorre na 38ª semana.

499. (b)
O perfil biofísico é um teste realizado para identificar os fetos comprometidos. Quatro parâmetros avaliam a hipóxia aguda: frequência cardíaca fetal reativa (teste sem estresse), atividade respiratória, movimentos motores grosseiros e tônus fetal. Um parâmetro, o volume de líquido amniótico, avalia se existe hipóxia crônica.

500. (d)
Nas gestações do 1º trimestre, o melhor parâmetro é o comprimento cefalocaudal do embrião, também conhecido como comprimento cabeça-nádega, sendo o padrão-ouro para a determinação da idade gestacional, pois possui elevada precisão diagnóstica.

501. (c)
A circunferência abdominal é obtida através de uma aquisição transversal do abdome, ao nível do cordão umbilical. Os principais pontos de referência para a mensuração são: estômago fetal (anecogênico à esquerda), vasos portais (podendo se incluir o ducto venoso), corpo vertebral (imagem ecogênica posterior) e os grandes vasos (em frente ao corpo vertebral).

502. (a)
A circunferência abdominal é o perímetro externo do abdome fetal, medida em um plano axial que mostra o abdome redondo (bolha gástrica) ao nível da junção da veia umbilical com veia porta esquerda (ducto venoso).

503. (c)
A macrossomia fetal é definida como peso fetal acima do percentil 90% para a IG ou peso acima de 4.000 gramas. Os fatores de risco incluem diabetes materna, obesidade materna, história prévia de lactente macrossômico e ganho ponderal excessivo durante a gestação. As complicações manifestam-se no parto e incluem distocia do ombro, parto traumático, fraturas, lesão de plexo braquial, asfixia perinatal, hipoglicemia neonatal e aspiração de mecônio.

CAPÍTULO 13

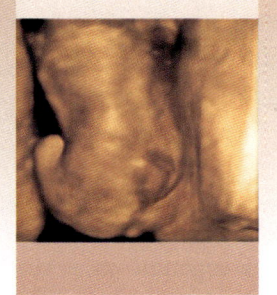

MALFORMAÇÕES FETAIS

Adilson Cunha Ferreira
Evaldo Trajano
Rejane Ferlin

504. **Sobre a malformação de Arnold-Chiari II:**
- São características ecográficas: obliteração da cisterna magna, diminuição e distorção das estruturas da fossa posterior, alteração da forma da cabeça e hidrocefalia.
- O sinal do limão se refere ao achatamento da concavidade dos ossos frontais bilaterais.
- O sinal da banana se refere a uma forma curva anormal do cerebelo.
  (a) Apenas uma alternativa está correta.
  (b) Duas alternativas estão corretas.
  (c) Todas as alternativas estão corretas.
  (d) Nenhuma alternativa está correta.

505. **Não é caracterizado como defeito estrutural no feto com síndrome de Down:**
  (a) Prega nucal acima de 3 mm no 1º trimestre.
  (b) Hidrocefalia.
  (c) Atresia de esôfago.
  (d) Cistos no plexo coroide.

506. **Num exame de rotina obstétrico, você se depara com os seguintes achados ultrassonográficos:**
Fêmur curto, intestino ecogênico, úmero curto, pieloectasia renal discreta, foco ecogênico intracardíaco e falange média hipoplásica do quinto dedo.
Diante de tais achados, qual patologia é sugerida?
  (a) Trissomia do 18.
  (b) Trissomia do 13.
  (c) Trissomia do 21.
  (d) Malformação de Chiari.

507. **O sinal ultrassonográfico, em obstetrícia, da dupla bolha é caracterizado por:**
  (a) Dilatação do estômago e duodeno, comum na peritonite meconial.
  (b) Dilatação do jejuno e íleo, comum na ausência de estômago.
  (c) Dilatação do estômago e duodeno, comum na atresia duodenal.
  (d) Dilatação de jejuno e íleo, comum no íleo meconial.

508. **Mãos cerradas com sobreposição do dedo indicador sugerem:**
  (a) Síndrome de Edwards.
  (b) Síndrome de Down.
  (c) Síndrome de Patau.
  (d) Malformação de Chiari.

509. **O higroma cístico:**
  (a) É uma quantidade aumentada de líquido na região geniturinária.
  (b) É caracterizado por massa cervical cística unilateral.
  (c) A associação à hidropisia fetal é um marcador de benignidade.
  (d) Até 70% apresentam cariótipos anormais.

510. **A espinha bífida é uma anormalidade que, mais comumente, acomete a região:**
  (a) Lombossacra.
  (b) Torácica.
  (c) Toracolombar.
  (d) Cervical.

511. **Edema de subcutâneo, derrames pleurais e pericárdicos e ascite são características ultrassonográficas de qual patologia fetal?**
  (a) Holoprosencefalia.
  (b) Hidranencefalia.
  (c) Hidropisia fetal.
  (d) Trissomia do 13.

Respostas Comentadas

504. (**c**)
A malformação de Arnold-Chiari II tem como características ecográficas: obliteração da cisterna magna, diminuição e distorção das estruturas da fossa posterior, alteração da forma da cabeça e hidrocefalia. O sinal do limão se refere ao achatamento da concavidade dos ossos frontais bilaterais. O sinal da banana se refere a uma forma curva anormal do cerebelo.

505. (**d**)
Os defeitos estruturais encontrados na síndrome de Down incluem cardiopatia congênita, atresia duodenal e hidrocefalia. Espessamento de prega nucal > 3 mm no 1º trimestre ou > 6 mm no 2º trimestre é um achado fortemente associado.
A trissomia do 18 em 47% dos casos é caracterizada por cistos no plexo coroide.

506. (**c**)
A trissomia do 21 é provável se houver dois ou mais dos seguintes achados: fêmur curto, intestino ecogênico, úmero curto, pieloectasia renal discreta, foco ecogênico intracardíaco e falange média hipoplásica do quinto dedo.

507. (**c**)
"Bolha dupla" é a distensão com líquido de estômago e da porção proximal do duodeno. A dilatação com líquido do duodeno é anormal e indicativa de estenose ou atresia duodenal, pâncreas anular ou volvo. Síndrome de Down deve ser considerada. Outras anomalias são associadas em 50% dos casos.

508. (**a**)
Os exames das mãos e dos pés do feto podem fornecer achados característicos que sugerem várias síndromes e anormalidades cromossômicas. Mãos cerradas com sobreposição do dedo indicador sugerem trissomia do 18 (Síndrome de Edwards). Polidactilia com rins policísticos sugere síndrome de Meckel-Gruber. Hipoplasia da falange média do quinto dedo, associada a encurtamento do fêmur e do úmero, sugere síndrome de Down.

509. (**d**)
O higroma cístico é uma coleção de líquido no pescoço do feto causada pela falha no sistema linfático em desenvolver conexões normais com o sistema venoso do pescoço. A USG mostra uma massa cística bilateral na nuca, com septo proeminente na linha média que representa o ligamento nucal. Até 70% apresentam cariótipos anormais, em geral síndromes de Turner ou de Down. Linfangiectasia generalizada e hidropisia fetal podem ocorrer e, nesse caso, sempre são fatais.

510. (**a**)
A espinha bífida pode ocorrer em qualquer local da coluna vertebral, mas ocorre com mais frequência na região lombossacra.

511. (**c**)
A hidropisia fetal consiste no acúmulo patológico de líquido nas cavidades e tecidos corporais. A ecografia revela ascite, derrames pleurais e pericárdico e edema subcutâneo.

CAPÍTULO 14

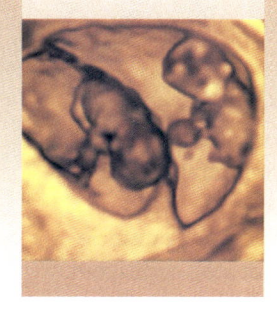

GESTAÇÕES MÚLTIPLAS

Adilson Cunha Ferreira
Evaldo Trajano
Mario S. F. Palermo

512. **Sobre a transfusão feto-fetal, marque a alternativa incorreta:**
    (a) Ocorre em 15 a 30% das gestações gemelares dicoriônicas.
    (b) O feto receptor rouba sangue ficando maior e pletórico.
    (c) O feto doador torna-se menor e anêmico.
    (d) Não é comum ocorrer até o final do 2º ou o início do 3º trimestre.

513. **Área triangular do tecido placentário normal, que se estende entre os dois sacos coriônicos, presente na gestação dicoriônica diamniótica, é chamada de:**
    (a) Sinal do limão.
    (b) Sinal da banana.
    (c) Sinal do lambda.
    (d) Sinéquia.
    (e) Tempestade de neve.

514. **A imagem abaixo demonstra:**

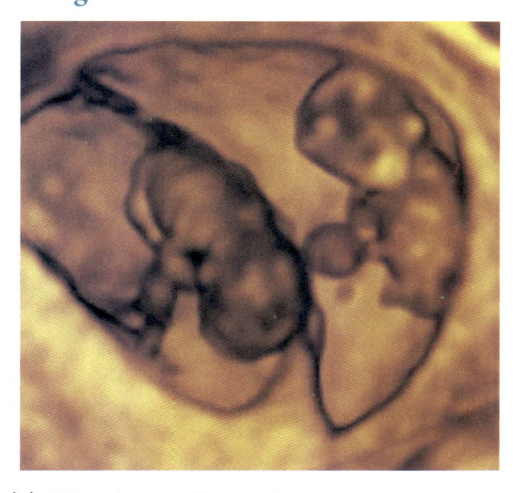

    (a) Dicoriônica diamniótica.
    (b) Monocoriônica diamniótica.
    (c) Monocoriônica monoamniótica.
    (d) Dicoriônica monozigótica.

515. **Em relação a gestação gemelar, podemos afirmar que:**
    (a) Se no momento da ovulação forem expelidos dois ovócitos ao invés de um, e se ambos forem fecundados, os zigotos resultantes darão origem a gêmeos dizigóticos (DZ).
    (b) Esses gêmeos, em média, não apresentam maior similaridade genética entre si do que pares de irmãos gerados sucessivamente, porque tanto os pares DZ quanto os pares de irmãos sucessivos são oriundos de pares de zigotos distintos.
    (c) Os pares DZ são, por isso, considerados como irmãos da mesma idade e, em consequência, também denominados gêmeos fraternos (do latim, *frater* = irmão).
    (d) Todas as alternativas são corretas.

516. **Em relação à gestação gemelar dizigótica (DZ), podemos afirmar que:**
    (a) Por terem origem biovular, os pares DZ podem ter o mesmo sexo, isto é, serem ambos do sexo masculino (MM) ou ambos do sexo feminino (FF) ou, ainda, discordantes quanto ao sexo (MF).
    b) Sempre os pares DZ apresentam duas placentas distintas.
    (c) Os pares DZ terão sempre sexos diferentes.
    (d) Todas as alternativas são incorretas.

517. **Em relação à gestação gemelar monozigótica (MZ), podemos afirmar que:**
    (a) Os pares monozigóticos (MZ) são formados no período entre 1 e 14 dias depois da fertilização, quando um único zigoto sofre desenvolvimento irregular, dando origem a dois indivíduos que são considerados idênticos do ponto de vista genético.
    (b) Os gêmeos MZ são do mesmo sexo, isto é MZMM ou MZFF.
    (c) Frequentemente são denominados gêmeos idênticos.
    (d) Todas as alternativas são corretas.

125

518. Em relação à gestação gemelar monozigótica (MZ), podemos afirmar que:
(a) As maiores diferenças entre os elementos de um par MZ ocorrem naqueles que são dicoriônicos, porque neles é mais provável a manifestação da *síndrome da transfusão entre gêmeos idênticos*, em consequência de anastomoses.
(b) O feto receptor passa a ser hipovolêmico e a produzir um excesso de fluido amniótico.
(c) O doador, ao contrário, se torna hipervolêmico e com pouca quantidade de fluido amniótico.
(d) Atualmente, o melhor recurso para enfrentar essa situação é a interrupção da comunicação circulatória placentária pela utilização de *laser* durante fetoscopia (Ville *et al.*, 1992).

519. Em relação à gestação gemelar monozigótica (MZ), podemos afirmar que:
(a) Estima-se que cerca de 22% dos pares MZ mostram uma diferença de 35% ou mais de hemoglobina.
(b) Se o gêmeo que recebe menos hemoglobina nascer com uma diferença de peso igual ou superior a 300 g em relação ao gêmeo mais pesado, ele, frequentemente, terá quociente de inteligência (QI) inferior ao que nasceu com mais peso (Munsinger, 1977).
(c) A hipótese de que a síndrome da transfusão entre gêmeos idênticos é a responsável pela diferença de QI entre os pares MZ.
(d) Todas as alternativas são corretas.

520. Em relação à gestação com formação de teratópagos, podemos afirmar que:
(a) Se a separação do material embrionário for incompleta durante a formação de um par MZ, os gêmeos resultantes poderão apresentar-se ligados por intermédio de uma estrutura comum, que permitirá a comunicação de seus sistemas circulatórios. Tais tipos de gêmeos são denominados *teratópagos*.
(b) Dentre os fatores associados à formação de teratópagos, destaca-se a história de tireoideopatia e de tratamento para infertilidade das gestantes.
(c) Na imprensa leiga os teratópagos são, geralmente, chamados de *irmãos siameses*.
(d) Todas as alternativas são corretas.

521. Em relação à gestação com formação de teratópagos, podemos afirmar que:
(a) Os gêmeos *toracópagos* apresentam parte da região pélvica em comum.
(b) Os *onfalópagos* são unidos por uma ponte de tecido que vai desde a cabeça até a cartilagem xifoide.
(c) Os *raquípagos* são unidos pela coluna vertebral em qualquer área acima da região sacrococcígea.
(d) Os toracópagos e os onfalópagos são, também, frequentemente denominados de *irmãos unidos*.

522. Em relação à superfecundação heteropaterna, podemos afirmar que:
(a) Um parto múltiplo pode ser o resultado da fertilização de dois ou mais ovócitos expelidos simultaneamente, mas pode resultar, também, de *superfecundação*, isto é, da fecundação de ovócitos emitidos em ovulações sucessivas durante um único ciclo menstrual.
(b) Um parto múltiplo sempre resulta da fertilização de dois ou mais ovócitos expelidos simultaneamente.
(c) A *superfecundação* é a fecundação de ovócitos emitidos na mesma ovulação.
(d) Todas as alternativas estão erradas.

Respostas Comentadas

512. (**a**)

A síndrome transfusão feto-fetal ocorre em 15 a 30% das gestações gemelares monocoriônicas. O feto receptor rouba sangue ficando maior e pletórico, enquanto o feto doador torna-se menor e anêmico. Embora a síndrome possa ocorrer em qualquer período depois do 1º trimestre, não é comum ocorrer até o final do 2º ou o início do 3º trimestre. A direção do fluxo pelo Doppler nas artérias e veias umbilicais está mantida corretamente: o fluxo arterial é direcionado para a placenta, enquanto o fluxo venoso em direção ao feto.

513. (**c**)

O sinal de lambda é chamado assim em razão de uma área triangular do tecido placentário normal que se estende entre os dois sacos coriônicos, presente na gestação dicoriônica diamniótica.

514. (**a**)

Dicoriônica diamniótica.

515. (**d**)

516. (**a**)

Nem sempre, porém, os pares DZ apresentam duas placentas distintas, pois, em decorrência de uma eventual proximidade excessiva dos locais de implantação dos blastocistos, que dão origem aos gêmeos DZ, as placentas podem, aparentemente, fundir-se em uma única. Quando isto acontece, somente o exame microscópico na região de união das placentas mostrará a presença da chamada *zona T*, composta de quatro lâminas (um âmnio de cada lado e dois córions no meio). Entre os dois córions será possível observar a presença do trofoblasto e vilosidades coriônicas atrofiadas (Benirschke, 1994).

517. (**d**)

- Os pares monozigóticos (MZ) são formados no período entre 1 e 14 dias depois da fertilização, quando um único zigoto sofre desenvolvimento irregular, dando origem a dois indivíduos que são considerados idênticos do ponto de vista genético, pois possuem o mesmo patrimônio genético, visto que são oriundos de uma única célula-ovo ou zigoto.
- Os gêmeos MZ são do mesmo sexo, isto é MZMM ou MZFF.
- Frequentemente são denominados gêmeos idênticos, apesar de essa denominação não ser muito apropriada, visto que a identidade, aqui, se refere ao genótipo e não ao fenótipo, havendo casos em que os pares MZ apresentam grandes diferenças fenotípicas.

Segundo Benirschke (1994), cerca de 30% dos pares MZ se originam da separação dos blastômeros em um período muito precoce, isto é, até o 3º dia após a fecundação, quando o zigoto segmentado ainda está no estado de mórula. Em consequência disso, formam-se dois blastocistos e os gêmeos resultantes mostrarão, ao nascer, dois córions, dois âmnios (diamnióticos dicoriônicos) e, dependendo da proximidade dos locais em que estavam implantados no útero, duas placentas bem separadas ou unidas. Os outros 70% de pares MZ são o resultado de alterações que ocorrem entre o 4º e o 14º dia após a fecundação do ovócito. Essas alterações podem provocar a divisão da massa celular interna, o que propicia o nascimento de gêmeos com dois âmnios e um córion (diamnióticos monocoriônicos) e uma placenta. No caso de essas alterações serem mais tardias, elas provocam a divisão do disco embrionário, resultando disso o nascimento de gêmeos com um único âmnio e um único córion (monoamnióticos monocoriônicos) e placenta única. Essas alterações tardias também podem provocar uma repartição desigual do material embrionário e, por conseguinte, a produção de maiores diferenças entre os pares MZ.

518. (**d**)

- As maiores diferenças entre os elementos de um par MZ ocorrem naqueles que são monocoriônicos, porque neles é mais provável a manifestação da *síndrome da transfusão entre gêmeos idênticos*, em consequência de anastomoses placentárias arteriovenosas, que podem permitir o estabelecimento de um fluxo sanguíneo preferencial de um gêmeo para outro.
- O feto receptor passa a ser hipervolêmico e a produzir um excesso de fluido amniótico.
- O doador, ao contrário, se torna hipovolêmico e com pouca quantidade de fluido amniótico. Se a síndrome da transfusão entre os gêmeos MZ se iniciar antes de 26 semanas de gestação, haverá alto risco de mortalidade fetal.
- Atualmente, o melhor recurso para enfrentar essa situação é a interrupção da comunicação circulatória placentária pela utilização de *laser* durante fetoscopia (Ville *et al.*, 1992).

519. (d)
- Estima-se que cerca de 22% dos pares MZ mostram uma diferença de 35% ou mais de hemoglobina.
- Se o gêmeo que recebe menos hemoglobina nascer com uma diferença de peso igual ou superior a 300 g em relação ao gêmeo mais pesado, ele, frequentemente, terá quociente de inteligência (QI) inferior ao que nasceu com mais peso (Munsinger, 1977).
- A hipótese de que a síndrome da transfusão entre gêmeos idênticos é a responsável pela diferença de QI entre os pares MZ encontra apoio no fato de tal diferença não ocorrer entre os gêmeos DZ, mesmo quando o peso desses gêmeos ao nascer diferiu em 300 g ou mais, porque nesses gêmeos as circulações fetais quase nunca estão conectadas.

520. (d)
- Se a separação do material embrionário for incompleta durante a formação de um par MZ, os gêmeos resultantes poderão apresentar-se ligados por intermédio de uma estrutura comum, que permitirá a comunicação de seus sistemas circulatórios. Tais tipos de gêmeos são denominados *teratópagos*, o que não é um termo muito apropriado, pois, em grego, *téras* = monstro; *pagos* = unido, mas é a designação mais frequentemente utilizada para indicar a união física de gêmeos, que já foi notada inclusive em trigêmeos e em quadrigêmeos (Schinzel *et al.*, 1979).
- Dentre os fatores associados à formação de teratópagos, destaca-se a história de tireoideopatia e de tratamento para infertilidade das gestantes. Na Hungria notou-se também uma associação entre o nascimento de teratópagos e o uso frequente de esteroides sexuais no início da gestação (International Clearinghouse for Birth Defects Monitoring Systems, 1991).
- Na imprensa leiga os teratópagos são, geralmente, chamados de *irmãos siameses*, em alusão a um caso que ganhou repercussão mundial no século XIX, e que dizia respeito a um par de gêmeos ligados entre si por uma ponte que ia da cartilagem ensiforme até o umbigo comum a ambos. Esses gêmeos nasceram no Sião (atual Tailândia), em 1811, e faleceram nos Estados Unidos da América do Norte, em 1874, onde residiram a partir de 1829. O óbito de um desses gêmeos (Chang) foi consequência de pneumonia. O outro (Eng), de acordo com o relato de parentes, faleceu vítima de violento terror, algumas horas depois da morte do irmão, enquanto aguardava a vinda do médico que deveria proceder à separação cirúrgica dos corpos. A autópsia desses irmãos revelou que a ligação entre eles continha tecido hepático, que unia o fígado de Chang ao de Eng.

521. (c)
- Os gêmeos *toracópagos* apresentam parte da região torácica em comum.
- Os *onfalópagos* (do grego, *onfalós* = umbigo) são unidos por uma ponte de tecido que vai desde o umbigo até a cartilagem xifoide.
- Os *raquípagos* são unidos pela coluna vertebral em qualquer área acima da região sacrococcígea.
- Os toracópagos e os onfalópagos são, também, frequentemente denominados de *irmãos xifópagos* em alusão ao esterno e apêndice xifoide (do grego, *xífos* = espada).

522. (a)
Um parto múltiplo pode ser o resultado da fertilização de dois ou mais ovócitos expelidos simultaneamente, mas pode resultar, também, de *superfecundação*, isto é, da fecundação de ovócitos emitidos em ovulações sucessivas durante um único ciclo menstrual. No caso de mulheres monogâmicas, é impossível saber se um parto múltiplo resultou de poliovulação ou de superfecundação.

Sabe-se, porém, que a superfecundação existe, em decorrência de observações sobre *superfecundação heteropaterna*, isto é, casos de mulheres com mais de um parceiro sexual, que geraram gêmeos com pais diferentes, isto é, gêmeos dizigóticos que eram, de fato, meio-irmãos. Apesar de esses casos serem pouco mencionados na literatura pertinente (Sorgo, 1973; Terasaki *et al.*, 1978; Spielmann & Kuhnl, 1980; Phelan *et al.*, 1982; Wenk *et al.*, 1986, 1992), é possível que sua frequência esteja em ascensão nas sociedades modernas, que propiciam aumento da frequência de parceria sexual múltipla e concomitante, com consequente aumento da frequência de coitos, que parecem induzir ovulação secundária (James, 1984; Forrest e Singh, 1990).

CAPÍTULO 15

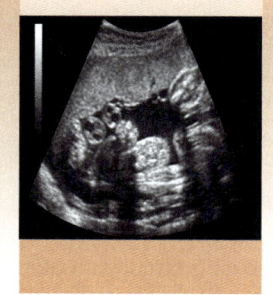

PLACENTA

Adilson Cunha Ferreira
João Francisco Jordão
Mario S. F. Palermo

523. **Sobre os corioangiomas:**
    - São neoplasias vasculares placentárias benignas bem delimitadas e, geralmente, únicas.
    - Estão localizados próximos ou no interior da placa coriônica.
    - Geralmente invadem a cavidade amniótica.
    (a) Apenas uma está correta.
    (b) Duas estão corretas.
    (c) Todas estão corretas.
    (d) Todas as alternativas são incorretas.

524. **Quanto à avaliação da placenta prévia (PP):**
    (a) Centro-total é aquela que margeia o orifício interno do colo uterino.
    (b) Parcial é aquela que está inserida de um lado do orifício interno do colo uterino, cobrindo-o de forma parcial.
    (c) Marginal é aquela que se insere na margem do orifício interno do colo uterino e acaba por cobri-lo.
    (d) Todas as alternativas são corretas.

525. **Correlacione às colunas:**
    (a) Grau 0   ( ) Calcificações pequenas e difusas.
    (b) Grau 1   ( ) Ecogenicidade placentária e uniforme.
    (c) Grau 2
    (d) Grau 3   ( ) Calcificações maiores ao longo da placa basal.
                  ( ) Presença de cotilédones.
    (a) a, b, c, d.
    (b) b, a, c, d.
    (c) c, a, b, d.
    (d) b, a, d, c.

526. **Quanto à avaliação placentária sobre a trombose intervilosa, podemos afirmar que:**
    (a) A incidência de trombose intervilosa aumenta nos casos de isoimunização Rh, sugerindo que a sua presença pode conduzir à sensibilização.
    (b) São áreas de hemorragia extraplacentária com aparência discreta, que independe do tempo da lesão.
    (c) Apresenta significado clínico e tem correlação com sofrimento fetal agudo.
    (d) A trombose intervilosa aparece como uma área intraplacentária hiperecogênica.

527. **Quanto à avaliação placentária sobre o infarto, podemos afirmar que:**
    (a) O infarto placentário é resultado de uma interrupção no suprimento vascular, levando a uma necrose do vilo.
    (b) Infartos ocorrem muito comumente na placa corial da placenta e variam em tamanho, de poucos milímetros a alguns centímetros.
    (c) Embora pequenos infartos sejam vistos em 25% das placentas em gestação normal, eles ocorrem menos frequentemente em gestações complicadas por pré-eclâmpsia e hipertensão.
    (d) Pequenos infartos assim como os infartos placentários que afetam mais de 80% do parênquima se associam à restrição do crescimento fetal e óbito fetal em decorrência da insuficiência uteroplacentária.

528. **Assinale V para verdadeiro e F para falso. A prevalência do infarto placentário aumenta significativamente em pacientes com:**
    ( ) Idade materna avançada.
    ( ) Diabetes.
    ( ) Hipertensão arterial.
    ( ) Pré-eclâmpsia.
    ( ) Lúpus eritematoso.
    (a) V, V, V, V, V.
    (b) V, V, F, V, V.
    (c) F, V, F, V, V.
    (d) V, V, V, V, F.

529. **Quanto à avaliação placentária sobre os lagos venosos, podemos afirmar que:**
    (a) São áreas hiperecogênicas na placenta que correspondem a espaços preenchidos por líquido amniótico.
    (b) Provavelmente representam um estágio final da trombose intervilosa e/ou da deposição perivilositária de fibrina.
    (c) A ecografia e a análise Doppler colorido e de amplitude podem demonstrar fluxo sanguíneo no interior de algumas destas lesões.
    (d) As implicações são totalmente semelhantes a dos infartos.

530. A imagem abaixo está frequentemente relacionada com?

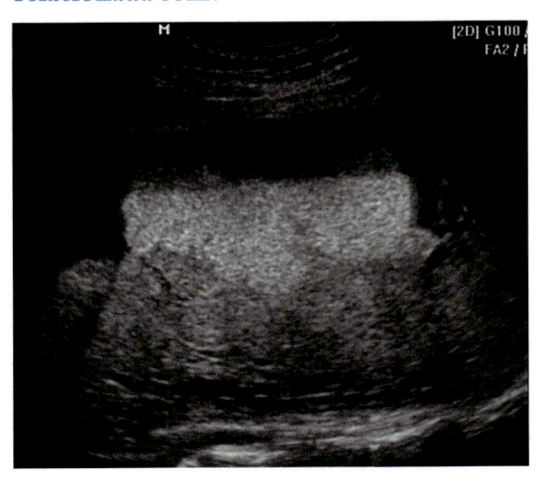

(a) Corioangiomas.
(b) Hemangiomas.
(c) Teratomas.
(d) Placetoma (frequentemente de origem epitelial).

531. Quanto à imagem abaixo, pode-se afirmar que:

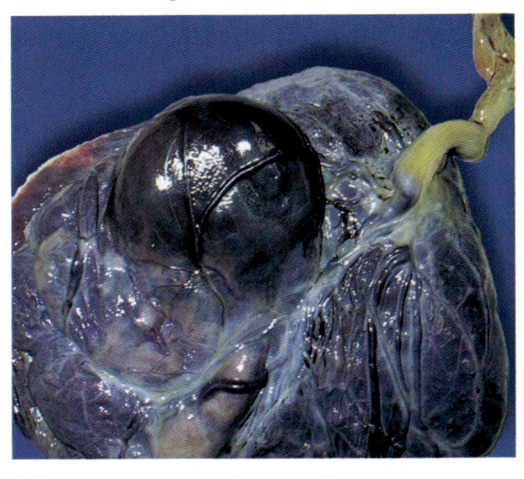

(a) Trata-se possivelmente de um corioangioma, e a análise Doppler não é útil na demonstração da vascularização destas lesões.
(b) Pequenas lesões geralmente se associam a complicações da gestação.
(c) Corioangiomas maiores podem determinar aumento da dinâmica circulatória causado pela necessidade de suprir o corioangioma.
(d) *Shunts* arteriovenosos intratumorais podem causar hidropisia fetal, mas não cardiomegalia.

532. Em relação à placenta é incorreto afirmar que:
(a) Pode ser visibilizada após 12 semanas de gestação.
(b) Inicialmente é homogênea e finamente granular.
(c) A presença de calcificações sugere patologia.
(d) Sua espessura normal é de até 4 cm.

533. A espessura placentária abaixo de 3 cm após a 30ª semana pode estar associada a:
(a) Hidropisia fetal.
(b) Diabetes.
(c) Tumores placentários.
(d) Anemia materna.
(e) Morte fetal.

534. Quais das opções abaixo são fatores de risco para infarto placentário:
- Diabetes e hipertensão arterial.
- Pré-eclâmpsia.
- Lúpus eritematoso sistêmico.

(a) Apenas uma está correta.
(b) Duas estão corretas.
(c) Todas estão corretas.
(d) Nenhuma está correta.

535. A placenta circunvalada completa pode estar associada a:
(a) Parto prematuro.
(b) Mortalidade perinatal.
(c) Hemorragia.
(d) Todas as alternativas anteriores.

536. Sobre os parâmetros ecográficos que devem ser avaliados no estudo das placentas, não podemos citar:
(a) Localização, forma, espessura e volume.
(b) Local de inserção do cordão umbilical.
(c) Grau (classificação de Grannum), análise da placa corial (face fetal).
(d) Todas as alternativas estão corretas.

537. Quanto à avaliação da evolução placentária, podemos identificar:
(a) Decídua basal, local do futuro sítio placentário, em torno da 10ª semana.
(b) Córion frondoso na 10ª e 11ª semanas.
(c) Trofoblasto torna-se mais refringente na 8ª semana e a acentuação dos seus contornos na 9ª semana.
(d) Separando-se nitidamente do miométrio e terminando a sua formação ao final da 18ª semana.

538. **Quanto à avaliação placentária, podemos afirmar que:**
    (a) A espessura placentária aumenta até a 32ª semana, alcançando um valor máximo de 3,6 cm até a 36ª semana.
    (b) A localização da placenta e os planos de corte, onde estão localizadas as suas medidas, podem alterar estes valores. Desse modo, um valor entre 5,5 e 5,7 cm após a 34ª semana pode ser considerado normal.
    (c) Há consenso em se atribuir importância clínica à espessura placentária aumentada ou diminuída, constituindo, assim, um marcador ecográfico de diferentes processos patológicos.
    (d) Não há alternativa correta.

539. **Quanto à avaliação placentária podemos afirmar que a espessura placentária abaixo de 3 cm após a 30ª semana pode estar associada a?**
    ( ) Poli-hidrâmnio.
    ( ) Hipertensão arterial.
    ( ) Crescimento fetal intrauterino restrito (CIR).
    ( ) Infecções intrauterinas.
    ( ) Morte fetal.
    ( ) Anomalias cromossômicas.
    (a) V, V, V, V, V, V.
    (b) V, V, F, V, V, F.
    (c) F, V, F, V, V, F.
    (d) V, V, V, V, F, F.

540. **Quanto à avaliação placentária, podemos afirmar que:**
    (a) O desenvolvimento placentário se inicia com a implantação em torno do sexto para o sétimo dia pós-concepção, no momento em que o blastocisto inicia a invasão do miométrio.
    (b) A placenta proporciona a conexão entre a mãe e o feto, sendo um órgão constituído de duas metades, uma fetal e a outra materna.
    (c) As doenças maternas que acometem a placenta dão alterações na superfície materna próximo à placa basal. As doenças fetais que dão alterações placentárias se alojam junto à placa corial.
    (d) Todas as alternativas são corretas.

541. **Quanto à avaliação da placenta acreta, podemos afirmar que:**
    (a) Está associada à deficiência difusa ou focal da decídua basal.
    (b) Não está associada à deficiência difusa ou focal da decídua basal.
    (c) Está associada a aumento difuso ou focal da decídua basal.
    (d) Não tem relação decídua basal.

542. **Quanto à avaliação da placenta acreta, podemos afirmar que:**
    (a) A incidência de placenta *acreta* é maior em pacientes com cesárea prévia.
    (b) Grandes multíparas.
    (c) Extração manual da placenta e cicatrizes endometriais.
    (d) Todas as alternativas anteriores.

543. **Quanto à avaliação placentária, podemos afirmar que quando a espessura placentária está acima de 5 cm devemos investigar:**
    ( ) Hidropisia fetal.
    ( ) Diabetes.
    ( ) Isoimunização Rh.
    ( ) Descolamento retroplacentário.
    ( ) Infecções.
    ( ) Tumores placentários.
    ( ) Malformações fetais.
    ( ) Anemia materna.
    (a) V, V, V, V, V, V, V, V.
    (b) V, V, F, V, V, V, V, V.
    (c) F, V, F, V, V, V, V, F.
    (d) V, V, V, V, F, V, V, F.

544. **Quanto à avaliação da placenta, os hematomas retroplacentário e submembranoso, podemos afirmar que:**
    (a) O hematoma retroplacentário à ecografia pode aparecer como uma área hipoecogênica ou complexa.
    (b) O significado clínico do hematoma retroplacentário independe do tamanho e da extensão da lesão.
    (c) Pequenos hematomas menores do que 60 cm³ não estão associados a maior risco de perda.
    (d) Há mais de uma alternativa correta.

545. **Quanto à avaliação placenta prévia (PP), pode-se afirmar que:**
    (a) A PP é causa comum de sangramento no 3º trimestre, embora ocorra em menos de 30% dos partos.
    (b) O sintoma clínico principal é o sangramento vaginal indolor, que tende a ser de repetição com aumento da quantidade de sangue, até o choque hemorrágico, principalmente na PP centro-total.
    (c) A Ressonância magnética (RM) é o método de eleição para o seu diagnóstico.
    (d) A bexiga cheia e a presença de contração uterina não influenciam o diagnóstico de PP.

546. **Quanto à avaliação placentária e aos graus de placenta (classificação de Grannum), podemos afirmar que:**
   (a) Grau 0: homogênea com placa corial lisa e com sinais de calcificação.
   (b) Grau I: calcificações esparsas no parênquima e nas camadas basal e corial.
   (c) Grau II: áreas septais direcionadas no sentido da placa basal para a corial parcialmente calcificadas e placa basal calcificada.
   (d) Grau IV: calcificações em todo o compartimento lobar, configurando imagem calcificada anelar do cotilédone.

547. **Sobre a placenta prévia (PP), assinale a alternativa verdadeira:**
   (a) PP marginal é aquela que está inserida de um lado do orifício interno (OI), cobrindo-o de forma parcial.
   (b) PP parcial, que se insere na margem do OI sem cobri-lo.
   (c) PP lateral é definida quando a margem inferior da placenta dista menos de 5 cm do OI.
   (d) O diagnóstico de certeza deve ser realizado após a 24ª semana.

548. **A maturidade placentária é feita por meio da análise da placa basal e do parênquima, podendo-se graduar a placenta em 4 graus. Assinale a alternativa correta:**
   (a) Grau 0: a placa basal não é identificada, e o parênquima é homogêneo.
   (b) Grau I: a placa basal é bem evidente, podendo ser facilmente identificada, enquanto que septações ecogênicas aparecem cruzando o parênquima placentário a partir da placa basal em direção à placa corial.
   (c) Grau II: a placa basal começa a ser identificada por linhas ecogênicas, e o parênquima apresenta pontos de maior ecogenicidade.
   (d) Grau IV: ocorre a formação de verdadeiros cotilédones.

549. **Quanto à ecotextura placentária, pode-se afirmar que:**
   (a) Na diabetes gestacional é comum a presença de edema da placenta com aumento do seu volume e a associação com poli-hidrâmnio.
   (b) Nos fetos com baixo peso é comum a placenta possuir maior volume e sofrer intenso processo degenerativo com áreas de calcificação, necrose, infarto e trombose.
   (c) As pacientes que foram submetidas à corticoidoterapia, para aceleração da maturidade pulmonar, não interferem no aspecto ecográfico da placenta.
   (d) Não há casos de placenta grau III associados a feto III.

Respostas Comentadas

523. (c)
Os corioangiomas são neoplasias vasculares placentárias benignas, bem delimitadas e geralmente únicas. Estão localizados próximos ou no interior da placa coriônica. E geralmente invadem a cavidade amniótica.

524. (b)
- Centro-total é aquela que ultrapassa o orifício interno do colo uterino.
- Marginal é aquela que se insere na margem do orifício interno do colo uterino sem cobri-lo.

525. (b)
A placenta é classificada em: Grau 0: ecogenicidade placentária e uniforme; grau 1: calcificações pequenas e difusas; grau 2: calcificações maiores ao longo da placa basal e grau 3: Presença de cotilédones.

526. (a)
- São áreas de hemorragia intraplacentária com aparência **grosseira**, que **depende** do tempo da lesão.
- Não apresenta significado clínico e tem sido observada em aproximadamente 50% das placentas de termo de gestações não complicadas.
- A trombose intervilosa aparece como uma área intraplacentária anecogênica ou hipoecogênica que varia em tamanho, de poucos milímetros a centímetros, podendo se estender para o espaço subcoriônico ou para a placa basal.

527. (a)
- Infartos ocorrem muito comumente na base da placenta e variam em tamanho, de poucos milímetros a alguns centímetros.
- Embora pequenos infartos sejam vistos em 25% das placentas em gestação normal, eles ocorrem mais frequentemente em gestações complicadas por pré-eclâmpsia e hipertensão essencial que podem determinar CIR.
- Pequenos infartos não têm significado clínico, contudo, os infartos placentários que afetam mais de 10% do parênquima se associam à restrição do crescimento fetal e ao óbito fetal em decorrência da insuficiência uteroplacentária.

528. (a)

529. (c)
- São áreas anecogênicas na placenta que correspondem a espaços preenchidos por sangue.
- Provavelmente representam um estágio inicial da trombose intervilosa e/ou da deposição perivilositária de fibrina.
- As implicações são totalmente distintas dos infartos.

530. (a)

531. (c)
- Trata-se possivelmente de um corioangioma, e a análise Doppler é útil na demonstração da vascularização dessas lesões.
- Pequenas lesões geralmente não se associam a complicações da gestação.
- *Shunts* arteriovenosos intratumorais, que podem causar hipóxia ou desnutrição, estando associados à hidropisia fetal, cardiomegalia, insuficiência cardíaca congestiva, baixo peso ao nascer e parto prematuro.

A monitoração da circulação fetal, utilizando Doppler pulsado, é útil no manejo do corioangioma 36, e alguns autores preconizam o uso de terapias invasivas nas complicações fetais, como a transfusão sanguínea fetal e a desvascularização tumoral.

532. (c)
O formato da placenta, semelhante a um disco, torna-se evidente por volta da 12ª semana de gestação e, por volta da 18ª semana, a placenta está finamente granular e homogênea, com uma membrana coriônica de revestimento lisa ao longo de sua superfície fetal. À medida que a gestação evolui, a placenta torna-se mais heterogênea, com ecotransparências focais em decorrência dos lagos venosos e das áreas de deposição de fibrina. Calcificações ocorrem ao longo das septações e se dispersam aleatoriamente por toda a placenta. Estas alterações são normais ao envelhecimento placentário e não devem ser interpretados como sinal de doença. A placenta possui espessura máxima de 4 cm e mínima de 1 cm. As placentas espessas podem estar associadas à diabetes e anemia materna, hidropisia e infecções uterinas crônicas. As placentas finas estão associadas à pré-eclâmpsia, insuficiência placentária, RCIU e trissomias do 13 e 21.

533. (e)
A espessura placentária constitui um marcador ecográfico de processos patológicos. A espessura abaixo de 3 cm após a 30ª semana pode estar associada a poli-hidrâmnio, hipertensão arterial, crescimento fetal intrauterino restrito, infecções intrauterinas, anomalias cromossômicas e morte fetal.

534. (c)
A prevalência de infarto placentário aumenta significativamente em pacientes com idade materna avançada, Diabetes, Hipertensão arterial, Pré-eclâmpsia e Lúpus eritematoso sistêmico.

535. (d)
A placenta circunvalada completa pode estar associada a: parto prematuro, ameaça de aborto, mortalidade perinatal e hemorragia.

536. (d)
São parâmetros ecográficos que devem ser avaliados no estudo das placentas: localização, forma, espessura e volume, local de inserção do cordão umbilical, vascularização e aspectos hemodinâmicos, grau (classificação de Grannum), análise da placa corial (face fetal), verificar a presença de acretismo placentário, análise da placa basal (face materna) região retroplacentária e da textura do tecido placentário.

537. (c)
- Decídua basal, local do futuro sítio placentário, em torno da 5ª semana.
- Córion frondoso na 7ª e 8ª semanas.
- Separando-se nitidamente do miométrio e terminando a sua formação ao final da 12ª semana.

538. (d)
- A espessura placentária aumenta continuamente, alcançando um valor máximo de 3,6 cm até a 36ª semana.
- A localização da placenta e os planos de corte, onde estão localizadas as suas medidas, podem alterar estes valores. Desse modo, um valor entre 4,5 cm e 4,7 cm após a 34ª semana pode ser considerado normal.
- Há consenso em se atribuir importância clínica à espessura placentária aumentada ou diminuída, constituindo, assim, um marcador ecográfico de diferentes processos patológicos.

539. (a)
540. (d)
541. (a)
542. (d)
543. (a)
544. (d)
As alternativas "a" e "c" estão corretas.
O significado clínico do hematoma retroplacentário depende do tamanho e da extensão da lesão.

545. (b)
- A PP é causa comum de sangramento no 3º trimestre, embora ocorra em menos de 10% dos partos.
- O sintoma clínico principal é o sangramento vaginal indolor, que tende a ser de repetição com aumento da quantidade de sangue, até o choque hemorrágico, principalmente na PP centro-total.
- A ecografia é o método de eleição para o seu diagnóstico, tomando-se o cuidado de evitar, na realização da USTV, manobras intempestivas, para não correr o risco de aumentar o sangramento, caso haja dilatação do canal cervical, a ultrassonografia perineal (USTP) é útil nestas situações, possibilitando estudar a contento a região do colo uterino, em especial o orifício interno (OI), com elevado valor preditivo.
- A bexiga cheia e a presença de contração uterina podem mimetizar a PP e ser causa de erro diagnóstico, especialmente no 2º trimestre.

546. (c)
- Grau 0: homogênea com placa corial lisa e ausência de sinais de calcificação.
- Grau I: calcificações esparsas no parênquima e na camada basal.
- Grau II: áreas septais direcionadas no sentido da placa basal para a corial parcialmente calcificadas e placa basal calcificada.
- Grau III: calcificações em todo compartimento lobar, configurando imagem calcificada anelar do cotilédone.

547. (d)
Placenta prévia (PP) parcial é aquela que está inserida de um lado do orifício interno (OI), cobrindo-o de forma parcial. PP marginal é aquela que se insere na margem do OI sem cobri-lo. PP lateral é definida quando a margem inferior da placenta dista menos de 7 cm do OI. O diagnóstico de certeza deve ser realizado após a 24ª semana. PP centro-total é aquela que ultrapassa o OI.

548. (a)
- Grau 0: a placa basal não é identificada, e o parênquima é homogêneo.
- Grau I: a placa basal começa a ser identificada por linhas ecogênicas, e o parênquima apresenta pontos de maior ecogenicidade.
- Grau II: a placa basal é bem evidente podendo ser facilmente identificada, enquanto que septações ecogênicas aparecem, cruzando o parênquima placentário a partir da placa basal em direção à placa corial.
- Grau III: ocorre a formação de verdadeiros cotilédones, que podem variar em tamanho e número. O importante é verificar se não existe nenhuma descontinuidade nestes septos que formam o cotilédone. Caso exista, a placenta não é classificada como grau III. Outro detalhe importante é o fato de a visibilização ou não da placa corial não alterar o grau da placenta.
- Não existe grau IV.

549. (a)
- Na diabetes gestacional é comum a presença de edema da placenta com aumento do seu volume e a associação com poli-hidrâmnio. Nestas condições, a placenta frequentemente permanece do tipo grau 0, e às vezes a análise do líquido amniótico se faz necessária.
- Nos fetos com baixo peso é comum a placenta possuir menor volume e sofrer intenso processo degenerativo com áreas de calcificação, necrose, infarto e trombose. Nesta eventualidade, a classificação acima é difícil, pois muitas vezes estes parâmetros não se enquadram nela. Portanto, é comum nas pacientes com crescimento intrauterino restrito (CIR), tabagistas, apresentarem antes da 34ª semana de gestação alterações da ecotextura placentária.
- As pacientes que foram submetidas à corticoidoterapia para aceleração da maturidade pulmonar, principalmente se realizada entre a 28ª e 32ª semanas de gestação, podem apresentar de forma transitória alteração de senescência da placenta (principalmente grau I). Após o efeito do medicamento, estas alterações placentárias desaparecem.
- Alguns casos de placenta grau III associados a feto imaturo são descritos. Na nossa experiência, são placentas degeneradas que são erroneamente rotuladas como maduras (grau III). Outro detalhe importante e que o ultrassonografista deve lembrar está no fato que em apenas 15% das gestações de termo encontramos a placenta grau III.

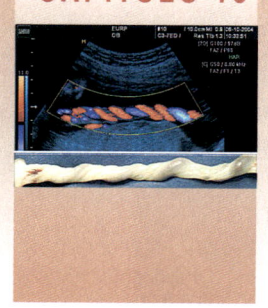

CAPÍTULO 16

CORDÃO UMBILICAL

Adilson Cunha Ferreira
João Francisco Jordão
Miguel Ruoti Cosp

550. **É considerado fator de risco para ocorrência de nós de cordão umbilical:**
    (a) Fetos do sexo feminino.
    (b) Nuliparidade.
    (c) Idade materna avançada.
    (d) Cordão curto.

551. **Quanto à avaliação do cordão umbilical, sabe-se que o anel umbilical primitivo (precursor do cordão umbilical primitivo) origina-se da linha de reflexão ventral da junção amnioectodérmica e por ele passam:**
    (a) Pedúnculo embrionário que contém as artérias umbilicais, a veia umbilical e o alantoide com seus vasos.
    (b) Pedúnculo vitelino que contém o pedúnculo onfalomesentérico e remanescentes da ligação dos sacos vitelino e amniótico originais.
    (c) Canais de ligação entre os celomas intra e extra-embrionários, que contêm, temporariamente, as alças intestinais.
    (d) Todas as alternativas são corretas.

552. **Quanto à avaliação do cordão umbilical pode-se afirmar:**
    (a) Nos cordões longos podem ocorrer complicações, como descolamento placentário, inversão uterina no momento da dequitação, hemorragia infundibular.
    (b) O cordão normal possui comprimento entre 5 e 6 cm, no entanto, pode ocorrer uma variação entre 2,2 e 13 cm.
    (c) Pode ser extremamente curto ou até mesmo ausente (acordia) ou chegar, até mesmo, a comprimentos de 300 cm.
    (d) Nos cordões curtos pode ocorrer: oclusão vascular face a tromboses, nós verdadeiros e prolapso de cordão.

553. **Quanto à avaliação do cordão umbilical, as circulares podem ser do tipo:**
    (a) Cervicais.
    (b) De membros.
    (c) Envolver qualquer porção do feto.
    (d) Todas as alternativas anteriores.

554. **Quanto à avaliação do cordão umbilical e as circulares, pode-se afirmar que:**
    (a) A sua ocorrência pode ser suspeitada frente a episódios de aumento da frequência cardíaca fetal (DIP umbilical).
    (b) Nas circulares cervicais, o diagnóstico pode ser obtido com relativa facilidade (condições técnicas adequadas), principalmente quando associada ao Doppler colorido, onde, por meio de um corte transversal da coluna cervical fetal, o cordão umbilical apresenta-se com a forma da letra "O".
    (c) A ecografia tridimensional (US 3D) não acrescenta nada ao diagnóstico.
    (d) Todas as alternativas são incorretas.

555. **Analisando a imagem abaixo quanto à avaliação das circulares do cordão, pode-se afirmar que a ecografia tridimensional (US 3D):** 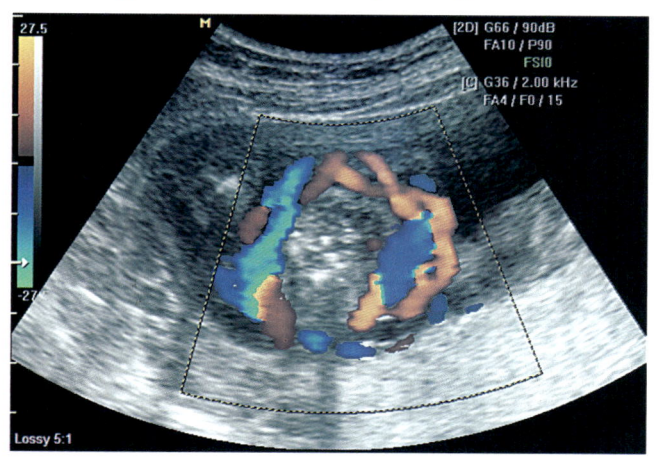
    (a) Tem contribuído de forma significativa na diminuição dos falsos positivos.
    (b) Tem contribuído de forma significativa na diminuição dos falsos negativos.
    (c) Não tem contribuído no diagnóstico, pois a imagem bidimensional é muito clara.
    (d) Tem contribuído de forma significativa, mas não resulta na diminuição dos falsos positivos.

556. Quanto à imagem abaixo, pode-se afirmar que:

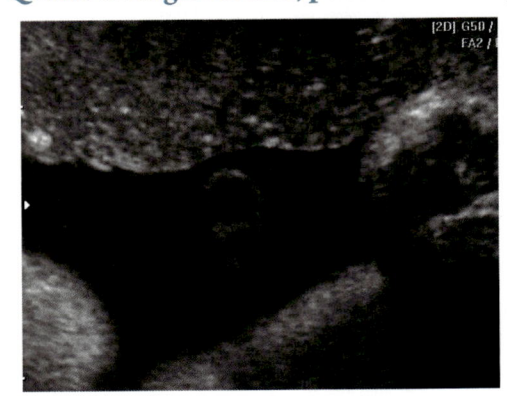

(a) Trata-se de artéria umbilical única e pode decorrer por agenesia primária ou atresia secundária.
(b) Trata-se de artéria umbilical única e somente ocorre por agenesia primária.
(c) Trata-se de artéria umbilical única e somente ocorre por atresia secundária.
(d) Todas as alternativas são incorretas.

557. Quanto à imagem acima, podemos afirmar que a ecografia possui:

(a) Alta sensibilidade e especificidade.
(b) Alta sensibilidade e baixa especificidade.
(c) Baixa sensibilidade e especificidade.
(d) Baixa sensibilidade e alta especificidade.

558. São fatores de risco para ocorrência da imagem abaixo:

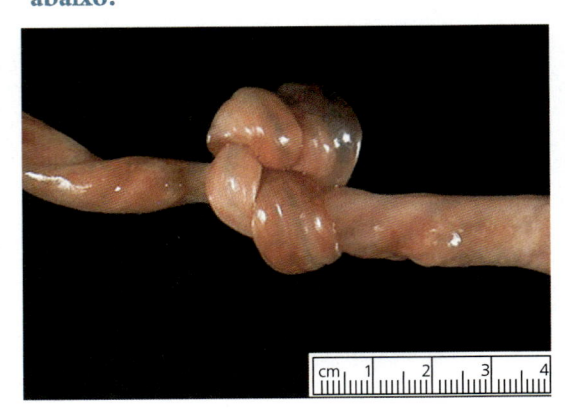

( ) Fetos de baixo peso e fetos do sexo masculino.
( ) Gravidez prolongada e idade materna avançada.
( ) Cordão longo.
( ) Fetos com movimentação excessiva.
( ) Poli-hidrâmnio.
( ) Multiparidade.
(a) V, V, V, V, V, V.
(b) F, F, V, V, V, F.
(c) V, V, V, V, V, F.
(d) F, V, V, V, V, F.

559. A sequência de imagens abaixo ilustra:

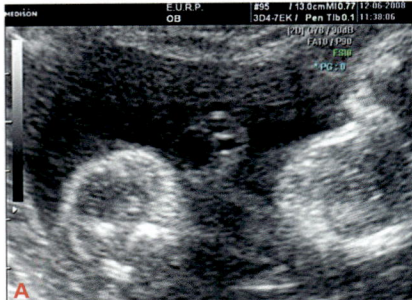

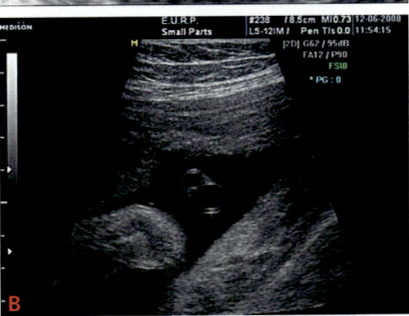

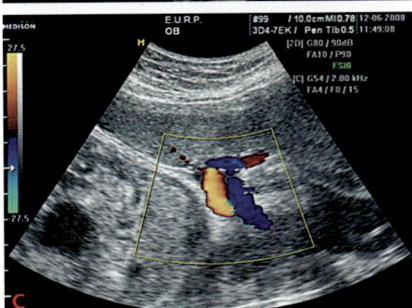

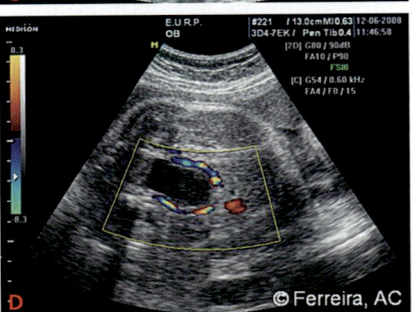

(a) Fusão das artérias umbilicais, próxima à inserção placentária do cordão, com visibilização das artérias normalmente dispostas na porção distal, sem prejuízos ao concepto.
(b) Fusão das artérias umbilicais, próxima à inserção placentária do cordão, com visibilização das artérias normalmente dispostas na porção distal, pode estar relacionada com a RCIU, e a vitalidade fetal deve ser sistematicamente monitorada.
(c) Essa situação não existe na prática. As imagens representam uma montagem de casos diferentes, pois a artéria umbilical é única em toda a sua extensão.
(d) Todas as alternativas são incorretas.

560. Quanto às neoplasias do cordão umbilical, pode-se afirmar que:
(a) São extremamente raras no cordão umbilical.
(b) A mais comum é o teratoma, que na ecografia apresenta-se como cisto.
(c) Os hemangiomas, geralmente, localizam-se próximos ao abdome fetal.
(d) Podem levar à hemorragia fetal, ou associar-se à torção umbilical, mas nunca levam ao óbito do concepto.

561. Quanto à imagem abaixo, pode-se afirmar que: 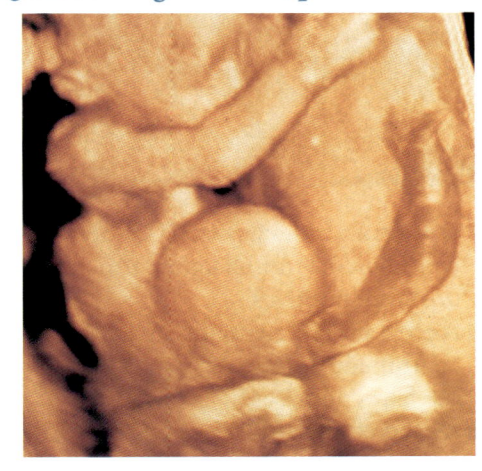
(a) Ocorre por defeito de fechamento da parede abdominal anterior, podendo estar associada a outras malformações, de diversos sistemas, em 50 a 70% dos casos e anomalias cromossômicas em até 30 a 40% das vezes.
(b) Pode ser detectada, à ultrassonografia, a partir da 18ª semana de gestação e pode ser diferenciada da gastrosquise pela presença de uma fina membrana, envolvendo as alças intestinais, e pela inserção do cordão umbilical em seu ápice.
(c) Não é encontrada em síndromes como Beckwith-Wiedmann.
(d) Não está associada a pseudocisto de cordão e trissomia do 18.

562. Quanto à imagem abaixo, pode-se afirmar que: 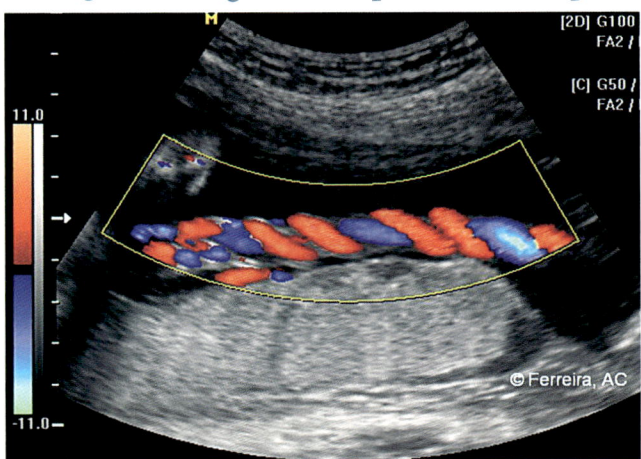
(a) Os três vasos do cordão umbilical têm uma disposição helicoidal, que é facilmente observável na ecografia.
(b) Esta disposição dos vasos é inadequada e não provê uma proteção do cordão contra torções e compressões.
(c) É observado que gestações que cursam com hipoespiralamento do cordão.
(d) É observado que gestações que cursam com hiperespiralação do cordão.

563. Em relação ao cordão umbilical, é correto afirmar:
(a) O cordão umbilical normal é composto por duas veias e uma artéria.
(b) É circundado por geleia de Wharton.
(c) O diâmetro normal varia de 2 a 4 cm.
(d) As anormalidades de cordão umbilical não se associam às malformações congênitas.

564. Em relação ao cordão umbilical, é correto afirmar:
(a) As artérias umbilicais originam-se dos vasos ilíacos externos do feto.
(b) A veia umbilical atinge o fígado fetal (circulação portal) e se une ao seio venoso para desembocar na veia cava inferior.
(c) O sangue oxigenado se mistura ao restante do sangue proveniente das partes inferiores do corpo fetal e alcança o coração pela veia cava inferior.
(d) A maior parte do sangue oxigenado entra no átrio direito e é direcionado ao átrio esquerdo através do ducto venoso.

565. **Quanto à análise do cordão umbilical, as circulares:**
   (a) Correspondem de 70 a 80% das complicações que ocorrem durante o trabalho de parto, desencadeando comprometimento do fluxo na veia umbilical e levando a quadros de acidose fetal.
   (b) Podem ser do tipo cervicais ou de membros, mas nunca em outra porção do feto.
   (c) A ecografia tridimensional (US 3D) não tem contribuído de forma significativa na diminuição dos falsos positivos.
   (d) Todas as alternativas são corretas.

566. **Quanto à análise do cordão umbilical, o hematoma de cordão:**
   (a) É frequente, podendo ocasionar óbito fetal.
   (b) O hematoma de cordão pode ser espontâneo e decorrer mais raramente da ruptura de veia umbilical ou, mais frequentemente, de ruptura da artéria umbilical.
   (c) Os fatores de risco associados são torções, tocotraumatismos, processos inflamatórios inespecíficos, insuficiência da geleia da Wharton.
   (d) Na ecografia aparecem frequentemente como massas anecogênicas.

567. **Em relação ao cordão umbilical, é correto afirmar:**
   (a) O cordão umbilical normal é composto por duas artérias e uma veia.
   (b) É circundado pela geleia de Adison.
   (c) O diâmetro normal varia de 2 a 4 cm.
   (d) As anormalidades de cordão umbilical podem se associar às malformações congênitas.

568. **Quanto à análise do cordão umbilical:**
   (a) O cordão normal possui comprimento entre 50 e 60 cm.
   (b) Pode ser extremamente curto, mas nunca ausente.
   (c) Nos casos de cordões curtos, não há repercussões materno-fetais.
   (d) Nos casos de cordões longos, a única implicação é a formação de circular de cordão.

569. **Quanto à análise do cordão umbilical, a imagem abaixo representa:**

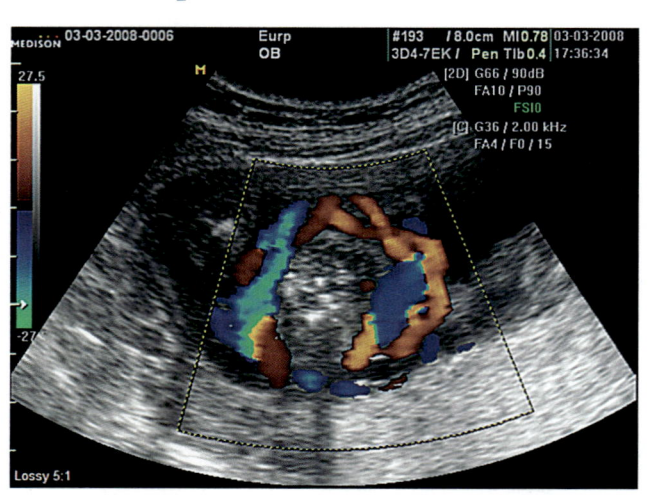

   (a) A ecografia tridimensional (US 3D) tem contribuído de forma significativa na diminuição dos falsos positivos.
   (b) A ecografia bidimensional (US 2D) tem contribuído de forma significativa na diminuição dos falsos positivos.
   (c) A ecografia quadridimensional (4S 3D) não tem contribuído de forma significativa na diminuição dos falsos positivos.
   (d) A ecografia tridimensional (US 3D) não tem contribuído na diminuição dos falsos positivos.

570. **Quanto à análise do cordão umbilical, a artéria umbilical única:**
   (a) Incide em aproximadamente 15% das gestações, podendo chegar a 20% em achados de necropsia.
   (b) A ocorrência de artéria umbilical única pode decorrer de agenesia primária ou atresia secundária.
   (c) Tem relação principalmente com malformação do sistema digestório fetal.
   (d) Todas as alternativas são corretas.

571. Quanto à análise do cordão umbilical e a artéria umbilical única, pode-se afirmar que:
(a) A ecografia possui alta sensibilidade e especificidade para diagnosticar a artéria umbilical única que é sempre facilmente identificada em corte transversal do cordão.
(b) O achado de artéria umbilical única corresponde à visibilização de apenas dois vasos, com calibre semelhante no cordão.
(c) Não associar-se à restrição de crescimento fetal.
(d) Pode associar-se à síndrome de Beckwith-Wiedmann (macrossomia, macroglossia, onfalocele, hipoglicemia neonatal). Mas não com malformações cardiovasculares e cromossomopatias.

572. Quanto à análise do espiralamento dos vasos do cordão umbilical, pode-se afirmar que:
(a) Habitualmente, os três vasos do cordão umbilical têm uma disposição paralela.
(b) Esta disposição dos vasos provavelmente não provê uma proteção do cordão contra torções e compressões.
(c) É observado que gestações que cursam com hipoespiralamento do cordão umbilical apresentam menor índice de: anomalias da inserção, fetos com baixo peso, sofrimento fetal e alterações do cariótipo.
(d) O hipoespiralamento pode estar associado a gestantes com hipertensão arterial sistêmica crônica e/ou diabéticas.

573. Quanto à análise do cordão umbilical, os nós verdadeiros têm como fatores de risco:
( ) Fetos do sexo masculino.
( ) Fetos de baixo peso.
( ) Gravidez prolongada e/ou idade materna avançada.
( ) Cordão longo e fetos com movimentação excessiva.
( ) Poli-hidrâmnio ou multiparidade.
(a) V, V, V, V, V.
(b) F, V, V, V, F.
(c) V, V, V, V, V.
(d) F, V, V, F, F.

574. Quanto à análise do cordão umbilical sobre os cistos diagnosticados no 1º trimestre, pode-se afirmar que:
(a) No 1º trimestre, podem desaparecer com a evolução da gestação, mas sempre estão relacionados com efeitos adversos sobre os fetos.
(b) Se persistirem, podem estar relacionados com anomalias cromossômicas.
(c) Sempre requerem estudo do cariótipo fetal.
(d) Mesmo quando desaparecem estão relacionados com anomalias cromossômicas.

575. Quanto à análise das neoplasias do cordão umbilical:
(a) São extremamente raras. A mais comum é o hemangioma que se apresenta como cisto com conteúdo hiperecogênico, com edema extenso da geleia de Wharton em todos os segmentos do cordão.
(b) Os hemangiomas, geralmente, localizam-se próximo ao abdome fetal.
(c) Podem levar à hemorragia fetal, mas nunca associar-se à torção umbilical, com consequente óbito do concepto.
(d) Todas as alternativas são corretas.

Respostas Comentadas

550. (c)
Fatores de risco para ocorrência de nós verdadeiros no cordão: cordão longo, poli-hidrâmnio, multiparidade, fetos do sexo masculino e idade materna avançada.

551. (d)

552. (c)
- Nos cordões longos podem ocorrer complicações, como oclusão vascular face a tromboses, nós verdadeiros e prolapso de cordão.
- O cordão normal possui comprimento entre 50 e 60 cm, no entanto, pode ocorrer uma variação entre 22 e 13 cm.
- Pode ser extremamente curto ou até mesmo ausente (acordia) ou chegar, até mesmo, a comprimentos de 300 cm.
- Nos cordões **curtos** pode ocorrer: descolamento placentário, inversão uterina no momento da dequitação, hemorragia infundibular.

553. (d)

554. (b)
- A sua ocorrência pode ser suspeitada frente a episódios de desaceleração da frequência cardíaca fetal (DIP umbilical).
- Nas circulares cervicais, o diagnóstico pode ser obtido com relativa facilidade (condições técnicas adequadas) pela ecografia durante a gestação, principalmente quando associada ao Doppler colorido, onde, por meio de um corte transversal da coluna cervical fetal, o cordão umbilical apresenta-se com a forma da letra "O".
- A ecografia tridimensional (US 3D) tem contribuído de forma significativa na diminuição dos falsos positivos, pois é comum o cordão estar ao lado do pescoço fetal, dando a falsa sensação de possuir uma ou mais circulares.

555. (a)
- Tem contribuído de forma significativa na diminuição dos falsos positivos, pois é comum o cordão estar ao lado do pescoço fetal, dando a falsa sensação de possuir uma ou mais circulares.

556. (a)
A artéria umbilical única pode se originar de:
Atrofia de vaso previamente normal, persistência da artéria alantoidiana no pedículo de fixação, até mesmo fusão das artérias umbilicais, próxima à inserção placentária do cordão, com visibilização das artérias normalmente dispostas na porção distal, sem prejuízos ao concepto. Há autores que sugerem que a ocorrência da artéria umbilical única pode advir da divisão incompleta da artéria originalmente única, nos primórdios de seu desenvolvimento.

557. (a)

558. (a)

559. (a)
Fusão das artérias umbilicais, próxima à inserção placentária do cordão, com visibilização das artérias normalmente dispostas na porção distal, sem prejuízos ao concepto.

560. (a)
- São extremamente raras no cordão umbilical.
- A mais comum é o hemangioma, que na ecografia apresenta-se como cisto com conteúdo hiperecogênico, com edema extenso da geleia de Wharton em todos os segmentos do cordão.
- Os hemangiomas, geralmente, localizam-se próximo à placenta. É importante diferenciá-los do teratoma, do hematoma, do angiomixoma.
- Podem levar à hemorragia fetal, ou associar-se à torção umbilical, com consequente óbito do concepto.

561. (a)
- Ocorre por defeito de fechamento da parede abdominal anterior, podendo estar associada a outras malformações, de diversos sistemas, em 50 a 70% dos casos e anomalias cromossômicas em até 30 a 40% das vezes.
- Pode ser detectada, à ultrassonografia, a partir da 12ª semana de gestação e pode ser diferenciada da gastrosquise pela presença de uma fina membrana, envolvendo as alças intestinais e pela inserção do cordão umbilical em seu ápice.
- É encontrada em síndromes, como Beckwith-Wiedmann.
- Pode estar associada a pseudocisto de cordão e trissomia do 18.

562. (a)
A imagem representa análise Doppler colorido de um cordão umbilical com adequado espiralamento.

563. (b)
O cordão umbilical normal é composto por duas artérias e uma veia, circundada por geleia de Wharton. Seu diâmetro normal é de 1 a 2 cm. O cordão umbilical com uma artéria única é encontrado em cerca de 1% das gestações e apresenta associação de 10 a 20% com malformações congênitas.

564. (c)
- As artérias umbilicais originam-se dos vasos ilíacos internos do feto.
- A veia umbilical atinge o fígado fetal (circulação portal) e se une ao ducto venoso para desembocar na veia cava inferior.
- O sangue oxigenado se mistura ao restante do sangue proveniente das partes inferiores do corpo fetal e alcança o coração pela veia cava inferior.
- A maior parte do sangue oxigenado entra no átrio direito e é direcionado ao átrio esquerdo através do forame oval. O restante se une ao sangue não oxigenado proveniente da veia cava superior, atinge o ventrículo direito, artéria pulmonar e, através do ducto arterioso, é desviado para a aorta e retorna para a placenta pelas artérias umbilicais.

565. (a)
- Correspondem de 70 a 80% das complicações que ocorrem durante o trabalho de parto, desencadeando comprometimento do fluxo na veia umbilical e levando a quadros de acidose fetal.
- Podem ser do tipo cervicais, de membros, ou envolver qualquer outra porção do feto.
- A ecografia tridimensional (US 3D) tem contribuído de forma significativa na diminuição dos falsos positivos, pois é comum o cordão estar ao lado do pescoço fetal, dando a falsa sensação de possuir uma ou mais circulares.

566. (c)
- É raro, podendo, no entanto, ocasionar óbito fetal.
- O hematoma de cordão pode ser espontâneo, pode decorrer de ruptura de veia umbilical ou, mais raramente, de ruptura da artéria umbilical, sendo, no entanto, na maioria das vezes, de causa desconhecida.
- Os fatores de risco associados são torções, tocotraumatismos, processos inflamatórios inespecíficos e insuficiência da geleia da Wharton. Há ainda hematomas consequentes a procedimentos invasivos (p. ex., cordocentese).
- Ecograficamente aparecem como massas hiperecogênicas, quando recentes, e hipoecogênicas ou até anecogênicas na fase de resolução, no interior do cordão umbilical, adjacentes ao abdome fetal ou à placenta.

567. (d)
O cordão umbilical normal é composto por duas artérias e uma veia, circundada por geleia de Wharton. Seu diâmetro normal é de 1 a 2 cm. O cordão umbilical com uma artéria única é encontrado em cerca de 1% das gestações e apresenta associação de 10 a 20% com malformações congênitas principalmente esqueléticas. Renais e cardíacas principalmente esqueléticas, renais e cardíacas.

568. (a)
- O cordão normal possui comprimento entre 50 e 60 cm, podendo existir, no entanto, segundo alguns autores, uma variação entre 22 e 130 cm.
- Pode ser extremamente curto ou até mesmo ausente (acordia) ou chegar, até mesmo, a comprimentos de 300 cm.
- Qualquer das situações pode representar gravidade, uma vez que, nos casos de cordões curtos, pode ocorrer: descolamento placentário, inversão uterina no momento da dequitação, hemorragia infundibular ou até mesmo relação com malformações fetais (como, por exemplo, a anomalia de *Body-Stalk* (ausência de cordão), em que o feto fica aderido à placenta, apresentando anomalias de parede abdominal anterior, que podem levá-lo ao óbito.
- Já nos casos de cordões longos, complicações como: oclusão vascular face a tromboses, nós verdadeiros e prolapso de cordão.

569. (a)

570. (b)
- Incide em, aproximadamente, 0,5% das gestações, podendo chegar a 2% em achados de necropsia.
- A ocorrência de artéria umbilical única pode decorrer de agenesia primária ou atresia secundária, atrofia de vaso previamente normal, persistência da artéria alantoidiana no pedículo de fixação, ou até mesmo fusão das artérias umbilicais, próxima à inserção placentária do cordão, com visibilização das artérias normalmente dispostas na porção distal, sem prejuízos ao concepto. Há autores que sugerem que a ocorrência da artéria umbilical única pode advir da divisão incompleta da artéria originalmente única, nos primórdios de seu desenvolvimento.

571. (b)
- Ecografia possui alta sensibilidade e especificidade para diagnosticar a artéria umbilical única que é frequentemente identificada em corte transversal do cordão. Por vezes, principalmente em gestação inicial, esse diagnóstico deve ser dado com a aquisição próximo da bexiga.
- O achado de artéria umbilical única corresponde à visibilização de apenas dois vasos, com calibre semelhante no cordão.
- Pode associar-se à restrição de crescimento fetal.
- Pode associar-se à síndrome de Beckwith-Wiedmann (macrossomia, macroglossia, onfalocele, hipoglicemia neonatal), malformações cardiovasculares, cromossomopatias

572. (d)
- Habitualmente, os três vasos do cordão umbilical têm uma disposição helicoidal.
- Esta disposição dos vasos provavelmente provê uma proteção do cordão contra torções e compressões.
- É observado que gestações que cursam com **hipoespiralamento** do cordão umbilical apresentam maior índice de: anomalias da inserção, fetos com baixo peso, sofrimento fetal e alterações do cariótipo.
- O hipoespiralamento pode estar associado a gestantes com hipertensão arterial sistêmica crônica e/ou diabéticas.
- A hiperespiralação do cordão pode ser prejudicial ao concepto.

573. (a)

574. (b)

575. (a)
- Os hemangiomas, geralmente, localizam-se próximo à placenta. É importante diferenciá-los do teratoma, do hematoma, do angiomixoma.
- Podem levar à hemorragia fetal, ou associar-se à torção umbilical, com consequente óbito do concepto.

CAPÍTULO 17

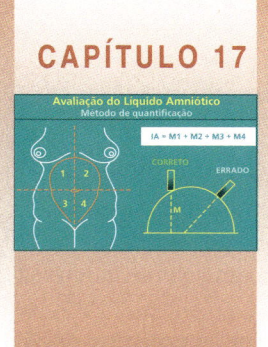

Líquido Amniótico

Adilson Cunha Ferreira
João Francisco Jordão
Francisco Mauad Filho

576. **O poli-hidrâmnio é sugerido pela existência do maior bolsão com medidas acima de:**
    (a) 0,4 cm.
    (b) 0,5 cm.
    (c) 0,7 cm.
    (d) 0,8 cm.

577. **O líquido amniótico (LA) é um importante componente do ambiente intrauterino. Entre as suas principais funções podemos citar:**
    (a) Participa do equilíbrio hidreletrolítico fetal. É necessário para o bom desenvolvimento e maturação dos pulmões fetais, além de minimizar as repercussões dos movimentos fetais sobre a sensibilidade materna, evitando sensação álgica.
    (b) Proteção fetal contra traumatismos externos, permitindo ao feto uma adequada movimentação corpórea. É importante para o desenvolvimento normal dos membros, ajudando na manutenção de uma temperatura relativamente constante dentro da cavidade amniótica.
    (c) Participa do equilíbrio hidreletrolítico fetal. O espaço ao redor do feto, patente graças ao coxim de LA, é necessário para o bom desenvolvimento e maturação dos pulmões fetais, além de minimizar as repercussões dos movimentos fetais sobre a sensibilidade materna, evitando sensação álgica.
    (d) Todas as alternativas são corretas.

578. **Assinale a alternativa correta:**
    (a) Manning propôs a avaliação do líquido amniótico através da medida dos quatro quadrantes, também denominado ILA.
    (b) O oligo-hidrâmnio isolado pode sempre ser considerado mau prognóstico fetal.
    (c) Phelan foi o primeiro autor a descrever a avaliação do líquido amniótico pela ultrassonografia.
    (d) O oligo-hidrâmnio é classificado quando o ILA é menor ou igual a 5.

579. **São causas de oligo-hidrâmnio. Assinale a alternativa correta:**
    (a) Insuficiência placentária, cromossomopatias e gestações múltiplas.
    (b) Ruptura prematura de membranas, insuficiência placentária e hipervolemia.
    (c) Anomalias congênitas, isoimunização ao fator Rh e gestação múltipla.
    (d) Cromossomopatias, insuficiência placentária e hipovolemia.
    (e) Síndrome hipertensiva, gestação múltipla e insuficiência placentária.

580. **Em relação ao oligo-hidrâmnio, assinale a alternativa correta:**
    (a) A queda da quantidade de líquido amniótico é patológica em qualquer idade gestacional.
    (b) A amnioinfusão não deve ser utilizada apenas para fim diagnóstico, pois não apresenta melhora da visualização das partes fetais pela ecografia.
    (c) Ao ser constatado oligo-hidrâmnio, deve-se sempre pesquisar anomalias fetais, como a atresia de esôfago.
    (d) Osteogênese imperfeita, síndrome de Down e infecções intrauterinas são algumas condições que levam a esta alteração do líquido amniótico.

581. O líquido amniótico (LA) é um importante componente do ambiente intrauterino. Quanto à sua regulação, podemos afirmar que:
(a) A regulação do volume de LA é um processo dinâmico, que reflete o balanço entre sua produção e reabsorção, envolvendo uma série de mecanismos interdependentes entre o feto, a placenta, as membranas e o organismo materno.
(b) A partir da 18ª semana gestacional os rins fetais iniciam a produção de urina, passando a depurar o sódio e a concentrar a ureia por volta da 22ª a 24ª semanas.
(c) A presença de quaisquer alterações no volume de LA, somente no último trimestre da gestação, torna imperiosa a investigação etiológica tanto materna quanto fetal.
(d) O aparecimento do líquido amniótico se dá em torno do sétimo dia após a fecundação e, até o 30º dia, origina-se por filtração renal embrionária.

582. O líquido amniótico (LA) é um importante componente do ambiente intrauterino. Quanto à sua regulação, podemos afirmar que:
(a) Entre a 27ª e a 30ª semana de gestação inicia-se a ceratinização da pele fetal, que até então era altamente permeável à água, eletrólitos e ureia, transportados por esta barreira de forma passiva.
(b) A impermeabilização da pele reduz sua participação na regulação do volume de LA, o que passa a depender primordialmente da diurese e deglutição fetais.
(c) Os pulmões fetais contribuem com a secreção de um exsudado alveolar, cuja produção chega a atingir 2.000 a 4.000 mL/dia.
(d) Não ocorre alguma troca de líquido alveolar com o líquido amniótico, a produção de cada um desses setores é independente e não comunicante.

583. O líquido amniótico (LA) é um importante componente do ambiente intrauterino. Quanto à sua regulação, podemos afirmar que:
(a) Considerando-se todos os mecanismos de produção e absorção de LA, aproximadamente 35% do total do líquido é renovado por semana, próximo ao termo da gestação.
(b) A quantidade de LA geralmente aumenta de forma gradativa com o evoluir da gestação, atingindo valores máximos em torno da 23ª semana.
(c) O LA representa um reservatório para a homeostasia da hidratação fetal.
(d) Fatores maternos não influenciam na sua modulação.

584. Quanto a poli-hidrâmnio, pode-se afirmar que:
(a) É definido como um aumento excessivo na quantidade de LA. A maioria dos estudos considera como patológico um volume superior a 500 mL.
(b) As taxas de mortalidade se elevam para cerca de 25 a 90%, quando sua ocorrência se dá no final do 2º ou início do 3º trimestre de gestação.
(c) Pode ser classificado em agudo e crônico, em função da idade gestacional de sua ocorrência, sendo caracterizado como agudo, quando se manifesta antes da 24ª semana, e crônico, quando diagnosticado no 3º trimestre.
(d) Está associado à redução das taxas de morbidade materna e de morbimortalidade perinatal.

585. Quanto a poli-hidrâmnio, os principais fatores etiológicos incluem (marque V para verdadeiro e F para falso)
( ) Isoimunização Rh e gestação múltipla.
( ) Infecções maternas.
( ) Causas idiopáticas.
( ) Malformações congênitas e cromossomopatias.
( ) Diabetes materno.
(a) V, V, V, V, V.
(b) V, F, F, V, V.
(c) V, V, V, F, V.
(d) F, V, V, F, V.

586. O líquido amniótico (LA) é um importante componente do ambiente intrauterino. Quanto à sua mensuração, podemos afirmar que:
(a) A medida do maior bolsão vertical.
(b) A medida bidimensional do maior bolsão.
(c) O índice de líquido amniótico (ILA).
(d) Todas as alternativas são corretas.

587. O líquido amniótico (LA) é um importante componente do ambiente intrauterino. Entre as suas principais funções, podemos citar:
(a) A manutenção de um adequado volume de líquido amniótico ao longo da gestação e não guarda relação necessariamente com o bem-estar fetal e, portanto, não é considerado um indicador de normalidade gestacional.
(b) As modificações evolutivas na fisiologia da regulação do volume de LA no decorrer da gravidez, a idade gestacional de acometimento raramente norteia a investigação das patologias implicadas na gênese das alterações anormais no volume de LA.
(c) Na primeira metade da gestação, as alterações quantitativas do volume de LA chamam a atenção para doenças com substrato orgânico implicado em sua gênese.
(d) Todas as alternativas são corretas.

Capítulo 17 ■ LÍQUIDO AMNIÓTICO

588. O líquido amniótico (LA) é um importante componente do ambiente intrauterino. Quanto às alterações da sua quantidade, podemos afirmar que:
(a) É um marcador da insuficiência uteroplacentária crônica.
(b) A escassez nunca pode estar associada às obstruções geniturinárias ou mesmo às displasias renais fetais.
(c) Volumes excessivos são decorrentes de doenças maternas e nunca fetais.
(d) Somente no último trimestre o volume de LA passa a integrar a propedêutica da vitalidade fetal.

589. Assinale verdadeiro ou falso quanto à classificação do volume de líquido amniótico (LA) de acordo com a medida vertical do maior bolsão:
( ) Oligoâmnio grave < 1 cm.
( ) Oligoâmnio < 2 cm.
( ) LA reduzido 2-3 cm.
( ) Normal 3-8 cm.
(a) V, V, V, V.
(b) V, F, V, V.
(c) V, F, F, V.
(d) V, F, V, V.

590. A classificação do volume de líquido amniótico (LA) de acordo com a medida vertical do maior bolsão, podemos afirmar que:
( ) LA aumentado > 8 cm.
( ) Poli-hidrâmnio leve 8-12 cm.
( ) Poli-hidrâmnio moderado 12-16 cm.
( ) Poli-hidrâmnio grave > 16 cm.
(a) V, V, V, V.
(b) V, F, V, V.
(c) V, F, F, V.
(d) V, F, V, V.

591. Há entre as condições fetais que se associam ao oligo-hidrâmnio:
( ) Anomalias cromossômicas, congênitas e geniturinárias.
( ) Crescimento intrauterino restrito.
( ) Pós-datismo.
( ) Obstrução alta do trato digestório.
(a) V, V, V, V.
(b) V, F, V, V.
(c) V, F, F, V.
(d) V, V, V, V.

592. Há entre as condições maternas que se associam ao oligoidrâmnio?
( ) Insuficiência uteroplacentária.
( ) Síndromes hipertensivas.
( ) Síndrome antifosfolipídeo.
( ) Uso de drogas inibidoras da síntese de prostaglandinas e inibidoras da enzima de conversão.
(a) V, V, V, V.
(b) V, F, V, V.
(c) V, V, V, F.
(d) V, V, V, F.

593. Quanto a oligo-hidrâmnio, pode-se afirmar que:
(a) Quando se instala tardiamente, a morbidade e a mortalidade perinatais são bem mais elevadas em razão da hipoplasia pulmonar.
(b) Não está relacionado com o incremento da incidência de distúrbios de crescimento, malformações fetais e baixos índices de Apgar.
(c) Aumenta a incidência de parto abdominal e óbitos perinatais.
(d) Quando instalado após 32 semanas não há necessidade de avaliação da vitalidade fetal, sobretudo naquelas onde há a associação a doenças maternas, pois, nesse caso a mãe deve ser tratada.

594. Quanto ao líquido amniótico, é correto afirmar que:
(a) Funciona como um verdadeiro radar quantitativo para o ultrassonografista.
(b) Se o ILA estiver bastante reduzido, uma vez afastada a hipótese da amniorrexe prematura, um rastreamento no trato urinário fetal deverá ser realizado, face à possibilidade da agenesia renal.
(c) O oligoidrâmnio está frequentemente associado à hipóxia fetal crônica. ILA aumentado, em 1/3 dos casos o feto apresenta malformações.
(d) Todas as alternativas são corretas.

Respostas Comentadas

576. (d)
Amniótico maior que 20 cm ou uma única medida com mais de 8 cm de profundidade sugerem fortemente poli-hidrâmnio.

577. (d)

578. (b)

579. (b)
As cromossomopatias, insuficiência placentária e hipovolemia podem estar associadas à oligo-hidrâmnio.

580. (a)
A queda da quantidade de líquido amniótico deve sempre alertar para patologia em qualquer idade gestacional.

581. (a)
- A regulação do volume de LA é um processo dinâmico, que reflete o balanço entre sua produção e reabsorção, envolvendo uma série de mecanismos interdependentes entre o feto, a placenta, as membranas e o organismo materno.
- A presença de quaisquer alterações no volume de LA, nas diversas fases da gestação, torna imperiosa a investigação etiológica tanto materna quanto fetal.
- O aparecimento do líquido amniótico se dá em torno do sétimo dia após a fecundação e até o 30º dia origina-se por osmose ou diálise através das membranas, constituindo-se basicamente em um ultrafiltrado do plasma materno.
- A partir da 10ª a 11ª semana gestacional, os rins fetais iniciam a produção de urina, passando a depurar o sódio e a concentrar a ureia por volta da 12ª a 14ª semana, época em que também se inicia a deglutição fetal, uma forma de consumo do LA, à medida que o líquido deglutido é absorvido pelo trato gastrointestinal fetal.

582. (b)
- Entre a 17ª e a 20ª semana de gestação inicia-se a ceratinização da pele fetal, que até então era altamente permeável à água, eletrólitos e ureia, transportados por esta barreira de forma passiva.
- Os pulmões fetais contribuem com a secreção de um exsudato alveolar, cuja produção chega a atingir 200 a 400 mL/dia, contudo, boa parte deste fluido é deglutida pelo feto antes mesmo de chegar à cavidade amniótica.
- Ocorre alguma troca de líquido alveolar com o líquido amniótico, que se manifesta por crescentes concentrações de fosfolipídeos pulmonares fetais no LA, à medida que a gravidez evolui, contudo, a absorção de líquido no território pulmonar em fetos normais não parece ter grande relevância na regulação do volume total de LA.

583. (c)
- Considerando-se todos os mecanismos de produção e absorção de LA, aproximadamente 95% do total do líquido é renovado por dia, próximo ao termo da gestação.
- A quantidade de LA geralmente aumenta de forma gradativa com o evoluir da gestação, atingindo valores máximos em torno da 34ª semana, quando então sofre declínio progressivo até o nascimento.
- O LA representa um reservatório para a homeostasia da hidratação fetal. O excesso de água fetal é transferido à cavidade amniótica, ao passo que fetos desidratados conseguem reter água por meio da deglutição de mais LA, absorvendo mais água através do trato digestório e reduzindo as perdas urinárias.
- Fatores maternos, como a hidratação e o volume plasmático materno, relações diretamente proporcionais, mediadas pelo componente fetal, influenciam na modulação do LA.

584. (c)
- É definido como um aumento excessivo na quantidade de LA. A maioria dos estudos considera como patológico um volume superior a 2.000 mL.
- As taxas de mortalidade se elevam para cerca de 25 a 30% quando sua ocorrência se dá no final do 2º ou início do 3º trimestre de gestação.
- O poli-hidrâmnio pode ser classificado em agudo e crônico, em função da idade gestacional de sua ocorrência, sendo caracterizado como agudo, quando se manifesta antes da 24ª semana, e crônico, quando diagnosticado no 3º trimestre.

585. (a)

As anomalias do sistema nervoso central frequentemente cursam com poli-hidrâmnio em virtude dos distúrbios neurológicos que comprometem a deglutição fetal.

A incidência de anomalias congênitas varia de 19 a 41% de todos os casos de poli-hidrâmnio, sendo as obstruções altas do trato gastrointestinal as mais frequentes, seguidas pelas anomalias do sistema nervoso central.

Nos casos de anomalias do trato digestório, o aumento do volume se desenvolve quando a quantidade de líquido deglutido é superior à capacidade de absorção do estômago e do intestino, próximo à área obstruída. As principais malformações gastrointestinais são as atresias de esôfago, duodeno, jejuno e/ou íleo.

A incidência de poli-hidrâmnio entre as gestações gemelares dizigóticas é idêntica à observada nas gestações únicas; contudo, nas monozigóticas, essa incidência se eleva para cerca de 25% dos casos.

586. (d)

587. (c)

- A manutenção de um adequado volume de líquido amniótico ao longo da gestação é indispensável para o bem-estar fetal e tem sido considerada um indicador de normalidade gestacional.
- Uma vez conhecendo-se e respeitando-se as modificações evolutivas na fisiologia da regulação do volume de LA no decorrer da gravidez, a idade gestacional de acometimento norteia a investigação das patologias implicadas na gênese das alterações anormais no volume de LA.

588. (a)

- A escassez pode estar associada, por exemplo, às obstruções geniturinárias ou mesmo às displasias renais fetais.
- Volumes excessivos podem indicar defeitos do tubo neural, anomalias do sistema nervoso central que comprometam a deglutição fetal ou ainda obstruções gastrointestinais.
- Com o evoluir da gravidez, o volume de LA passa a integrar a propedêutica da vitalidade fetal, uma vez que fetos submetidos à hipoxemia persistente desviam o fluxo sanguíneo para cérebro, coração e suprarrenais, em detrimento às perfusões periférica e visceral, cursando com diminuição da perfusão renal, consequente redução do débito urinário fetal e por conseguinte do volume de LA.

589. (a)

590. (a)

591. (a)

592. (a)

593. (c)

- Quando o oligo-hidrâmnio se instala precocemente, a morbidade e a mortalidade perinatais são bem mais elevadas em razão de fenômenos secundários, como a síndrome da banda amniótica, a face de Potter, contrações de membros e hipoplasia pulmonar.
- O oligo-hidrâmnio está relacionado com o incremento da incidência de distúrbios de crescimento e malformações fetais, baixos índices de Apgar.
- Aumento da incidência de parto abdominal, cardiotocografia anteparto não reativa e óbitos perinatais.
- É de importância ressaltar a necessidade de controle rigoroso da vitalidade fetal nas gestações que cursam com diminuição do volume de LA, sobretudo naquelas onde há a associação a doenças maternas, CIR e insuficiência placentária, bem como atenção e cuidados especiais à assistência ao parto, prevendo-se intercorrências, como o tocotraumatismo e o sofrimento fetal, seja pela doença de base, seja pela compressão funicular.

594. (d)

CAPÍTULO 18

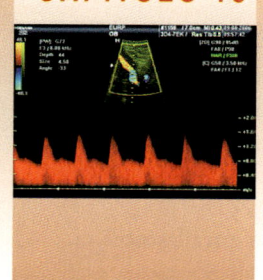

ANÁLISE DOPPLER

Adilson Cunha Ferreira
Fabricio Costa
Francisco Mauad Filho

595. Quanto à análise Doppler no 1º trimestre, podemos afirmar que:
    (a) Observa-se uma diminuição progressiva da impedância ao fluxo vascular em decorrência dos fatores de modificações, como a dilatação das artérias espiraladas, induzida pela invasão trofoblástica, vasodilatação mediada por hormônios e a diminuição da viscosidade sanguínea materna.
    (b) Importantes modificações hemodinâmicas ocorrem no 1º trimestre da gravidez. Diminuição constante é verificada na velocidade sistólica do fluxo de sangue das artérias uterinas, arqueadas, radiais e espiraladas até a 16ª semana de idade gestacional.
    (c) Observa-se um aumento progressivo da impedância ao fluxo vascular com o avanço da idade gestacional e à medida que se progride dos ramos principais das artérias uterinas para as arteríolas espiraladas.
    (d) Não há alternativa correta.

596. Considere uma gestação em 3º trimestre, Doppler espectral mostrando diástole mais alta na artéria cerebral média que na artéria umbilical sugere:
    (a) Gestação normal.
    (b) Malformação do SNC.
    (c) Sofrimento fetal.
    (d) Ausência de centralização.
    (e) Nenhuma das alternativas anteriores.

597. A análise Doppler é importante método na avaliação hemodinâmica fetal. O sonograma da figura é representativo de:

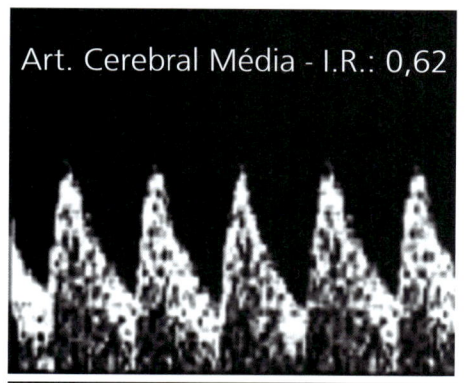

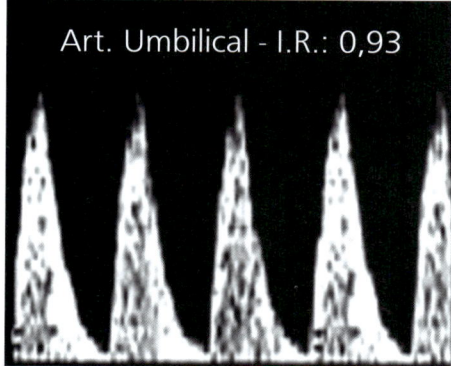

    (a) Incisura diastólica.
    (b) Diástole reversa.
    (c) Centralização.
    (d) Descentralização.

598. A análise da ausência do componente diastólico final na onda de velocidade de fluxo, em avaliação Doppler das artérias umbilicais em gestação de 16 semanas:
    (a) Constitui um achado fisiológico.
    (b) Fecha o prognóstico, devendo ocorrer óbito em até 2 semanas.
    (c) Só tem importância em gestações com síndromes hipertensivas.
    (d) Deve alertar para a possibilidade de anomalias fetais associadas.

599. A análise Doppler é um importante método na avaliação hemodinâmica fetal. Sobre o sonograma da figura obtida em gestação com 12 semanas, podemos afirmar que:

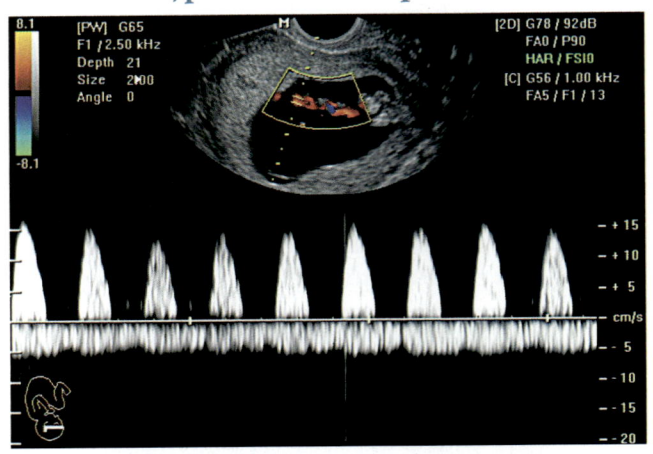

(a) Constitui um achado fisiológico.
(b) Fecha o prognóstico, devendo ocorrer óbito em até duas semanas.
(c) Diástole zero nas artérias umbilicais e fecha o diagnóstico de sofrimento fetal.
(d) Deve alertar para a possibilidade de anomalias fetais associadas.

600. Em relação à artéria cerebral média, é CORRETO afirmar:

(a) É considerada o melhor vaso para estudar a centralização de fluxo sanguíneo fetal, pois o ângulo em relação ao feixe de ultrassons é de 90°.
(b) É considerada o melhor vaso para estudar a centralização de fluxo sanguíneo fetal, uma vez que permite estudo com ângulo praticamente zero em relação ao feixe de ultrassons.
(c) Não é um vaso adequado para avaliar a centralização de fluxo sanguíneo fetal, pois o feixe de ultrassons modifica sua direção ao atravessar a calota craniana.
(d) Não serve para avaliar a possibilidade de centralização de fluxo sanguíneo fetal, pois não sofre alterações em casos de retardamento do crescimento fetal.

601. Assinale a ordem dos seguintes eventos na hipoxemia fetal crônica por síndrome hipertensiva, antecedendo o óbito intrauterino:

(1) Elevação da resistência ao fluxo sanguíneo cerebral fetal.
(2) Elevação da resistência ao fluxo sanguíneo nas artérias umbilicais.
(3) Redução da resistência ao fluxo sanguíneo nas artérias cerebrais médias.
(4) Redução da resistência ao fluxo sanguíneo nas artérias umbilicais.

(a) 4-1-3-2.
(b) 2-3-4-1.
(c) 3-1-4-2.
(d) 2-3-1 somente.

602. Em relação à análise Doppler em obstetrícia, podemos afirmar:

(a) Um dos parâmetros para avaliar a centralização de fluxo é a relação entre o índice de pulsatilidade (IP) da artéria cerebral média e o IP das artérias umbilicais menor que 1.
(b) O entalhe diastólico na onda de velocidade de fluxo das artérias uterinas pode estar associado ao retardamento do crescimento fetal grave, toxemia gravídica e proteinúria materna, porém só tem valor quando persistir após 28 semanas.
(c) O estudo de Doppler da artéria umbilical com resultado alterado é caracterizado por diminuição da sístole e aumento da diástole.
(d) O Doppler na artéria umbilical única não tem valor, pois a velocidade de fluxo é diferente, alterando os valores dos parâmetros estudados.

603. Em relação à metodologia Doppler:

I - A maior vantagem do Doppler pulsado é permitir a medida de fluxos de alta velocidade quando comparado ao Doppler contínuo.
II - A maior vantagem do Doppler pulsado é permitir a escolha do vaso a ser estudado.
III - A máxima velocidade capaz de ser medida na análise Doppler pulsada é denominada limite de Nyquist.

Assinale a alternativa correta:
(a) I.
(b) I e II.
(c) I e III.
(d) II e III.

604. No mecanismo de centralização do feto em sofrimento, assinale o comportamento do índice de resistência de Pourcelot (IR) nas seguintes artérias fetais:

(a) Aumenta na cerebral; diminui na aorta; aumenta na umbilical.
(b) Aumenta na carótida; aumento na aorta; diminui na umbilical.
(c) Aumenta na cerebral; aumenta na aorta; diminui na umbilical.
(d) Diminui na cerebral; aumenta na aorta; aumenta na umbilical.
(e) Nenhuma das alternativas anteriores.

605. Na anemia fetal, a velocidade sistólica máxima da artéria cerebral média fetal:
(a) Aumenta.
(b) Diminui.
(c) Não apresenta modificações.
(d) Aumenta apenas nos casos de centralização fetal.
(e) Diminui apenas nos casos de centralização fetal.

606. Sobre os filtros utilizados na metodologia Doppler:
(a) Devem ser mantidos sempre entre 150 e 200 Hz
(b) Não têm influência na qualidade dos sonogramas Doppler quando a PRF (frequência de repetição de pulso) é utilizado adequadamente.
(c) Devem ser aumentados quando a velocidade diastólica final é baixa.
(d) Quando utilizados corretamente, evitam a perda do componente diastólico.

607. Assinale a alternativa CORRETA:
(a) A artéria cerebral média fetal é extremamente utilizada nas avaliações fetais por permitir ângulos de insonação acima de 60°.
(b) Com base na equação Doppler, ângulos de insonação próximos a zero dão resultados velocimétricos precisos.
(c) Ângulos de insonação próximos a zero resultam em diferença de frequência zero.
(d) Imagens em espelho estão relacionadas com a PRF (frequência de repetição de pulso), mas independem do ângulo de insonação utilizado.
(e) O índice de resistência é completamente independente do ângulo de insonação.

608. A artéria cerebral média é um dos vasos mais utilizados nas avaliações fetais. Sobre os parâmetros Doppler utilizados nas avaliações desta artéria, pode-se dizer que:
(a) Em fetos normais, o índice de resistência diminui no final da gestação.
(b) A velocidade sistólica máxima aumenta a partir da 22ª e diminui na 38ª semana de gestação.
(c) O índice de pulsatilidade tem aumento constante e progressivo a partir da 22ª até a 38ª semana de gestação.
(d) Na centralização fetal observam-se diminuição do índice de resistência e aumento do índice de pulsatilidade.
(e) A relação sístole/diástole é o melhor parâmetro para avaliar as modificações velocimétricas encontradas durante os estados hipóxicos fetais.

609. A correção dos artefatos Doppler pode ser feita por meio dos seguintes procedimentos:
(a) Abaixar a linha de base, diminuir a PRF (frequência de repetição de pulso), congelar o modo B, corrigir o ângulo de insonação abaixo de 60°.
(b) Abaixar a linha de base, aumentar a PRF (frequência de repetição de pulso), congelar o modo B, corrigir o ângulo de insonação abaixo de 60°.
(c) Abaixar a linha de base, diminuir a PRF (frequência de repetição de pulso), congelar o modo B, corrigir o ângulo de insonação abaixo de 60°.
(d) Abaixar a linha de base, aumentar a PRF (frequência de repetição de pulso), congelar o modo B, corrigir o ângulo de insonação acima de 60°.
(e) Subir a linha de base, aumentar a PRF (frequência de repetição de pulso), congelar o modo B, corrigir o ângulo de insonação acima de 60°.

610. Em relação à anemia fetal assinale a alternativa correta:
(a) O cálculo da velocidade sistólica máxima na prática clínica diária tem como objetivo minimizar os riscos decorrentes de métodos invasivos, como amniocentese e cordocentese.
(b) A cordocentese não está indicada apenas nos casos de ascite com velocidade sistólica máxima acima de 1,5 desvio-padrão.
(c) A velocidade sistólica máxima é o parâmetro da análise Doppler menos preciso, que pode ser utilizado para monitorar fetos aloimunizados antes da transfusão.
(d) O cálculo da velocidade sistólica média diária tem como objetivo indicar, quando necessário, os métodos invasivos como amniocentese e cordocentese.

611. Em relação à técnica da análise Doppler e anemia fetal, assinale a alternativa correta:
(a) Para aquisição do traçado Doppler na artéria cerebral média, inicialmente, deve-se obter aquisição axial da cabeça fetal ao nível do tálamo e cavo do septo pelúcido.
(b) Deve-se mover o transdutor até observar, por inclinação cranial, o polígono de Willis e a pulsação das duas artérias cerebrais médias.
(c) Com o auxílio do Doppler colorido ou de amplitude (Power Doppler) visibilizar a maior parte do trajeto da artéria a ser estudada, acionando-se, em seguida, o Doppler espectral, para obter as ondas de velocidade de fluxo. Sendo o indicador de amostra calibrado para volume de 1 mm e colocado na artéria cerebral média anterior o mais próximo da calota craniana, antes da sua bifurcação.
(d) Todas as alternativas são corretas.

612. **Quanto à análise Doppler das artérias umbilicais podemos afirmar:**
    (a) A diástole zero (DZ) e a diástole reversa (DR) caracterizam insuficiência placentária gravíssima.
    (b) Diástole Zero (DZ): sonogramas de artérias umbilicais que exibem ausência de velocidade de fluxo durante a diástole.
    (c) Diástole Reversa (DR): sonogramas de artérias umbilicais com presença de velocidade de fluxo reverso durante a diástole.
    (d) Todas as alternativas são corretas.

613. **Quanto à análise Doppler das artérias umbilicais, podemos afirmar sobre a diástole zero ou reversa:**
    (a) A incidência de diástole zero (DZ) ou de diástole reversa (DR) em gestações normais é extremamente baixa.
    (b) Avaliando população de gestantes de alto risco para cursar com insuficiência placentária, a incidência de DZ ou de DR tem sido relatada com incidência igual à população de baixo risco.
    (c) A observação de DZ é achado normal no 1º trimestre, sendo que a partir da 8ª semana de idade gestacional já se pode observar fluxo diastólico positivo.
    (d) Todas as alternativas são corretas.

614. **Quanto à análise Doppler das artérias umbilicais, podemos afirmar sobre a diástole zero (DZ) ou reversa (DR):**
    (a) A observação de DZ no 2º e 3º trimestres de gestação constitui importante fator preditor de resultado perinatal adverso.
    (b) A precocidade do diagnóstico da DZ não guarda relação com prognóstico.
    (c) A observação de DZ no 2º e 3º trimestres de gestação em alguns casos constitui achados de normalidade.
    (d) A observação de DR no 2º e 3º trimestres de gestação em alguns casos constitui achados de normalidade.

615. **Em relação à técnica da análise Doppler das artérias umbilicais, assinale a alternativa correta:**
    (a) O sonograma das artérias umbilicais pode ser obtido sempre em qualquer lugar do cordão.
    (b) A ausência de fluxo diastólico final na dopplervelocimetria das artérias umbilicais analisadas próximas à inserção placentária caracteriza o diagnóstico de DZ, e a ocorrência de fluxo reverso neste local, durante a diástole, caracteriza boa funcionalidade placentária.
    (c) A escolha do local de insonação próximo à inserção placentária para confirmar o diagnóstico de DZ ou DR visa a minimizar os efeitos da variabilidade do comprimento e espessura do cordão umbilical sobre a resistência vascular.
    (d) Outro cuidado essencial é a manutenção do filtro alto de janela frequentemente superior a 50 Hz, evitando-se que a detecção de DZ ou de DR possa ser superestimada.

616. Em relação à técnica da análise Doppler das artérias umbilicais, a figura abaixo ilustra:

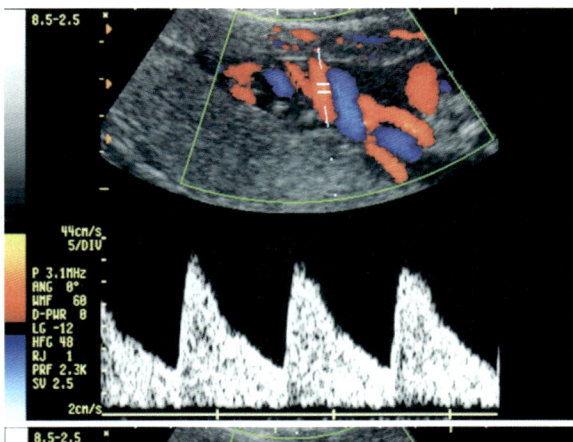

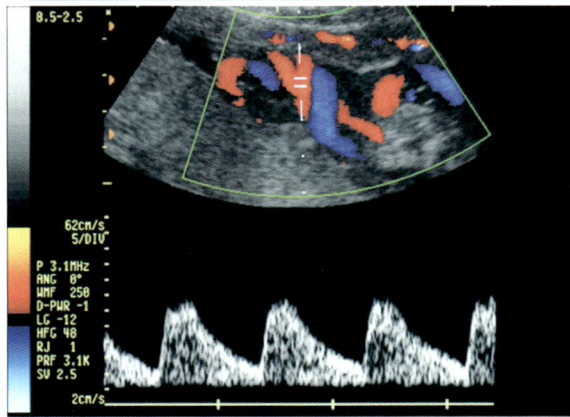

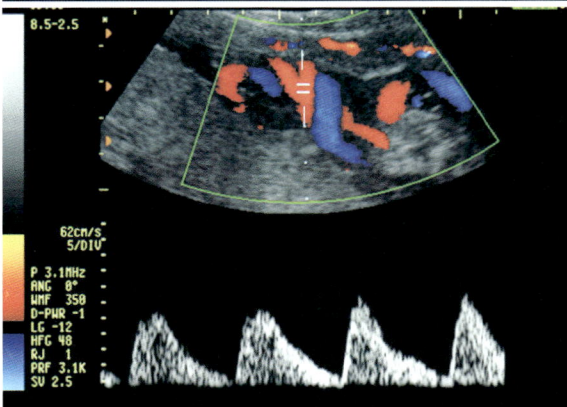

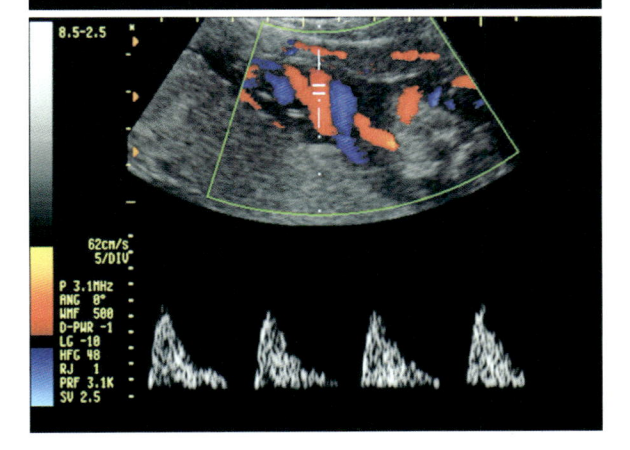

(a) O sonograma da artéria umbilical com perda progressiva do componente diastólico face à utilização de um filtro elevado.
(b) A ausência de fluxo diastólico final na dopplervelocimetria das artérias umbilicais analisadas próximas à inserção placentária em um feto em sofrimento.
(c) O sonograma das artérias umbilicais com perda progressiva do componente diastólico face à utilização de uma PRF baixa.
(d) Todas as alternativas são corretas.

617. Em relação à análise Doppler na avaliação da função placentária, podemos afirmar que:

(a) Do ponto de vista hemodinâmico, a diminuição de parênquima placentário funcionante não restringe a malha de arteríolas.
(b) Este evento pode ser estudado pela análise Doppler, que inicialmente demonstra diminuição da velocidade do fluxo sanguíneo durante a diástole, culminando com fluxo diastólico ausente (DZ) ou reverso (DR) nas artérias umbilicais.
(c) Do ponto de vista hemodinâmico, a diminuição de parênquima placentário funcionante não altera o território vascular e, às vezes, até leva à diminuição da resistência vascular placentária.
(d) Todas as alternativas estão corretas.

Respostas Comentadas

595. (a)
- Importantes modificações hemodinâmicas ocorrem no 1º trimestre da gravidez. Um **aumento** constante é verificado na velocidade sistólica do fluxo de sangue das artérias uterinas, arqueadas, radiais e espiraladas até 16 semanas de idade gestacional.
- Observa-se uma **diminuição** progressiva da impedância ao fluxo vascular com o avanço da idade gestacional e à medida que se progride dos ramos principais das artérias uterinas para as arteríolas espiraladas.

596. (a)
Ver comentário da questão seguinte.

597. (a)
O fenômeno de centralização fetal (*brainsparing effect*) é um mecanismo conhecido desde o final da década de 1960, mediante estudos com animais. Constatou-se que a hipoxemia fetal estava associada à redistribuição hemodinâmica do fluxo sanguíneo, resultando em perfusão preferencial do sangue para órgãos nobres, como: cérebro, coração e glândulas suprarrenais, em detrimento da perfusão de pulmão, rins, baço e esqueleto, ou seja, havia vasoconstrição periférica e vasodilatação cerebral. Posteriormente constatou-se que os fetos humanos que acionavam este mecanismo de defesa apresentavam maior risco de mortalidade e morbidade perinatais. Wladimiroff *et al.* introduziram o estudo do fluxo sanguíneo cerebral com o Doppler, constatando que em fetos com crescimento intrauterino restrito (CIUR), o índice de pulsatilidade (IP) da artéria carótida interna apresentava-se reduzido (com vasodilatação), embora estivesse aumentado na artéria umbilical e aorta torácica, sugerindo aumento da resistência vascular placentária e periférica fetal, com redução compensatória da resistência ao fluxo sanguíneo cerebral.

598. (a)
Ver comentário da questão seguinte.

599. (a)
Nessa fase a nutrição fetal tem dependência também da vesícula vitelínica, e o encontro de diástole zero nas artérias umbilicais é fisiológico.

600. (b)

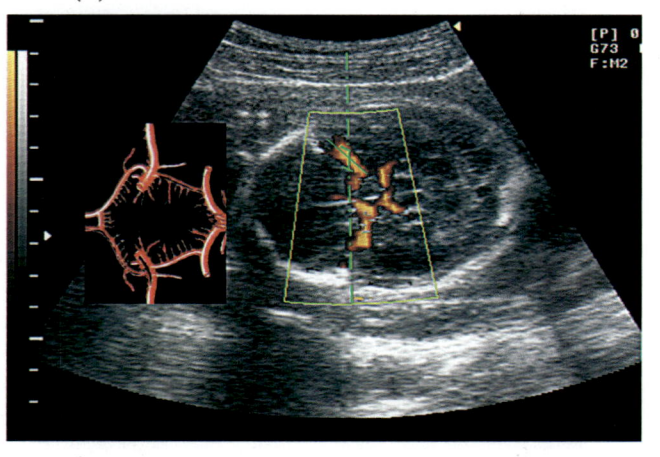

É considerada o melhor vaso para estudar a centralização de fluxo sanguíneo fetal, uma vez que permite estudo com ângulo praticamente zero em relação ao feixe de ultrassons.

601. (d)
Ver comentário da resposta da questão 597.

602. (a)
Ver comentário da resposta da questão 597.

603. (b)
Uma das maiores vantagens do Doppler contínuo em relação ao pulsado é permitir a medida de fluxos de alta velocidade.

604. (d)
Na centralização fetal os índices diminuem na cerebral, aumentam na aorta, aumentam na umbilical.

605. (a)
As alterações hemodinâmicas na artéria cerebral média do feto modificam-se frente a múltiplos fatores e dentre estes está incluído a anemia fetal. Observa-se aumento da velocidade máxima nesse vaso, quando os níveis do hematócrito fetal estão baixos e, ao contrário, os níveis de hematócrito acima do normal estão relacionados com sua diminuição. A sensibilidade para o aumento da velocidade sistólica máxima na artéria cerebral média para a predição de anemia fetal moderada e grave, na presença ou ausência de hidropisia fetal, foi de 100%, com falso-positivo de 12%. Zimmerman *et al.* relataram sensibilidade de 88%, especificidade de 87%, valor preditivo positivo de 53% e valor preditivo negativo de 98% no aumento da velocidade sistólica máxima na artéria cerebral média fetal, para a detecção de anemia fetal moderada a grave em fetos aloimunizados.

Em 2004, Scheier *et al.* relataram que o aumento da velocidade sistólica máxima na artéria cerebral média de fetos anêmicos está associado à diminuição da viscosidade sanguínea, levando ao aumento do retorno venoso, da pré-carga e, consequentemente, aumento do débito cardíaco. Esses autores relataram que a velocidade sistólica máxima na artéria cerebral média fetal aumenta em fetos com anemia grave, cuja sensibilidade é de 96% e falso-positivo de 14%. Referem também que o conhecimento desse mecanismo fisiológico é de grande importância face à utilidade desse parâmetro Doppler na predição de anemia fetal grave, substituindo métodos invasivos, como a cordocentese e amniocentese.

606. (d)

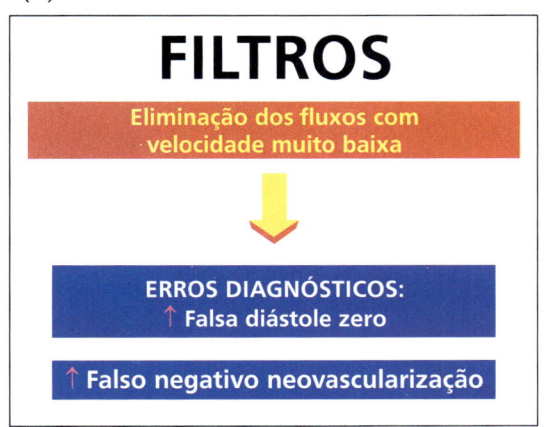

FILTROS

Eliminação dos fluxos com velocidade muito baixa

⬇

ERROS DIAGNÓSTICOS:
↑ Falsa diástole zero

↑ Falso negativo neovascularização

Filtros elevados podem gerar falsa diástole zero.
- Eliminação de registros indesejáveis (CLUTTER).
  - Parede das artérias.
  - Mão do operador.
- Eliminam-se frequências baixas.
  - Eliminação dos fluxos com velocidades muito baixas.

607. (b)

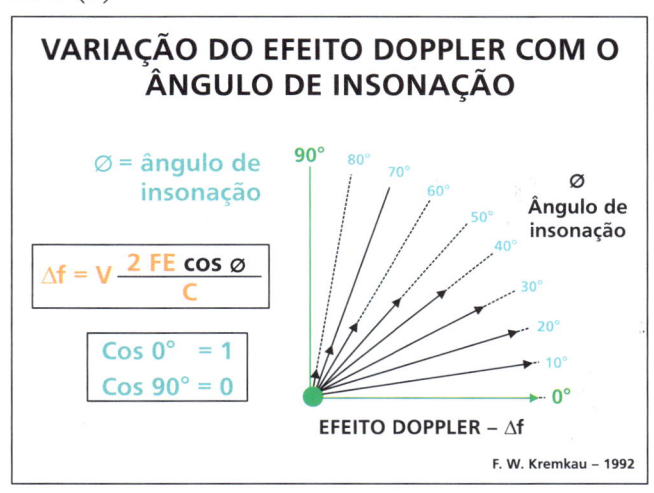

VARIAÇÃO DO EFEITO DOPPLER COM O ÂNGULO DE INSONAÇÃO

$\emptyset$ = ângulo de insonação

$$\Delta f = V \frac{2 \, FE \cos \emptyset}{C}$$

$\cos 0° = 1$
$\cos 90° = 0$

EFEITO DOPPLER – Δf

F. W. Kremkau – 1992

A linha pontilhada representa velocidade real e a linha cheia a calculada, com base em diferentes angulações.

608. (b)

609. (d)
A sequência que deve ser realizada para correção dos artefatos Doppler é:
1. Abaixar a linha de base (Base Line).
2. Aumentar a PRF (Pulse Repetition Frequency).
3. Congelar o modo B (Manter só análise espectral).
4. Aumenta o ângulo de insonação.
5. Baixar a frequência do transdutor.
6. Passar para o contínuo.

610. (a)
- O cálculo da velocidade sistólica máxima na prática clínica diária tem como objetivo minimizar os riscos decorrentes de métodos invasivos como amniocentese e cordocentese.
- A cordocentese está indicada apenas nos casos de ascite ou velocidade sistólica máxima acima de 1,5 desvio-padrão.
- A velocidade sistólica máxima é o parâmetro da análise Doppler MAIS preciso, que pode ser utilizado para monitorar fetos aloimunizados antes da transfusão.

611. (a)

A figura abaixo ilustra aquisição do traçado Doppler na artéria cerebral média. Inicialmente, deve-se obter aquisição axial da cabeça fetal ao nível do tálamo e cavo do septo pelúcido.

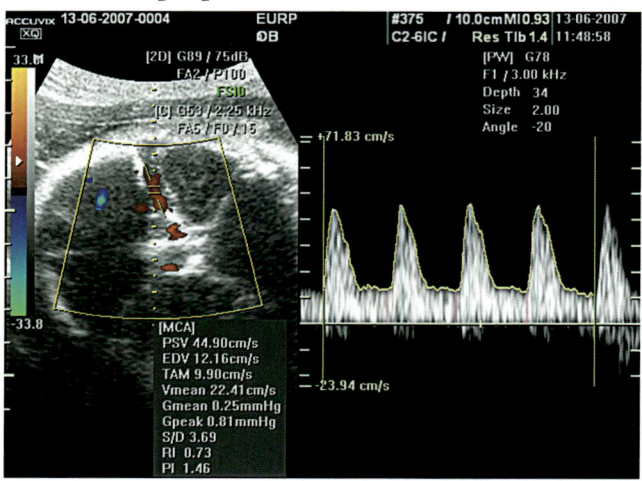

612. (a)
613. (a)
- A incidência de diástole zero (DZ) ou de diástole reversa (DR) em gestações normais é extremamente baixa. Johnstone *et al.*, avaliando 160 gestações sem complicações, não observaram nenhum caso de DZ ou DR.
- Avaliando a população selecionada de gestantes de alto risco para cursar com insuficiência placentária, a incidência de DZ ou de DR tem sido relatada entre 1 e 34%. Esta alta variação da incidência pode ser justificada pelas diferenças das amostras populacionais de cada estudo. Considera-se aceitável incidência entre 1 e 4%, quando se observam grupos de pacientes com várias doenças que participam da etiologia da insuficiência placentária. Em trabalhos realizados no Brasil no Setor de Vitalidade Fetal da Clínica Obstétrica da FMUSP, no período de janeiro de 1992 a junho de 1999, foram avaliadas 6.251 gestações de alto risco, e, entre estas, 225 casos de DZ ou de DR foram diagnosticados a partir da 20ª semana de gestação, resultando em incidência de 3,6%.
- A observação de DZ é achado normal no 1º trimestre, sendo que a partir da 10ª semana de idade gestacional, já se pode observar fluxo diastólico positivo em alguns casos e a partir da 14ª semana, este deve estar presente em todos os casos. É importante ressaltar que a verificação da DZ no 1º trimestre não se associa a nenhum tipo de anormalidade ou doença fetal.

614. (a)
(a) A observação de DZ no 2º e 3º trimestres de gestação constitui importante fator preditor de resultado perinatal adverso.
(b) Fato importante e enfatizado por vários autores é a observação de que quanto mais precoce for a verificação da DZ, pior é o prognóstico desta gestação. Arabin *et al.* observaram que quando o diagnóstico de DZ se faz antes da 32ª semana de idade gestacional, a mortalidade perinatal é mais elevada que nos casos em que a DZ foi verificada mais tardiamente.

615. (c)
- O sonograma das artérias umbilicais pode ser obtido em alça livre de cordão, e, nos casos em que são observadas velocidades diastólicas reduzidas, procura-se insonar a artéria umbilical na porção próxima à inserção placentária.
- A ausência de fluxo diastólico final na dopplervelocimetria das artérias umbilicais analisada próxima à inserção placentária caracteriza o diagnóstico de DZ, e a ocorrência de fluxo reverso neste local, durante a diástole, caracteriza a DR.
- Outro cuidado essencial é a manutenção do filtro de janela inferior em 50 Hz, evitando-se que a detecção de DZ ou de DR possa ser superestimada.

616. (a)
617. (b)

Do ponto de vista hemodinâmico, a diminuição de parênquima placentário funcionante restringe também a malha de arteríolas, levando a um colapso no território vascular e aumento da resistência vascular placentária.

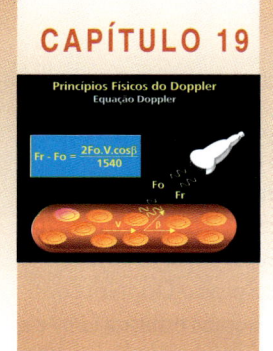

CAPÍTULO 19
Princípios Físicos da Análise Doppler

Adilson Cunha Ferreira
João Francisco Jordão
Francisco Mauad Filho

❑ REVISANDO O EFEITO DOPPLER

Em 1842, Christian Johann Doppler, físico austríaco, descreveu uma teoria para explicar por que o som tem a sua frequência modificada quando a fonte sonora está em movimento. Por exemplo, o apito de um trem é mais agudo quando está se aproximando da estação e mais grave quando está se afastando dela, embora para o maquinista a frequência permaneça a mesma. A explicação proposta por Doppler fundamenta-se na frequência do som (uma onda de pressão) que sofre a influência da velocidade da fonte sonora. No exemplo citado, a frequência do apito aumenta para o observador situado na estação, quando o trem se aproxima, porque a velocidade do som é constante no ar (cerca de 330 m/s), mas a fonte sonora, estando em movimento, diminui o intervalo entre as ondas sonoras emitidas. O trem, ao se afastar do observador, tem as ondas sonoras emitidas com maior intervalo, adquirindo um tom mais grave.

Efeito semelhante ocorre, se a fonte sonora estiver em uma posição fixa, e um anteparo, em movimento, reflete o som. Se este estiver se aproximando da fonte sonora, o eco produzido tem uma frequência maior que a original. Ao contrário, se o anteparo estiver se afastando da fonte sonora, o eco produzido tem uma frequência menor que a original.

Em 1848, o físico francês, Hippolyte Fizeau, estendeu os mesmos princípios à luz, para explicar o "desvio para o vermelho" apresentado pelas nebulosas espirais. O fenômeno é interpretado pelos astrofísicos, como uma evidência da expansão do universo, porque estas nebulosas, ao se afastarem da terra em velocidades astronômicas, emitem luz de menor frequência, que, no espectro luminoso, correspondem à cor vermelha.

O radar é outro instrumento que tem como base o efeito Doppler para detectar e orientar aeroplanos, utilizando micro-ondas com o mesmo princípio.

O sonar, desenvolvido por um consórcio franco-britânico durante a I Guerra Mundial (1914-1918), com a finalidade de detectar submarinos alemães, teve participação decisiva durante a II Guerra Mundial (1939-1945) e utilizou também o efeito Doppler para medir velocidades e determinar a trajetória de submarinos e vasos de guerra. A ultrassonografia e as técnicas Doppler utilizadas atualmente em medicina têm a sua origem no sonar.

O efeito Doppler tem ainda inúmeras aplicações na física quântica, atomística, química, espectrofotometria, astronomia etc.

Dopplermetria, dopplerfluxometria, dopplervelocimetria ou análise Doppler?

Os termos Dopplermetria e Dopplerfluxometria devem ser sempre escritos com a primeira letra maiúscula, pois são uma homenagem ao autor da teoria. A Dopplermetria é um termo que deveria ser evitado, a Dopplervelocimetria é o estudo do perfil de velocidades das hemácias em um leito vascular, o termo dopplerfluxometria denomina a medida do fluxo sanguíneo em termos de volume em função do tempo (p. ex., mL/s), o que raramente é utilizado na clínica diária. Assim, o melhor termo para aplicarmos na prática clínica é ANÁLISE DOPPLER, pois corresponde a qualquer modalidade de resultado.

Tipos de processamento Doppler

Atualmente estão disponíveis vários tipos de processamento Doppler em medicina:
1. Doppler contínuo.
2. Doppler pulsado.
3. Doppler colorido.
4. Doppler angiográfico.

Doppler contínuo

O Doppler contínuo consiste em dois cristais piezoelétricos, sendo que um emite continuamente ultrassons em uma frequência fixa, bastante estável, gerada por um oscilador eletrônico, denominada frequência original (Fo). Um segundo cristal piezoelétrico capta continuamente os ecos produzidos pelas hemácias em movimento. Esta frequência recebida (Fr) é continuamente comparada com a frequência originalmente emitida por um circuito eletrônico, denominado comparador. Este circuito faz continuamente um cálculo matemático bastante simples:

$$\Delta F = Fr - Fo$$

onde:

ΔF é a variação Doppler *(Doppler shift)*. Quando as hemácias se aproximam do transdutor, o circuito eletrônico comparador produz um sinal elétrico positivo. O contrário acontece quando as hemácias se afastam do transdutor. Se não há movimento, o circuito não produz nenhum sinal elétrico. Dessa maneira, este sinal elétrico pode ser aplicado em alto-falantes ou fones de ouvido, produzindo ruídos eletrônicos que podem ser interpretados pelo observador. É importante notar que estes sons produzidos pelo circuito comparador não correspondem a sons orgânicos; são estritamente sons eletrônicos. Com uma pequena implementação na saída do circuito comparador, os sinais positivos podem ser aplicados a um dos fones e os negativos ao outro, permitindo ao observador saber se as hemácias estão se aproximando do transdutor ou se afastando dele. Um processamento mais sofisticado permite a produção de um gráfico da velocidade em função do tempo, segundo a fórmula:

$$Fr - Fo = (2\,Fo.V.\cos\beta)/C$$

ou seja,

$$V = (Fr - Fo).C/(2\,Fo.\cos\beta)$$

onde:

V é a velocidade das hemácias.
Fr é a frequência recebida.
Fo é a frequência original.
C é a velocidade do som no meio (padronizada em 1.540 m/s nos tecidos humanos).
β é o ângulo formado entre o feixe Doppler e o leito vascular (nunca deve ultrapassar 60°).

Dessa maneira, a velocidade das hemácias pode ser determinada, já que todos os outros parâmetros são conhecidos.

O ângulo de insonação entre o vaso estudado e o feixe Doppler é crítico, para determinar a velocidade real das hemácias. Se este ângulo não for informado ao aparelho, este assumirá que o ângulo é de 0°, o que resulta em um cosseno que vale 1, desaparecendo da fórmula. Isto equivale ao transdutor estar paralelo ao vaso, o que é raramente possível. Experimentos demonstraram que ângulos acima de 60° provocam erros inaceitáveis para a medida de velocidades.

Embora o Doppler contínuo possa medir altas velocidades das hemácias e por isso mesmo é utilizado em cardiologia extensamente, tem a grande desvantagem de não ser seletivo. Dessa maneira, produz um perfil das velocidades das hemácias de todos os vasos no seu trajeto de insonação.

Doppler pulsado

O Doppler pulsado é uma discreta modificação do Doppler contínuo. Foi acrescentada uma chave eletrônica que permite a utilização de apenas um cristal piezoelétrico. O oscilador eletrônico é ligado através desta chave por breves instantes ao cristal emissor, que produz um pulso de ultrassom que pode consistir em vários ciclos de onda. Este mesmo cristal é prontamente desligado do circuito oscilador elétrico e, imediatamente, conectado ao circuito receptor, que consiste no mesmo circuito comparador já descrito para o Doppler contínuo, que faz a comparação entre a frequência emitida *(Fo)* e a frequência recebida *(Fr)*. O sinal Doppler pode ser, então, processado da mesma maneira já descrita para o Doppler contínuo, porém com uma grande vantagem: a de poder selecionar o vaso a ser estudado. Esta peculiaridade é conseguida porque, por trabalhar em regime pulsado, o tempo decorrido entre o momento da emissão do pulso e a captação dos ecos pode ser selecionado de maneira a aceitar e processar apenas os ecos de uma determinada distância (ou tempo decorrido da emissão do som) em relação ao transdutor.

Entretanto, o funcionamento em regime pulsado traz como desvantagem uma limitação nos valores máximos de velocidade que podem ser medidos. Este limite é denominado limite de Nyquist *(LN)* e é determinado pela fórmula:

$$LN = PRF/2$$

onde:

PRF significa a frequência de repetição do pulso de ultrassom – *Pulse Repetition Frequency*.

Não deve ser confundida com a frequência do ultrassom utilizado. Um pulso de ultrassom é uma sequência de ciclos que pode ter uma duração e uma frequência variáveis. Quanto menor for o tempo de emissão (duração do pulso), maior será a resolução axial. Quanto maior a PRF, maior é a velocidade que pode ser medida. Por outro lado, quanto maior a frequência do ultrassom, maior será a efetividade da diferença Doppler (Fr – Fo). Evidentemente, maiores frequências somente poderão ser utilizadas em órgãos superficiais, o que limita a resolução do método em vasos mais profundos.

Se as velocidades das hemácias ultrapassarem o limite de Nyquist, a consequência é um fenômeno denominado *aliasing* (em inglês, erro ou engano), ou seja, o gráfico de velocidade não cabe na tela e, curiosamente, o topo do gráfico é mostrado na parte inferior. Para evitar este fenômeno, podemos adotar a seguinte sequência:

1. **Baixar a linha de base e inverter o espectro, se necessário.**
2. **Aumentar a *PRF*.**
3. **Congelar o modo B (permitindo assim um processamento mais rápido dos sinais Doppler).**
4. **Desligar o Doppler colorido (com a mesma finalidade).**
5. **Procurar um ângulo maior de insonação com o vaso (nunca ultrapassando 60°).**
6. **Se estas medidas não forem eficientes (o que é raro fora da ecocardiografia), utilizar o Doppler contínuo.**

Embora o limite de Nyquist seja indesejável na medida de grandes velocidades, o Doppler pulsado tem ampla aplicação e é o mais utilizado na clínica diária, tais como em patologias vasculares, obstetrícia, ginecologia e medicina interna.

Para obtenção de sinais Doppler, como já foi citado, é necessário que exista uma angulação entre o feixe e o vaso estudado. Este ângulo pode ser obtido pela escolha correta da posição do transdutor ou, ainda, pela utilização do recurso denominado *steering*, onde o equipamento determina ao transdutor emitir o feixe Doppler já angulado, facilitando a obtenção dos sinais, principalmente em vasos que estão perpendiculares ao feixe (p. ex., no estudo das artérias carótidas).

Outro detalhe importante é que a amostragem não deve ser superior a 75% do calibre do vaso estudado. Os indicadores de amostragem *(sample)* devem ser posicionados no centro do vaso, evitando assim as baixas velocidades das hemácias próximas às paredes, que tornam as faixas espectrais mais amplas, borrando *(spectral broadening)* o gráfico de velocidades.

Existem filtros *(filters)* que podem eliminar movimentos de baixa frequência (como, por exemplo, o movimento da musculatura cardíaca, da parede de um vaso arterial ou mesmo das mãos que operam o transdutor). Tipicamente, filtram frequências entre 50 e 300 Hz. A utilização desses filtros depende do órgão a ser examinado. De maneira geral, o filtro intermediário deve ser utilizado. Não há como determinar um número, pois cada equipamento utiliza uma nomenclatura diferente para essa mesma função. No passado, dizia-se que o ideal era de 50 a 100 Hz, porque eliminam do traçado o ruído da rede elétrica (60 Hz) e os movimentos mecânicos dos órgãos (p.ex. a contratilidade do miocárdio) ou de estruturas (movimentos das paredes dos vasos ou movimentos respiratórios). Entretanto, há aparelhos que trazem essa calibragem na forma de letras, como, por exemplo, F1, F2, F3 e F4. A utilização de filtros de frequência mais alta deve ser feita com cuidado, pois podem eliminar os fluxos de baixa velocidade (p. ex. a diástole arterial e fluxos venosos e PRINCIPALMENTE NEOVASCULARIZAÇÃO).

Doppler colorido

A varredura Doppler colorida é utilizada simultaneamente com o modo B, sendo que este último continua a ser apresentado em escala de cinzas. A varredura Doppler colorida é selecionada por uma janela, e, ponto a ponto, a direção e a velocidade das hemácias são plotadas em uma área em escala de cores, com processamento semelhante ao do Doppler pulsado. As hemácias que estão se aproximando do transdutor são representadas em uma cor, e as que estão se afastando em outra cor. Embora as cores possam ser alteradas pelo observador, geralmente a cor vermelha é utilizada para representar as artérias, e a cor azul para as veias, tornando assim a interpretação facilitada e mais elegante. Não obstante, um mesmo vaso pode apresentar cores diferentes se o sentido do fluxo se modificar em relação ao transdutor, como, por exemplo, em um vaso tortuoso. O mesmo ocorre no mapeamento, por exemplo, para determinar a vascularização de um tumor, onde os sinais arteriais e venosos são misturados, proporcionando uma ampla gama de cores. Os fluxos arteriais, de mais alta velocidade, podem ser "filtrados" ao se utilizar uma *PRF* mais elevada.

Da mesma maneira que o Doppler pulsado, a varredura colorida requer uma angulação com os vasos estudados. Esta angulação pode ser provida por meios mecânicos (bolsa de água em forma de cunha) ou eletronicamente *(steering)*, onde os feixes de insonação Doppler são emitidos com um ângulo de até 45° em relação aos feixes de modo (B).

Por ser um Doppler pulsado, a varredura colorida também está sujeita ao fenômeno do *aliasing*. Entretanto, aqui este fenômeno é desejável e até deve ser forçado pelo examinador, porque permite o reconhecimento mais fácil dos pontos de velocidades mais altas. Por exemplo, nas regiões estenosadas dos vasos, as velocidades são mais altas e são prontamente detectadas pelo fenômeno do *aliasing*, onde a cor fica invertida. Dessa maneira, o Doppler pulsado é posicionado nestas regiões para diagnosticar o grau de estenose, tornando o tempo de exame menor e mais acurado.

Inicialmente, quando da introdução do Doppler contínuo e pulsado, não era possível a observação ao mesmo tempo do modo B e do traçado Doppler. No início da década de 1980 foi introduzido o Doppler *duplex*, permitindo a demonstração simultânea de ambos. Alguns anos depois, foi desenvolvido o Doppler *triplex*, permitindo a demonstração simultânea do modo B, do traçado do Doppler pulsado e do mapeamento Doppler colorido.

Angiodoppler

É uma modalidade recente de processamento do efeito Doppler, que utiliza a amplitude do sinal Doppler para reproduzir a imagem dos ecos em um plano bidimensional. Este tipo de processamento é quase independente do ângulo de insonação e é capaz de demonstrar a vascularização do plano estudado sem a interrupção do trajeto dos vasos, com eficiência de 7 a 10 vezes superior à do Doppler colorido. Entretanto, não é capaz de demonstrar o sentido do fluxo nos vasos, isto é, não diferencia as artérias das veias. Apesar disso, parece ser uma promissora técnica não invasiva para substituir futuramente a angiografia radiológica em diversos órgãos.

Dopplerfluxometria

A Dopplerfluxometria é uma técnica capaz de medir o fluxo sanguíneo em um vaso ou em uma válvula cardíaca. Esta técnica é, embora pouco complexa, sujeita a muitos erros e, por isso mesmo, pouco utilizada. As maiores dificuldades resultam de a artéria ter um diâmetro variável entre a sístole e a diástole cardíacas, da diferença de tempo entre a sístole e a diástole, da influência da frequência cardíaca e da relativa dificuldade no cálculo da velocidade média das hemácias no vaso. Em um fluxo laminar, as hemácias no centro do vaso têm alta velocidade, enquanto os que transitam próximas à parede têm velocidade muito menor. Dessa maneira, a amostragem Doppler deve, nestes casos, abranger a totalidade do calibre do vaso. Em vasos calibrosos não há maiores impedimentos, porém esta amostragem é crítica em vasos de pequeno calibre (p. ex., as artérias umbilicais).

Teoricamente, o fluxo em um vaso pode ser calculado pela fórmula:

$$F = V . A$$

onde:
F é o fluxo (em L/min ou em mL/min).
V é a velocidade média do sangue no vaso (em m/s ou em cm/s) e.
A é a área do vaso (em mm² ou em cm²).

Muitos dos vasos têm calibres muito pequenos e, portanto, áreas difíceis de calcular. Nestes vasos de pequeno calibre, podemos considerar que a área é desprezível, e o fluxo é praticamente decorrente da velocidade das hemácias no vaso.

Em vasos de maior calibre, como as artérias da aorta e as carótidas, esta estimativa de fluxo pode ser feita com maior precisão, porém, no momento, sem maior importância clínica.

Finalmente, quando alguém está se referindo a uma interpretação de um perfil Doppler e não mostra volume por tempo, está cometendo um erro. Este método deve ser denominado então Dopplermetria ou Dopplervelocimetria e não Dopplerfluxometria.

Realizando o exame Doppler

A escolha do transdutor (*transducer* ou *probe*) é feito com base na profundidade do vaso a ser examinado. Estruturas superficiais, como as artérias carótidas, a mama, a tireoide e a bolsa escrotal podem utilizar frequências elevadas (7,5 a 10 MHz). Já as estruturas mais profundas, como a artéria da aorta, os vasos portais e renais, requerem frequências mais baixas, ao redor de 3,5 e 5 MHz.

São múltiplos os controles que o iniciante tem que aprender a manejar. Cada fabricante fornece recursos e modos de operação às vezes bastante diferentes, porém com a mesma finalidade. O manual de operação do aparelho, fornecido pelo fabricante, deve ser estudado profundamente. Apenas dessa maneira o operador do equipamento vai poder utilizar todos os recursos disponíveis no equipamento.

❏ GANHO

O controle do ganho (*gain* ou *power*) sempre tem a finalidade de aumentar ou diminuir a sensibilidade da diferença Doppler (Fr – Fo). Este deve ser posicionado em um ponto onde o ruído de fundo seja mínimo, proporcionando um traçado limpo, de boa qualidade. Cada tipo de processamento (contínuo, pulsado ou colorido) tem o seu próprio controle de ganho.

❏ LINHA DE BASE

A linha de base (*base line* ou *zero correction*) deve ser posicionada de tal maneira que o espectro Doppler caiba inteiramente no espaço destinado ao perfil de velocidades, sem o fenômeno do *aliasing*. Se o fluxo a ser estudado estiver invertido, é aconselhável a inversão do espectro, através dos controles *invert* ou *F/R changing* (as abreviaturas *F* significam *forward* – fluxo para a frente do transdutor, *R* significa *rewind* – em direção ao transdutor e *changing* – mudança).

Ao realizarmos a análise Doppler devemos levar em consideração as seguintes variáveis:

❏ VELOCIDADE DE VARREDURA

A velocidade de varredura é controlada pelo operador através de um comando denominado *speed* (velocidade) ou *sweep speed* (velocidade de varredura). A velocidade deve ser controlada para que pelo menos duas ondas completas apareçam no visor, com boa qualidade.

❏ VOLUME DA AMOSTRA

Esta função permite aumentar ou diminuir o tamanho da amostra da velocidade das hemácias do vaso que o observador quer medir. Geralmente, é representado por duas linhas paralelas plotadas no feixe Doppler, não devendo ultrapassar 3/4 do calibre do vaso, sendo o ângulo de insonação do feixe Doppler representado por linhas pontilhadas.

❏ PULSE REPETITION FREQUENCY (PRF)

A PRF ou frequência de repetição do pulso delimita a máxima velocidade (ou ΔF – variação de frequência Doppler) que o aparelho é capaz de registrar. Obviamente, nos fluxos venosos, deve ser o mais baixo possível.

A PRF pode ser apresentada na tela em cm/s, m/s ou ainda em KHz/s. A PRF é importantíssima para anular o efeito do *aliasing* no Doppler pulsado.

❏ ÂNGULO DE INSONAÇÃO

A correção do ângulo de insonação é fundamental quando devem ser determinadas as VELOCIDADES REAIS das hemácias no vaso. Geralmente, este comando é denominado *angle* ou *angle correction* e nunca deve ultrapassar os 60°. A informação do ângulo de incidência entre o feixe Doppler e o leito vascular é fundamental em alguns exames, como, por exemplo, na avaliação das artérias carótidas, das artérias renais e da veia porta. A maioria dos equipamentos com Doppler pulsado e colorido apresenta o recurso do *steering*, onde o feixe Doppler é emitido com uma angulação de até 45° com os feixes de ultrassom do modo (B). Este recurso facilita bastante a obtenção de sinais Doppler, principalmente quando o vaso está, aproximadamente, perpendicular ao feixe.

❏ ALIASING

Como já foi descrito anteriormente, às vezes é necessário congelar o modo B para evitar o *aliasing* em fluxos de alta velocidade. Vários equipamentos apresentam este recurso, geralmente denominados *B Fresh, B Mode Stop* ou *B Mode Update*. A finalidade deste recurso é de liberar o microprocessador para analisar apenas os sinais Doppler, agilizando tanto o gráfico de velocidades, como a varredura colorida. O *B Fresh* ou o *B Mode Update* atualizam a imagem do modo B, quando o *B Mode Stop* está acionado, ou seja, congelando a imagem bidimensional para permitir um processamento mais rápido do Doppler pulsado ou colorido.

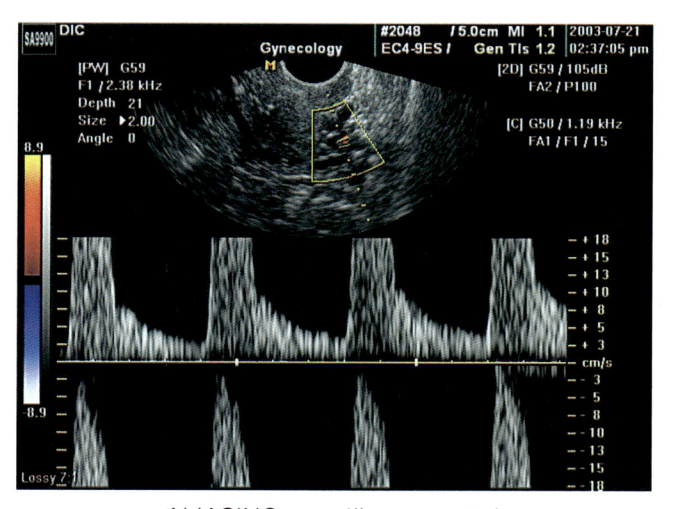

ALIASING na análise espectral.

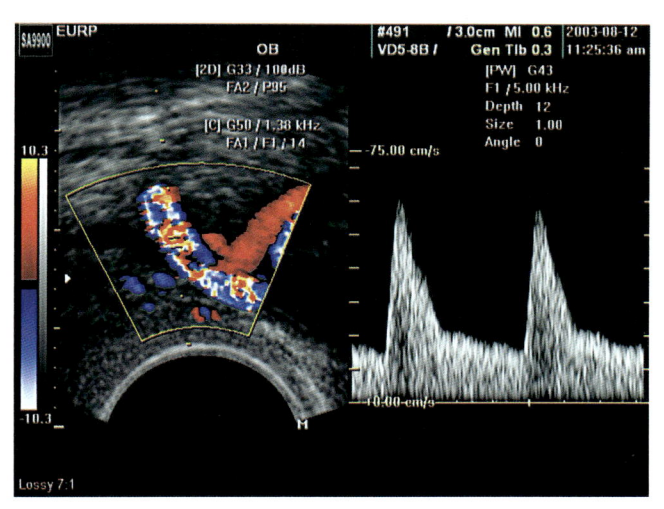

ALIASING na análise com Doppler colorido e sem *aliasing* no espectral.

❏ INVERSÃO DO ESPECTRO

Quando o espectro Doppler está invertido, deve ser acionado o comando *invert* (inversão do espectro), para que a análise do gráfico fique facilitada, como já foi comentado no item LINHA DE BASE.

❏ ÍNDICES DOPPLER

Como já foi descrito, é difícil a determinação dos fluxos vasculares. Dessa maneira, geralmente são utilizados índices que, de certa maneira, independem da angulação do feixe Doppler com o leito do vaso estudado até 60°. Os parâmetros mais utilizados são:

1. **O índice de resistência**
   (S/D) 139
2. **O índice de resistência de Pourcelot**
   (S – D/S)
3. **O índice de pulsatilidade**
   (S – D/Vm)

onde:
   S = velocidade sistólica.
   D = velocidade diastólica.
   Vm = velocidade média entre a sístole e a diástole.

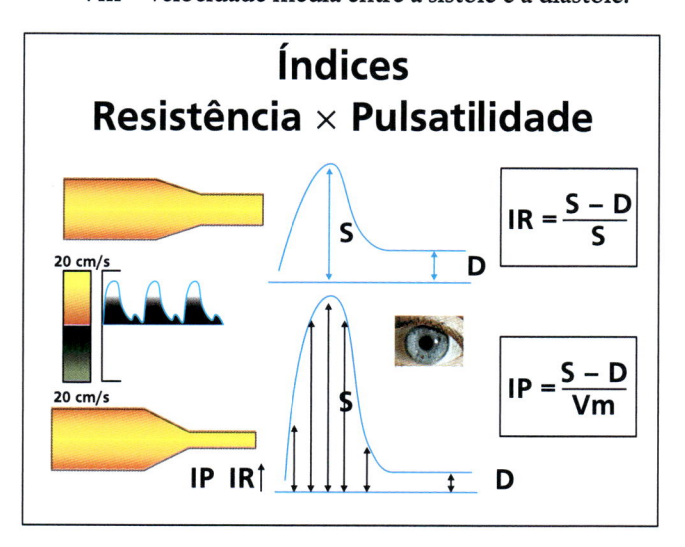

Índices
Resistência × Pulsatilidade

$$IR = \frac{S - D}{S}$$

$$IP = \frac{S - D}{Vm}$$

O índice de resistência S/D tem a desvantagem de ser incalculável, quando a diástole tem valor zero e, por essa razão, pouco utilizado. O índice de resistência de Pourcelot tem a vantagem de nunca ter um denominador zero, porém fica restrito a uma magnitude entre zero e um, limitando a faixa de interpretação.

O índice de pulsatilidade é constantemente utilizado porque, além de nunca ser incalculável, apresenta uma ampla gama de valores, ao invés do limitado índice de Pourcelot.

A maioria dos vasos periféricos apresenta um perfil de velocidades, onde a sístole (que representa a contratilidade cardíaca) é de curta duração, e a diástole é de mais longa duração (representando a resistência ou a complacência do leito vascular).

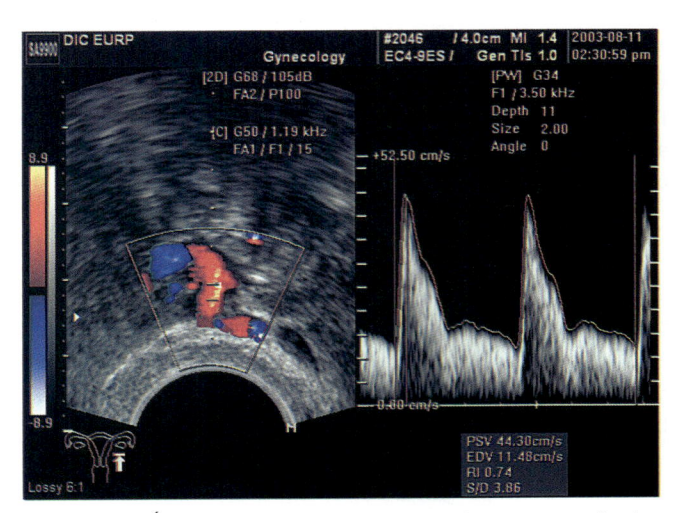

Cálculo dos Índices, abordando duas ondas espectrais da artéria uterina.

O aumento da resistência periférica tem pouca influência na fase sistólica, porém afeta profundamente a fase diastólica. Um aumento discreto na resistência periférica provoca, inicialmente, uma incisura entre a sístole e a diástole.

Uma maior resistência periférica reduz mais ainda a fase diastólica, que pode chegar à linha de base (diástole zero), onde as hemácias ficam estacionadas na fase diastólica.

Uma grande resistência do leito vascular provoca uma diástole reversa, onde as hemácias são impulsionadas na fase sistólica e retrocedem na fase diastólica.

Estes conhecimentos são fundamentais na interpretação das velocidades arteriais, mais importantes, às vezes, que as medidas de velocidades, de índices de resistência, de índices de pulsatilidade etc.

Vale lembrar que as estatísticas somente podem ser aplicadas a populações e não a indivíduos isolados. Se a incidência de uma certa doença for de 40% na população, um indivíduo desta população não tem a chance de estar 40% doente. Ele está ou não está doente, ou seja, para um indivíduo as chances são 0 ou 1 (0 ou 100%). Ninguém pode estar 40% doente. Entretanto, de cada 10 indivíduos dessa população, provavelmente quatro pacientes estarão afetados. Isto serve para ilustrar que a medicina não é uma ciência exata, onde a interpretação de dados depende exclusivamente da competência e do bom-senso do médico examinador.

❏ CONSIDERAÇÕES FINAIS

A técnica Doppler requer muito treinamento e paciência do operador. O posicionamento correto do transdutor para conseguir um bom sinal é fundamental para que os dados obtidos sejam confiáveis de diagnósticos. Os desconhecimentos das bases físicas que regem a técnica da ANÁLISE DOPPLER podem comprometer seriamente os dados obtidos e, consequentemente, os diagnósticos e as condutas terapêuticas aplicadas aos pacientes.

É fundamental que os dados colhidos na avaliação Doppler sejam correlacionados com os dados clínicos, laboratoriais e radiológicos do paciente. Exames inconclusivos devem ser repetidos, preferencialmente com a presença ou após o contato verbal com o clínico ou o cirurgião que requisitou o exame.

No momento, na área cardiovascular, a análise Doppler serve habitualmente como um método de *screening*, selecionando os pacientes que devem ser submetidos a métodos invasivos (p. ex., a angiografia). Em outras áreas, principalmente as de obstetrícia e ginecologia, pode ser de extrema valia, ditando inclusive a conduta a ser adotada no paciente.

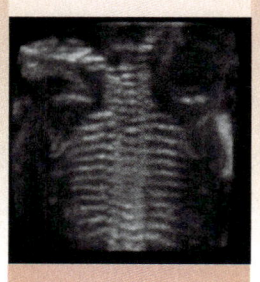

CAPÍTULO 20
ECOGRAFIA EM OBSTETRÍCIA – EXAME MORFOLÓGICO FETAL

Adilson Cunha Ferreira
Gerson Grott
Manuel Gallo Vallejo

618. **Quanto à avaliação dos núcleos de ossificação dos ossos longos, podemos afirmar que:**
   (a) Os ossos longos, como já foi salientado, são excelentes parâmetros para avaliar a idade gestacional.
   (b) A época do seu aparecimento da e*pífise distal do fêmur é 28/29 semanas.*
   (c) A época do aparecimento da *epífise proximal da tíbia é 32/33* semanas.
   (d) A época do aparecimento da *epífise proximal do úmero* é a partir da 34ª/35ª semana.

619. **Quanto à avaliação das variáveis biofísicas fetais, podemos afirmar que:**
   (a) O desenvolvimento do sistema digestório fetal, principalmente à presença de austrações intestinais, indica um feto maduro.
   (b) Há 4 graus de acordo com o aspecto das imagens das alças intestinais: *Grau 1*: aparência cinza e uniforme; *Grau 2*: o cólon pode ser identificado ao lado do rim e da bexiga.
   (c) *Grau 3*: o cólon pode ser delineado, e o intestino delgado pode ser identificado; *Grau 4*: o cólon é redundante com peristaltismo evidente.
   (d) Todas as alternativas são corretas.

620. **Quanto à avaliação do diâmetro cerebelar transverso (DCT) na imagem abaixo, podemos afirmar que:**

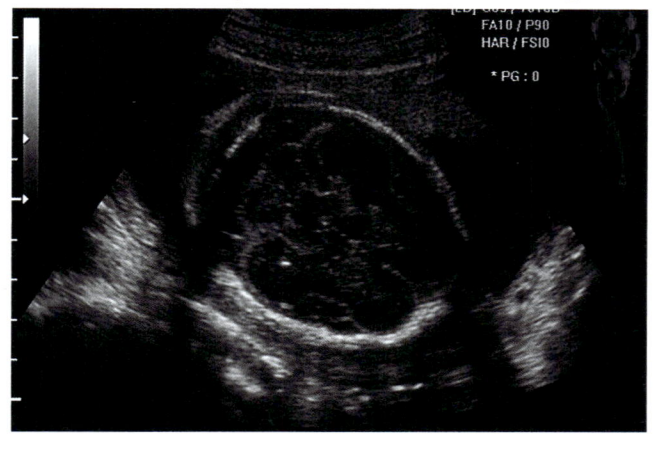

   (a) O cerebelo está localizado na fossa posterior, sendo seu estudo fundamental para a análise da morfologia do sistema nervoso central.
   (b) Nos fetos com baixo peso é comum todos os parâmetros biométricos sofrerem alteração na velocidade de crescimento, inclusive os ossos longos. O diâmetro transverso do cerebelo nesta situação não pode ser incluído na avaliação da IG.
   (c) O cerebelo está localizado na fossa anterior.
   (d) Nos fetos com baixo peso o diâmetro cerebelar altera tanto como os ossos longos.

621. **Quanto à elaboração do laudo na avaliação fetal, podemos afirmar que:**
   (a) Sempre a elaboração final do laudo biométrico fetal deverá constar a idade gestacional com a sua respectiva variabilidade sendo fundamentada, sempre que possível, na análise dos múltiplos parâmetros fetais.
   (b) A elaboração final do laudo biométrico fetal deverá constar a idade ecográfica com a sua respectiva variabilidade sendo com base, sempre que possível, na análise dos múltiplos parâmetros fetais
   (c) Nem sempre a idade gestacional coincide com ecográfica e nesta situação uma observação deverá ser feita no final do relatório.
   (d) Todas as alternativas são incorretas.

622. **Quanto à elaboração do laudo na avaliação fetal, podemos afirmar que:**
   (a) Os erros intrínsecos e as alterações biológicas encontrados ficam corrigidos ou são mínimos no cálculo final da IG. A média aritmética das IGs calculadas por meio das medidas das principais variáveis fetais é utilizada, podendo a tabela predizer a idade gestacional por meio da variável fetal ou vice-versa, dependendo do modelo matemático escolhido.
   (b) Não é necessário salientar o percentil em que se encontram a circunferência abdominal e o peso fetal.
   (c) O padrão de crescimento (simétrico ou assimétrico) não tem importância nos fetos de baixo peso, pois ambos são restrições do crescimento fetal.
   (d) Sempre uma variável fetal, quando estiver abaixo do limite inferior da curva da normalidade, é patológica.

623. **Quanto à avaliação do crescimento fetal:**
    (a) O crescimento fetal pode ser dividido em três fases consecutivas de crescimento, sendo a fase de hiperplasia a que ocorre durante as primeiras 16 semanas de gestação e caracterizada por um rápido aumento do número celular.
    (b) A fase de hiperplasia e hipertrofia ocorre entre a 32ª e a 40ª semana de gestação, inclui tanto hiperplasia como hipertrofia celular.
    (c) A fase de hipertrofia inicia-se na 12ª semana de gestação, caracteriza-se por hipertrofia celular, sendo que nesta fase ocorre o maior ganho de gordura pelo feto.
    (d) O crescimento fetal pode ser dividido em quatro fases consecutivas de crescimento: fase de hiperplasia, fase de hiperplasia e hipertrofia, fase de hipertrofia e hiperplasia e fase de hiperplasia.

624. **Quanto à avaliação do crescimento fetal, podemos afirmar que:**
    (a) A maioria dos embriologistas considera que na 8ª semana após a fertilização, ou 10 semanas após o início da última menstruação, termina o período embrionário e inicia-se o período fetal.
    (b) A maioria dos embriologistas considera que na 8ª semana após a fertilização, inicia-se o período fetal.
    (c) A maioria dos embriologistas considera que na 14ª semana após a fertilização, inicia-se o período fetal.
    (d) Todas as alternativas são incorretas.

625. **Quanto à avaliação do crescimento fetal, o ganho de peso fetal e a idade gestacional é:**
    (a) Até 15 semanas 5 g/dia.
    (b) 24 semanas 15-20 g/dia.
    (c) 34 semanas 30-35 g/dia.
    (d) Todas as alternativas são corretas.

626. **O desenvolvimento e o crescimento fetal determinados pelo genoma recebem influência de fatores estimuladores e inibidores. Entre os fatores estimuladores de crescimento estão:**
    (a) Fator endócrino e fatores de crescimento tecidual.
    (b) A inibição de crescimento geralmente de origem materna, ocasionada por insuficiência placentária e limitação do fornecimento de nutrientes.
    (c) Existem fortes evidências de que a insulina e os fatores de crescimento semelhantes à insulina estejam envolvidos no crescimento e no ganho ponderal fetal.
    (d) Todas as alternativas são corretas.

627. **Quanto à avaliação cardíaca fetal, podemos afirmar que:**
    (a) A área cardíaca está desviada no sentido do hemitórax direito com a ponta do coração voltada para a região anteroesquerda do tórax (formando um ângulo aproximado de 45° com o eixo anteroposterior do tórax).
    (b) A área cardíaca está desviada no sentido do hemitórax esquerdo com a ponta do coração voltada para a região anteroesquerda do tórax (formando um ângulo aproximado de 25° com o eixo anteroposterior do tórax).
    (c) A área cardíaca está desviada no sentido do hemitórax direito com a ponta do coração voltada para a região posterior do tórax (formando um ângulo aproximado de 45° com o eixo anteroposterior do tórax).
    (d) A área cardíaca está desviada no sentido do hemitórax esquerdo com a ponta do coração voltada para a região anteroesquerda do tórax (formando um ângulo aproximado de 45° com o eixo anteroposterior do tórax).

628. **Na avaliação cardíaca fetal, quanto à sua proporção, o coração ocupa:**
    (a) Um quarto da superfície torácica.
    (b) Um terço do hemitórax esquerdo.
    (c) Um terço da superfície torácica.
    (d) Um quinto da superfície torácica.

629. **Quanto à avaliação cardíaca fetal, em relação aos ventrículos, podemos afirmar que:**
    (a) Ventrículo direito é a câmara localizada mais posteriormente, próxima ao esterno e se caracteriza pela presença da banda moderadora.
    (b) Ventrículo esquerdo é a câmara localizada mais anteriormente, próxima ao esterno e se caracteriza pela presença da banda moderadora. Ventrículo direito é a câmara localizada mais anteriormente, próxima ao esterno e se caracteriza pela presença da banda moderadora.
    (c) Ventrículo direito é a câmara localizada mais anteriormente, próxima ao esterno e se caracteriza pela presença da banda moderadora.
    (d) Ventrículo direito é a câmara localizada mais anteriormente, próxima ao esterno e se caracteriza pela ausência da banda moderadora.

630. **Na avaliação cardíaca fetal, em relação aos átrios, podemos afirmar que:**
   (a) O átrio direito está mais próximo da coluna vertebral, e o "flap" do forame oval incursiona no interior deste. Átrio esquerdo está mais próximo da coluna vertebral, e o "flap" do forame oval incursiona no interior deste.
   (b) O átrio esquerdo está mais próximo da coluna vertebral, e o "flap" do forame oval incursiona para fora de seu interior.
   (c) O átrio esquerdo está mais próximo da coluna vertebral, e o "flap" do forame oval incursiona no interior deste.
   (d) O átrio esquerdo e o direito estão próximos da coluna vertebral, e o "flap" do forame oval incursiona no interior do direito.

631. **Na avaliação cardíaca fetal, quanto à relação dos ventrículos com os átrios, podemos afirmar que:**
   (a) O átrio direito e o ventrículo esquerdo devem estar proporcionais às câmaras cardíacas contralaterais.
   (b) O átrio direito e o ventrículo esquerdo devem ser maiores do que as câmaras cardíacas contralaterais.
   (c) O átrio direito e o ventrículo esquerdo devem ser menores do que as câmaras cardíacas contralaterais.
   (d) O átrio direito e o ventrículo esquerdo devem estar proporcionais às câmaras cardíacas contralaterais, mas dependem da idade gestacional.

632. **Quanto à avaliação cardíaca fetal, podemos afirmar que:**
   (a) A válvula tricúspide se insere um pouco abaixo da válvula mitral.
   (b) Os septos atrial e ventricular encontram as valvas atrioventriculares no centro do coração.
   (c) Ao redor do coração, pode-se averiguar a presença de derrame pericárdico.
   (d) Todas as alternativas são corretas.

Respostas Comentadas

618. (a)
- Os ossos longos, como já foi salientado, são excelentes parâmetros para avaliar a idade gestacional.
- A época do seu aparecimento da *epífise distal do fêmur é* de 32/33 semanas.
- *Epífise proximal da tíbia* 35/36 semanas.
- *Epífise proximal do úmero* a partir da 38ª semana.

619. (d)

620. (a)
Nos fetos com baixo peso é comum todos os parâmetros biométricos sofrerem alteração na velocidade de crescimento, inclusive os ossos longos. Sua importância aumenta na impossibilidade de conhecermos previamente a idade gestacional para uma análise adequada do crescimento fetal. O diâmetro transverso do cerebelo pode ser incluído na avaliação da IG e da maturidade fetal, pois embora possua uma velocidade de crescimento lenta, possibilita um estudo alternativo da idade gestacional nos fetos com crescimento intrauterino restrito. Porém, devemos ter muito cuidado quando existir oligo-hidrâmnio associado a malformações do sistema nervoso central com alteração do cerebelo.

O cerebelo está localizado na fossa posterior, sendo seu estudo dispensável para a análise da morfologia do sistema nervoso central.

Nos fetos com baixo peso o diâmetro cerebelar altera tanto como os ossos longos.

621. (c)
Nem sempre a idade gestacional coincide com a ecográfica, como, por exemplo, no óbito fetal ou embrionário e nos desvios de crescimento.

622. (a)
Os erros intrínsecos e as alterações biológicas encontradas ficam corrigidos ou são mínimos no cálculo final da IG. A média aritmética das IGs calculadas por meio das medidas das principais variáveis fetais é utilizada, podendo a tabela predizer a IG por meio da variável fetal ou vice-versa, dependendo do modelo matemático escolhido.

O **padrão do crescimento fetal**, se normal ou patológico. Aqui, não esquecer de salientar o percentil em que se encontram a circunferência abdominal e o peso fetal. O padrão de crescimento (simétrico ou assimétrico) é muito importante nos fetos de baixo peso, pois nos orienta para a provável etiologia da doença. O principal alerta vai para aqueles que utilizam as tabelas colocadas no *software* do equipamento e não percebem que existe um padrão biológico e genético, próprio e individual para cada paciente e respectivo feto. Para exemplificar, nem sempre uma variável fetal, quando estiver abaixo do limite inferior da curva da normalidade, é patológica. O feto poderá ter um peso abaixo dos limites normais para a faixa gestacional e não obrigatoriamente possuir um crescimento intrauterino restrito. O exame clínico por meio de uma breve anamnese com informações sobre a paciente (presença ou não de doenças e intercorrências associadas à gestação), o peso dos fetos nascidos anteriormente (nas multíparas) e o conhecimento do biotipo dos pais são imprescindíveis. Associá-los ao exame ecográfico geral (clínico), com avaliação qualitativa do feto e anexos, como o índice do líquido amniótico (ILA), textura placentária, a vitalidade fetal (perfil biofísico e a análise Doppler) é a base para o diagnóstico correto, evitando-se, dessa forma, o iatrogenismo tão comum nestes casos.

623. (a)
- O crescimento fetal pode ser dividido em três fases consecutivas de crescimento, sendo a fase de hiperplasia a que ocorre durante as primeiras dezesseis semanas de gestação, sendo caracterizada por um rápido aumento do número celular.
- A fase de hiperplasia e hipertrofia ocorre entre a 16ª e a 32ª semana de gestação, inclui tanto hiperplasia como hipertrofia celular.
- A fase de hipertrofia: inicia-se na 32ª semana de gestação, caracteriza-se por hipertrofia celular, sendo que nesta fase ocorre o maior ganho de gordura pelo feto.

624. (**a**)
A maioria dos embriologistas considera que na 8ª semana após a fertilização, ou 10 semanas após o início da última menstruação, termina o período embrionário e inicia-se o fetal.

625. (**d**)

626. (**d**)
A insulina é secretada principalmente pelo pâncreas fetal na segunda metade da gestação e acredita-se ser responsável pelo crescimento somático e pela adiposidade.

627. (**d**)
628. (**c**)
629. (**c**)
630. (**c**)
631. (**a**)
632. (**a**)

❏ COMENTÁRIOS DAS QUESTÕES 627 A 632

- A área cardíaca está desviada no sentido do hemitórax esquerdo com a ponta do coração voltada para a região anteroesquerda do tórax (formando ângulo aproximado de 45° com o eixo anteroposterior do tórax).
- Quanto à sua proporção, o coração ocupa cerca de 1/3 da superfície torácica.
- Ventrículo direito é a câmara localizada mais anteriormente, próxima ao esterno e se caracteriza pela presença da banda moderadora.
- O átrio esquerdo está mais próximo da coluna vertebral, e o "flap" do forame oval incursiona no interior deste.
- O átrio direito e o ventrículo esquerdo devem estar proporcionais às câmaras cardíacas contralaterais.
- A válvula tricúspide se insere um pouco abaixo da válvula mitral.
- Os septos atrial e ventricular encontram as valvas atrioventriculares no centro do coração.
- Ao redor do coração, averigua-se a presença de derrame pericárdico.

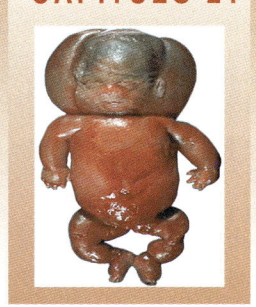

CAPÍTULO 21
Ecografia em Obstetrícia – Hidropisia Fetal

Adilson Cunha Ferreira
Denise Cristina Mós Vaz Oliane
Sang Choon Cha

633. **Em relação à hidropisia fetal, podemos afirmar que:**
   (a) Caracteriza-se pelo acúmulo de fluidos no tecido subcutâneo e cavidades do concepto.
   (b) Em geral, os fetos gravemente afetados apresentam edema de pele e concomitante presença de efusões pleural, peritoneal e pericárdica.
   (c) Outros achados comuns associados à hidropisia são poli-hidrâmnio, edema placentário e alterações dos vasos umbilicais.
   (d) Todas as alternativas são corretas.

634. **Em relação à hidropisia fetal, podemos afirmar:**
   (a) Imunológica: advinda da anemia grave causada por sensibilização principalmente ao fator Rh (eritroblastose fetal).
   (b) Não imunológica (HNI): há presença de anticorpos como causa determinante.
   (c) Ambos os tipos são distinguíveis à ultrassonografia (US) de acordo com a quantidade de órgãos acometidos.
   (d) Todas as alternativas são incorretas.

635. **Em relação à hidropisia fetal, podemos afirmar que:**
   (a) Nas últimas décadas, houve aumento progressivo da incidência da hidropisia imunológica em razão da possibilidade do diagnóstico ecográfico.
   (b) Sua incidência geral varia entre 1/25.000 e 1/40.000 nascimentos.
   (c) A hidropisia não imune tem manifestações constantes e sem variação de alterações anatômicas e funcionais.
   (d) É causa importante de mortes fetais no 3º trimestre e período neonatal. Setenta a 90% dos conceptos com HNI morrem no período neonatal.

636. **Em relação ao diagnóstico ecográfico da hidropisia fetal, podemos afirmar que:**
   (a) Os achados ultrassonográficos mais infrequentemente encontrados nos casos de hidropisia não imune (HNI) são: efusões peritoneal, pleural e pericárdica associadas a espessamento ou edema de pele, poli-hidrâmnio e espessamento placentário.
   (b) A diferenciação dos casos de menor ou maior gravidade é puramente subjetiva.
   (c) As anomalias especificamente associadas à HNI são exclusivamente de ordem estrutural.
   (d) Entre as causas maternas podem-se incluir a hidrocefalia, aneurisma da veia de Galeno, hemangioendotelioma da meninge, encefalocele e teratoma.

637. **Em relação ao diagnóstico ecográfico da hidropisia fetal, podemos afirmar que:**
   (a) A avaliação ultrassonográfica da hidropisia fetal não imune (HNI) inicialmente se fundamenta na avaliação do Doppler das artérias umbilicais correlacionando com o percentil para cada idade gestacional.
   (b) As pequenas coleções peritoneais são mais facilmente visibilizadas ao redor do fígado ou do baço e nessa eventualidade é importante a diferenciação da pseudoascite.
   (c) Edema de pele é definido como espessamento deste compartimento com medida a partir de 50 mm, geralmente observado nas fases mais iniciais na região occipital.
   (d) Quanto ao poli-hidrâmnio, pode ser objetivamente avaliado por meio do índice do líquido amniótico com valores nos quatro quadrantes acima de 12 cm.

638. **Em relação ao diagnóstico ecográfico da hidropisia fetal, podemos afirmar que:**
    (a) Edema placentário é um achado frequentemente evidenciado e é considerado quanto à espessura medida no ponto da inserção do cordão umbilical quando ultrapassa frequentemente 4 cm, embora muitos autores considerem o valor de 6 cm.
    (b) Em aquisição sagital da face podem-se observar as órbitas oculares proeminentes, eventualmente fenda labial e achatamento da base nasal e no abdome sinais de ascite. Em aquisição transversal da região cervical com a presença de grande higroma cístico característico, trabeculado, entremeado por porções císticas.
    (c) Pode haver correlação, como o diagnóstico de trissomia 13.
    (d) Todas as alternativas são corretas.

639. **Na avaliação da hidropisia fetal não imune (HNI) em relação à análise Doppler no acompanhamento arterial, podemos afirmar que:**
    (a) Há diminuição da porção diastólica da onda de velocidade de fluxo.
    (b) Observa-se aumento da porção diastólica da onda de velocidade de fluxo.
    (c) Observa-se que a onda diastólica permanece inalterada apesar do aumento da velocidade de fluxo.
    (d) A diminuição da porção diastólica da onda de velocidade de fluxo com diminuição dos índices de resistência e aumento dos índices de pulsatilidade.

640. **Na avaliação da hidropisia fetal não imune(HNI) em relação à análise Doppler no acompanhamento venoso, podemos afirmar que:**
    (a) Nota-se a presença de aspecto pulsátil no espectro de onda, que normalmente é contínuo, demonstrando congestão das câmaras cardíacas direitas.
    (b) Nota-se a presença de aspecto pulsátil no espectro de onda, que normalmente é contínuo, demonstrando congestão das câmaras cardíacas esquerdas.
    (c) Nota-se a presença de aspecto não pulsátil no espectro de onda, que normalmente é contínuo, demonstrando congestão das câmaras cardíacas direitas.
    (d) Nota-se a ausência no espectro de onda.

641. **Na avaliação da hidropisia durante o exame ecográfico do feto hidrópico, o ultrassonografista deve realizar:**
    (a) A avaliação de detalhes dos diferentes segmentos do concepto nunca consegue elucidar a etiologia.
    (b) Avaliação do segmento cefálico tenta identificar dilatação ventricular secundária a encefalopatias virais; aneurisma da veia de Galeno (raramente encontrado).
    (c) Avaliação do coração tentando identificar distúrbios do ritmo; malformações estruturais mais grosseiras (que serão detalhadas pelo ecocardiograma). Tórax: malformação adenomatosa cística; ecogenicidade dos pulmões aumentada; massas mediastinais.
    (d) Todas as alternativas são incorretas.

642. **O diagnóstico diferencial da hidropisia fetal deve ser feito em:**
    (a) Acúmulo excessivo de gordura do feto macrossômico ou acúmulo isolado de líquido no abdome ou tórax.
    (b) No higroma cervical.
    (c) A ascite secundária às obstruções, e quilotórax em decorrência da ruptura do ducto torácico.
    (d) Todas as alternativas anteriores.

643. **Na hidropisia fetal as alterações fisiopatológicas isoladas ou de forma combinada que determinam a anasarca fetal são:**
    (a) Anemia grave.
    (b) Disfunções hemodinâmicas.
    (c) Hipoproteinemia e/ou displasias linfáticas.
    (d) Todas as alternativas anteriores.

644. **Na hidropisia fetal, pode-se afirmar que:**
   (a) A anemia grave como causa da hidropisia não imune (HNI) segue uma sequência diferente de eventos que a hidropisia imunológica.
   (b) A ocorrência de fetos hidrópicos frequentemente ocorre, quando os níveis de hemoglobina estão maiores que 3,8 g/dL e a concentração de proteínas totais está acima de dois desvios-padrão.
   (c) A HNI por causa anêmica tem como principais representantes as infecções bacterianas, sendo a mais comum a parvovirose.
   (d) A transfusão feto-materna, em razão da ocorrência de hemorragias placentárias crônicas ou maciças, que ocorrem em nascidos vivos com volume superior a 150 mL, pode ser a causa responsável por até 3,4% das mortes fetais sem causa aparente.

645. **Na hidropisia fetal, pode-se afirmar que:**
   (a) Em aquisições transversais do abdome fetal, pode-se observar imagem hiperecogênica representando conglomerado de alças intestinais pela presença de peritonite meconial ainda sem ascite.
   (b) Em aquisições longitudinais da transição toracoabdominal, pode-se identificar em certos casos tumor hepático hiperecogênico que pode ser responsável pela hipoproteinemia, responsável pela presença de pequena ascite.
   (c) Das doenças hematológicas como causa de anemia as mais encontradas são a alfatalassemia, que é autossômica recessiva, e a deficiência da glicose-6-fosfato-desidrogenase ligada ao cromossomo X.
   (d) Todas as alternativas são corretas.

646. **No tratamento da hidropisia fetal, pode-se afirmar que:**
   (a) Na eventualidade da ocorrência de poli-hidrâmnio importante com presença de sintomas maternos, como dor abdominal de forte intensidade, é necessário seu esvaziamento por meio da amniocentese até se atingir valores normais do índice do líquido amniótico.
   (b) Na presença de grau intenso de anemia fetal nunca deve-se fazer a transfusão intrauterina no mesmo ato da realização da funiculocentese diagnóstica.
   (c) Nas taquiarritmias o tratamento inicial é a administração de digitálicos ao feto por meio da funiculocentese.
   (d) Nos casos de efusão pleural que provoque compressão importante dos tecidos adjacentes, como os pulmões, a toracocentese está contraindicada.

647. **Quanto ao prognóstico da hidropisia fetal, pode-se afirmar que:**
   (a) Em razão da melhora progressiva do diagnóstico das possíveis causas da HNI, seu prognóstico perinatal é bom.
   (b) Melhor prognóstico de conceptos com HNI é encontrado, quando o fator etiológico são as taquiarritmias.
   (c) A piora do prognóstico perinatal nos casos de hidropisia por quilotórax após toracocentese e colocação de derivações pleuroamnióticas.
   (d) A taxa de mortalidade perinatal oscila entre 10 e 90%.

648. **Na hidropisia fetal, pode-se afirmar que:**
   (a) Não há risco de recidiva após o nascimento do feto com hidropisia não imune (HNI).
   (b) A investigação das causas deve ser perseguida, se o diagnóstico antenatal não for realizado.
   (c) Havendo óbito neonatal precoce, o exame necroscópico não acrescenta informações.
   (d) A avaliação pós-natal é dispensável para o aconselhamento de gestações futuras. O importante é o diagnóstico pré-natal.

649. **Na hidropisia fetal, pode-se afirmar que:**
   (a) Parto do feto com hidropisia deve ser sempre vaginal.
   (b) A toracocentese e/ou paracentese está contraindicada antes do nascimento.
   (c) Os problemas neonatais aparecem precocemente, em sua maioria respiratórios.
   (d) Todas as alternativas são corretas.

650. **Na hidropisia fetal imunológica:**
   (a) A doença hemolítica perinatal (DHPN), ou eritroblastose fetal, é caracterizada por ser de etiologia imunológica, consequente à incompatibilidade sanguínea materno-fetal.
   (b) Durante muito tempo foi responsável por elevado obituário perinatal, dado o completo desconhecimento acerca da sua etiopatogenia.
   (c) Apesar dos significativos avanços das últimas cinco décadas, a doença ainda repercute de forma ominosa sobre o bem-estar do concepto e recém-nascido (RN).
   (d) Todas as alternativas são corretas.

651. A imagem abaixo está frequentemente relacionada com que tipo de diagnóstico?

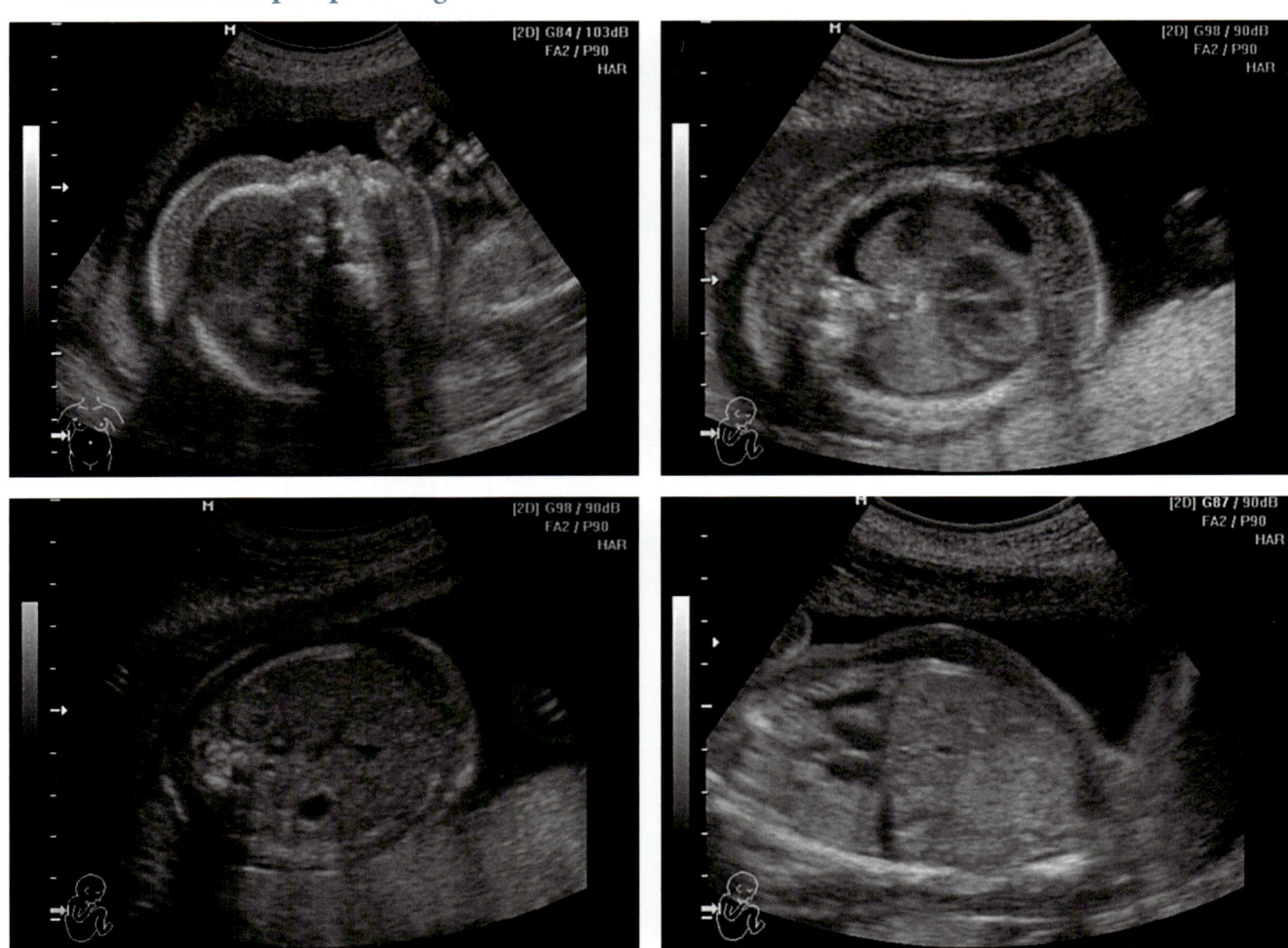

652. Na hidropisia fetal imunológica as manifestações clínicas mais frequentes do recém-nascido são:
(a) Anemia.
(b) Hiperbilirrubinemia.
(c) Hidropisia.
(d) Todas as alternativas anteriores.

653. Na hidropisia fetal imunológica?
(a) O diagnóstico de certeza da imunização ao fator Rh é feito, então, pelo chamado teste de Coombs direto, que se caracteriza pela pesquisa no sangue materno de anticorpos antieritrocitários de qualquer origem, não sendo específico para os anticorpos anti-Rh.
(b) A eritroblastose fetal é caracterizada como uma doença hemolítica do feto e RN de caráter especialmente insidioso.
(c) Há destruição excessivamente lenta das hemácias que produz discreta anemia, hiperbilirrubinemia, e grave edema generalizado presente em sua forma mais grave é causado por anticorpos específicos, produzidos pela mãe que passa para a circulação fetal durante a gravidez.
(d) Todas as anteriores são corretas.

654. Na hidropisia fetal imunológica, o advento da funiculocentese representou grande progresso para fetos acometidos pela doença hemolítica perinatal (DHPN). Por quê?
(a) Propicia a possibilidade de quantificar e tratar de forma mais efetiva a anemia fetal.
(b) Propicia a possibilidade de quantificar, mas não tratar a anemia fetal.
(c) Propicia a possibilidade de quantificar e tratar da anemia fetal, mas não de forma efetiva.
(d) Propicia a possibilidade de tratar de forma mais efetiva a anemia fetal, mas não a de quantificar.

655. **Na hidropisia fetal imunológica, o advento da funiculocentese representou grande progresso para a avaliação dos fetos acometidos pela DHPN. Sobre isto podemos afirmar que:**
 (a) A introdução deste procedimento levou ao desenvolvimento da técnica de transfusão intravascular (TIV).
 (b) Esta modalidade terapêutica passou a ser a menos utilizada no tratamento da anemia grave, ocupando, então, o segundo lugar, sendo a primeira opção a da transfusão intraperitoneal.
 (c) Os índices de sobrevida do produto conceptual com a TIV oscilam em torno de 10 a 20%.
 (d) Os fetos hidrópicos terminais e aqueles que desenvolvem hidropisia antes de 20 semanas são os que mais se beneficiam com o tratamento.

656. **Na hidropisia fetal imunológica, o advento da funiculocentese representou grande progresso para a avaliação dos fetos acometidos pela DHPN. Sobre isto podemos afirmar que:**
 (a) A transfusão intravascular é sem dúvida o tratamento da forma grave da doença hemolítica perinatal, evitando a morte intrauterina.
 (b) Esse procedimento não é praticamente isento de riscos.
 (c) As complicações menos frequentes são a bradicardia, a hipercapnia, a amniorrexe prematura, sangramento e tamponamento do cordão, causando por vezes a morte fetal.
 (d) A indicação deste procedimento invasivo deve ser feita com a maior probabilidade de estar presente a anemia leve premente de correção.

657. **Sobre a hidropisia fetal imunológica, podemos afirmar que:**
 (a) Exame ecográfico tornou mais precisos e menos traumáticos os procedimentos invasivos, monitorando as amniocenteses e as transfusões intrauterinas.
 (b) Apesar de ser indispensável no acompanhamento da gestante sensibilizada ao fator Rh, a ecografia é pobre em predizer o estado hematimétrico do concepto, não distinguindo as formas leves das graves da DHPN.
 (c) À exceção da hidropisia, que representa a forma grave da doença com certeza da presença da anemia que é facilmente diagnosticada à ultrassonografia, esse exame busca a presença de parâmetros que indiquem os estados pré-hidrópicos.
 (d) Todas as alternativas anteriores são corretas.

658. **Na hidropisia fetal imunológica, quanto à análise Doppler, pode-se afirmar que o feto anêmico vive em estado:**
 (a) Cardiovascular hipodinâmico, causando incremento na velocidade de fluxo em territórios, como da artéria torácica descendente, carótida comum, cerebral média e veia umbilical.
 (b) Cardiovascular hiperdinâmico, causando decréscimo na velocidade de fluxo em territórios como da artéria torácica descendente, carótida comum, cerebral média e veia umbilical.
 (c) Cardiovascular hipordinâmico, causando decréscimo na velocidade de fluxo em territórios, como da artéria torácica descendente, carótida comum, cerebral média e veia umbilical.
 (d) Cardiovascular hiperdinâmico, causando incremento na velocidade de fluxo em territórios, como da artéria torácica descendente, carótida comum, cerebral média e veia umbilical.

659. **Na hidropisia fetal imunológica, pode-se afirmar quanto à análise Doppler que:**
 (a) As pesquisas com a Dopplervelocimetria serviram para elucidar importantes aspectos dos ajustes hemodinâmicos do concepto frente à anemia.
 (b) Frente a uma história clássica, a dosagem sérica dos anticorpos antieritrocitários, a espectrofotometria do líquido amniótico, a ultrassonografia não tem valor suficiente para que o obstetra possa preparar a melhor estratégia terapêutica.
 (c) Por se tratar de método não invasivo e de fácil realização, a avaliação da anemia fetal com o efeito Doppler constitui-se auxílio muitas vezes dispensável no manejo das gestantes aloimunizadas.
 (d) Todas as alternativas são corretas.

660. **Na fisiopatologia da hidropisia fetal imunológica:**
 (a) Quando um antígeno penetra em um organismo dele desprovido, desencadeia como resposta uma série de reações que culmina com a produção de anticorpos específicos contra este antígeno. Este fenômeno denomina-se imunização.
 (b) Aloimunização ou isoimunização é a resposta imunológica a um antígeno da mesma espécie e embasa todos os eventos da DHPN.
 (c) O processo inicia-se com a penetração de hemácias Rh-positivas na circulação de mulheres Rh-negativas, determinando a produção de anticorpos específicos.
 (d) Todas as alternativas anteriores são corretas.

661. Na hidropisia fetal imunológica:
(a) Os linfócitos e os macrófagos acham-se envolvidos neste mecanismo de defesa imunológica. Os linfócitos dos tipos B e T não estão presentes neste processo.
(b) Quando um antígeno é introduzido no organismo, populações de linfócitos T e B e de macrófagos entram em contato com ele, reconhecendo-o como do próprio corpo da paciente.
(c) Uma vez identificadas a natureza e a estrutura do invasor, ocorre a resposta imunológica secundária com produção de leucócitos com capacidade multiplicadora da imunidade celular.
(d) O contato da gestante com sangue incompatível por transfusão, ou quando ocorre passagem transplacentária de sangue fetal para a mãe com feto Rh-positivo, leva à resposta imune primária contra o antígeno Rh.

662. A imagem abaixo demonstra:

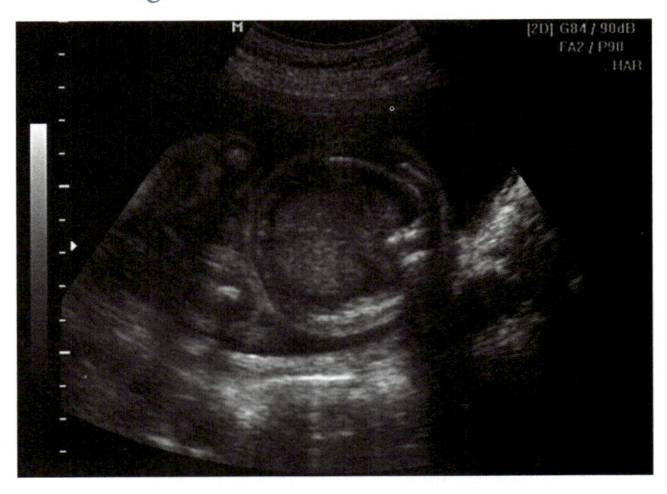

(a) Aquisição axial do tórax fetal com derrame pleural bilateral e edema de subcutâneo.
(b) Aquisição sagital do tórax fetal com derrame pleural bilateral.
(c) Aquisição axial do tórax fetal com derrame pleural bilateral.
(d) Aquisição axial do abdome fetal com ascite.

663. Na hidropisia fetal imunológica:
(a) Quando o processo atinge intensidade suficiente para a velocidade de hemólise superar a de formação de novas células sanguíneas, instala-se a anemia. A persistência do processo hemolítico leva à redução do volume hepático, tornando-o imperceptível à análise ecográfica.
(b) A hipertensão venosa umbilical, advinda da hipertensão porta, aumenta a perfusão placentária, seguem-se assim alargamento e edema placentário.
(c) A anemia progride, e os focos de tecido hematopoiético avançam, comprimindo o tecido vilositário adjacente, e por serem de textura mais densa, destacam-se à ultrassonografia como massas arredondadas e mais ecogênicas.
(d) A difusão prejudicada dos aminoácidos, combinada com a síntese de proteína aumentada pelo hepatócito, resulta em aumento da proteína sérica.

Respostas Comentadas

633. (d)

A **hidropisia fetal** (HF) é uma síndrome que se caracteriza pelo acúmulo de líquidos nas cavidades (derrame pleural e ascite) e tecidos fetais (anasarca), edema de placenta e poli-hidrâmnio na ausência de aloimunização materna. Constitui-se em uma verdadeira insuficiência cardíaca congestiva de manifestação intrauterina.

634. (a)
- Não imunológica (HNI): não há presença de anticorpos como causa determinante.
- Ambos os tipos são indistinguíveis à ultrassonografia (US) e sua diferenciação.
- Tem como base a pesquisa sérica de anticorpos antieritrocitários pelo teste de Coombs indireto.

635. (d)
- Nas últimas décadas, houve diminuição progressiva da incidência da hidropisia imunológica em razão da profilaxia eficiente da doença com a administração da imunoglobulina anti-D; com isso observou-se aumento relativo dos casos de etiologia não imunológica, principalmente nos países mais desenvolvidos.
- Sua incidência geral varia entre 1/1.500 e 1/3.500.
- A hidropisia não imune tem manifestações constantes e sem variação de alterações anatômicas e funcionais.
- Em contraposição à eritroblastose fetal, a HNI resulta de uma variedade de alterações anatômicas e funcionais.
- É causa importante de mortes fetais no 3º trimestre e período neonatal. Setenta a 90% dos conceptos com HNI morrem no período neonatal.

636. (b)
- Os achados ultrassonográficos mais frequentemente encontrados nos casos de hidropisia não imune (HNI) são: efusões peritoneal, pleural e pericárdica associadas a espessamento ou edema de pele, poli-hidrâmnio e espessamento placentário.
- A diferenciação dos casos de menor ou maior gravidade é puramente subjetiva.
- As anomalias especificamente associadas à HNI podem ser de ordem estrutural ou funcional e ser classificadas em maternas ou fetais.
- Entre as causas fetais e não maternas podem-se incluir a hidrocefalia, aneurisma da veia de Galeno, hemangioendotelioma da meninge, encefalocele, teratoma.

637. (b)
- A avaliação ultrassonográfica da hidropisia fetal não imune (HNI) inicialmente fundamenta-se na presença ou ausência de líquido peritoneal ou torácico.
- As pequenas coleções peritoneais mais facilmente visibilizadas ao redor do fígado ou do baço e nessa eventualidade, é importante a diferenciação da pseudoascite, caracterizada pela imagem anecogênica em banda ao nível da musculatura abdominal próximo à inserção do cordão umbilical.
- Edema de pele é definido como espessamento desse compartimento com medida a partir de 5 mm, geralmente observado nas fases mais iniciais na região occipital.
- Quanto ao poli-hidrâmnio, pode ser objetivamente avaliado por meio do índice do líquido amniótico com valores nos quatro quadrantes acima de 22 cm.

638. (d)

639. (a)

Na avaliação do feto com HNI observa-se diminuição da porção diastólica da onda de velocidade de fluxo, consequente ao aumento da resistência placentária.

640. (a)

Nota-se a presença de aspecto pulsátil no espectro de onda, que normalmente é contínuo, demonstrando congestão das câmaras cardíacas direitas.

641. (c)
- Detalhes sistemáticos dos diferentes segmentos do concepto, buscando elucidar sua etiologia.
- Segmento cefálico tentar identificar dilatação ventricular secundária a encefalopatias virais; aneurisma da veia de Galeno (raramente encontrado).
- Na avaliação do coração distúrbios do ritmo; malformações estruturais mais grosseiras (que serão detalhadas pelo ecocardiograma). Tórax: malformação adenomatosa cística; ecogenicidade dos pulmões aumentada; massas mediastinais. Abdome: peritonite meconial mostrando alças intestinais agrupadas com aspecto hiperecogênico. Placenta: espessura e presença de áreas de maior ecogenicidade (corioangiomas).

642. (d)

643. (d)

644. (**d**)
- A anemia grave como causa da hidropisia não imune (HNI) segue a mesma sequência de eventos que a hidropisia imunológica. Vale ressaltar sua usual associação à hipoproteinemia.
- A ocorrência de fetos hidrópicos frequentemente ocorre quando os níveis de hemoglobina estão **menores** que 3,8 g/dL e a concentração de proteínas totais está **abaixo** de dois desvios-padrão.
- A HNI por causa anêmica tem como principais representantes as infecções virais, sendo a mais comum a parvovirose.
- A transfusão feto-materna, em razão da ocorrência de hemorragias placentárias crônicas ou maciças, que ocorrem em 0,04 dos nascidos vivos com volume superior a 150 mL, pode ser a causa responsável por até 3,4% das mortes fetais sem causa aparente. Na primeira situação o diagnóstico é feito pela dosagem sérica dos anticorpos específicos, e na segunda pela realização do teste de Kleihauer-Betke, que calcula por meio de porcentagem de hemoglobina fetal o volume de sangue do concepto na circulação materna.

645. (**d**)

646. (**a**)
- Quando há sintomas maternos, como dor abdominal de forte intensidade, é necessário seu esvaziamento por meio da amniocentese até se atingirem valores normais do índice do líquido amniótico, assim reduz-se a incidência de amniorrexe e de trabalho de parto prematuro.
- Na presença de grau intenso de anemia fetal é mister a transfusão intrauterina no mesmo ato da realização da funiculocentese diagnóstica.
- Nas taquiarritmias o tratamento inicial é a administração de digitálicos à mãe, que agem por via transplacentária e, se não houver resposta adequada, infundem-se antiarrítmicos, digitálicos ou de outro grupo diretamente ao feto por meio da funiculocentese.
- Nos casos de efusão pleural ou ascite que provoquem compressão importante dos tecidos adjacentes, como os pulmões, que podem ser atingidos diretamente pela coleção pleural ou comprimidos indiretamente pela elevação do diafragma causada quando a ascite é volumosa, deve-se proceder então a realização de toracocentese ou paracentese, que pode ser de repetição. Quando a quantidade de líquido pleural ou ascítico se refaz em período de 24 horas, é indicada a derivação pleuro ou peritônio-amniótica com colocação de dreno do tipo *"double-pig tail"*. Dessa forma, estaríamos evitando que a hipoplasia pulmonar se instalasse após compressão prolongada que por vezes é irreversível. A descompressão das cavidades pleural ou peritoneal também é indicada imediatamente antes da resolução do parto para diminuir o volume abdominal, facilitando assim o parto transvaginal, e para a facilitação da expansão pulmonar, reduzindo assim as dificuldades das manobras ressuscitatórias.
- A realização da toracocentese fetal para esvaziamento pleural tem sido proposta há vários anos com finalidade terapêutica. Sabe-se que o esvaziamento do tórax fetal é medida preventiva da hipoplasia pulmonar, promovendo redução do líquido amniótico nos casos de poli-hidrâmnio e evitando complicações da parturição. A redução do polidrâmnio está relacionada com a normalização da posição do mediastino e facilitação da deglutição do líquido amniótico pelo feto.

647. (**b**)
- Apesar da melhora progressiva do diagnóstico das possíveis causas da HNI, seu prognóstico perinatal é ruim.
- Melhor prognóstico de conceptos com HNI é encontrado, quando o fator etiológico são as taquiarritmias.
- A melhora do prognóstico perinatal nos casos de hidropisia por quilotórax após toracocentese e colocação de derivações pleuroamnióticas.
- A taxa de mortalidade perinatal oscila entre 50 e 90%, sendo os fetos de melhor prognóstico aqueles que possuem níveis séricos de proteínas totais e albumina dentro da normalidade.

648. (**b**)
- Pode haver risco de recidiva após o nascimento do feto com HNI.
- A investigação das causas deve ser perseguida, se o diagnóstico antenatal não for realizado.
- Havendo óbito neonatal precoce, deve-se insistir com os pais na necessidade da realização do exame necroscópico.
- A avaliação pós-natal é de vital importância para o aconselhamento de gestações futuras. Apesar de o achado recorrente da HNI ser extremamente raro, alguns autores mencionam estudos em famílias com repetição de fetos hidrópicos de causa idiopática.

649. (c)
- O parto do feto com hidropisia deve ser acompanhado por uma equipe de pediatras experientes. Alguns autores recomendam o uso generalizado da cesárea para evitar a asfixia e traumas no nascimento.
- A toracocentese e/ou paracentese deve ser realizada antes do parto com a finalidade de ajudar as manobras ressuscitatórias pós-natais e facilitar, quando indicado, o parto vaginal.
- Os problemas neonatais aparecem precocemente, em sua maioria respiratórios, necessitando de suporte ventilatório, que em grande parte das vezes tem sua maior dificuldade na ventilação mecânica, como consequência do edema da árvore respiratória.

650. (d)
- A doença hemolítica perinatal (DHPN), ou eritroblastose fetal, é caracterizada por ser de etiologia imunológica consequente à incompatibilidade sanguínea materno-fetal.
- Durante muito tempo foi responsável por elevado obituário perinatal, dado o completo desconhecimento acerca da sua etiopatogenia. Aclamada por diversos autores, a DHPN foi a entidade obstétrica própria que representou o último século. Foi excepcional a velocidade com a qual se desenvolveram e confirmaram as teorias etiopatogênicas, a evolução de tratamento eficaz e a profilaxia adequada, pois se passaram menos de 50 anos do total desconhecimento até os manuseios mais modernos da doença.
- Apesar dos significativos avanços das últimas cinco décadas, a doença ainda repercute de forma ominosa sobre o bem-estar do concepto e recém-nascido (RN), e mesmo com uma redução global da sua incidência, particularmente em nosso meio, não se observa tendência à sua erradicação, principalmente pela negligência médica em não utilizar a profilaxia adequada.

651. Hidropisia fetal imunológica.

652. (d)

653. (b)
- O diagnóstico de certeza da imunização ao fator Rh é feito, então, por meio do chamado teste de Coombs indireto, que se caracteriza pela pesquisa no sangue materno de anticorpos antieritrocitários de qualquer origem, não sendo específico para os anticorpos anti-Rh. Uma vez positivo, deve-se identificar e titular o anticorpo, hoje sabe-se que o principal responsável pela doença hemolítica perinatal é o anticorpo do tipo D, e a doença está presente quando seu título de diluição é maior ou igual a 1/16. O conceito adotado por muitas escolas à reação de titulação como nível crítico a partir do qual a doença pode manifestar-se.
- A eritroblastose fetal é caracterizada como uma doença hemolítica do feto e RN de caráter especialmente insidioso.
- Há destruição excessivamente rápida das hemácias, que produz intensa anemia, hiperbilirrubinemia, e grave edema generalizado presente em sua forma mais grave é causado por anticorpos específicos, produzidos pela mãe que passa para a circulação fetal durante a gravidez.

654. (a)

655. (a)
- A introdução deste procedimento levou ao desenvolvimento da técnica de transfusão intravascular (TIV).
- Esta modalidade terapêutica passou a ser a mais utilizada no tratamento da anemia grave, ocupando, então, o lugar da transfusão intraperitoneal.
- Os índices de sobrevida do produto conceptual com a TIV oscilam em torno de 80 a 90%.
- Os fetos hidrópicos terminais e aqueles que desenvolvem hidropisia antes de 20 semanas são os que menos se beneficiam com o tratamento.

656. (a)
- A transfusão intravascular é sem dúvida o tratamento da forma grave da doença hemolítica perinatal, evitando a morte intrauterina.
- Porém, esse procedimento não é isento de riscos, em 66% das vezes a TIV promove a passagem de sangue fetal para a circulação materna, exacerbando a resposta imune da mãe.
- Acrescente-se que em, aproximadamente, 2% dos procedimentos, existem complicações, sendo as mais frequentes a bradicardia, a hipercapnia, a amniorrexe prematura, sangramento e tamponamento do cordão, causando por vezes a morte fetal.
- A indicação deste procedimento invasivo deve ser feita com a maior probabilidade de estar presente a anemia grave premente de correção.

657. (d)

658. (d)

O feto anêmico vive em estado cardiovascular hiperdinâmico, causando incremento na velocidade de fluxo em territórios, como da artéria torácica descendente, carótida comum, cerebral média e veia umbilical.

659. (a)
- As pesquisas com a Dopplervelocimetria serviram para elucidar importantes aspectos dos ajustes hemodinâmicos do concepto frente à anemia.
- Juntamente com a história clínica, a dosagem sérica dos anticorpos antieritrocitários, a espectrofotometria do líquido amniótico, e a ultrassonografia fornecem importantes subsídios para que o obstetra possa preparar a melhor estratégia terapêutica.
- Por se tratar de método não invasivo e de fácil realização, a avaliação da anemia fetal com o efeito Doppler constitui-se auxílio inestimável no manejo das gestantes aloimunizadas.

660. (d)

661. (d)
- Os linfócitos e os macrófagos acham-se envolvidos neste mecanismo de defesa imunológica. Os linfócitos dos tipos B e T são as principais células presentes neste processo.
- Quando um antígeno é introduzido no organismo, populações de linfócitos T e B e de macrófagos entram em contato com ele, reconhecendo-o como estranho.
- Uma vez identificada a natureza e a estrutura do invasor, ocorre a resposta imunológica primária com produção de clone de linfócitos T com capacidade destruidora (imunidade celular), clone de linfócitos B produtores de anticorpos específicos (imunidade humoral) e clones de linfócitos T e B responsáveis pela memória imunológica. Este último clone desencadeará a resposta imunológica secundária, quando o indivíduo for exposto novamente ao mesmo antígeno. Essa resposta é mais rápida e mais intensa, portanto dispensa todo o processo de reconhecimento do antígeno.
- O contato da gestante com o sangue incompatível por transfusão, ou quando ocorre passagem transplacentária de sangue fetal para a mãe com feto Rh-positivo, leva à resposta imune primária contra o antígeno Rh.

662. (a)

663. (c)
- Quando o processo atinge intensidade suficiente para a velocidade de hemólise superar a de formação de novas células sanguíneas, instala-se a anemia. A persistência do processo hemolítico leva à hepatomegalia crescente, ocasionando alteração na circulação hepática com hipertensão porta, concomitantemente a função do hepatócito é afetada, provocando hipoalbuminemia, tal associação pontua o início do aparecimento da ascite.
- A hipertensão venosa umbilical, advinda da hipertensão porta, diminui a perfusão placentária, seguem-se assim alargamento e edema placentário.
- A anemia progride, e os focos de tecido hematopoiético avançam, comprimindo o tecido vilositário adjacente, e por serem de textura mais densa, destacam-se à ultrassonografia, como massas arredondadas e mais ecogênicas.
- A difusão prejudicada dos aminoácidos, combinada com a síntese de proteína diminuída pelo hepatócito, resulta em **hipoproteinemia** grave com anasarca, caracterizando a hidropisia. Em estágios mais tardios do acometimento fetal, o hidrotórax pode vir a se desenvolver, provocando compressão e hipoplasia pulmonar.

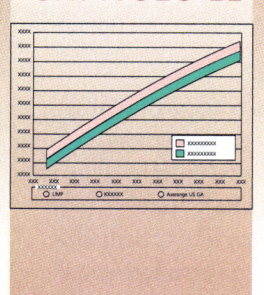

CAPÍTULO 22 — ECOGRAFIA EM OBSTETRÍCIA – DESVIO DE CRESCIMENTO FETAL

Adilson Cunha Ferreira
Fernando Mauad
Evaldo Trajano

664. **A restrição de crescimento fetal (RCF), pode ser definida como:**
(a) Um processo patológico que modifica o potencial de crescimento do produto conceptual, de forma a restringir o desenvolvimento intrauterino.
(b) Um processo fisiológico que modifica o potencial de crescimento do produto conceptual, de forma a restringir o desenvolvimento intrauterino.
(c) Um processo patológico que não modifica o potencial de crescimento do produto conceptual.
(d) Um processo patológico que modifica o potencial de crescimento do produto conceptual, mas não altera o desenvolvimento intrauterino.

665. **Quanto à restrição de crescimento fetal (RCF):**
(a) A maioria dos fetos portadores de RCF possui peso abaixo do percentil 10°, mas outros podem estar acima.
(b) Fetos com peso abaixo do percentil 10° podem não apresentar RCF.
(c) Baixo peso não significa necessariamente RCF.
(d) Todas as alternativas são corretas.

666. **Quanto à restrição de crescimento fetal (RCF):**
(a) Grande parte dos fetos que apresentam peso adequado ao nascimento para a idade gestacional atingiu seu adequado potencial genético de crescimento em razão do aumento intrauterino do aporte de nutrientes.
(b) RCF constitui-se de intercorrência obstétrica com elevados índices de morbidade e mortalidade perinatais, chegando a ser sete vezes maior.
(c) A RCF não acarreta aumento da mortalidade, mas sim da morbidade fetal.
(d) Há mais de uma alternativa correta.

667. **Assinale a alternativa incorreta quanto às complicações perinatais mais frequentes na restrição de crescimento fetal.**
(a) Anoxia perinatal e hipoglicemia.
(b) Síndrome de Angústia Respiratória (SAR).
(c) Hipocalcemia e hipotermia.
(d) Policitemia.

668. **Quanto à classificação de restrição de crescimento fetal (RCF):**
(a) No Tipo I o fator causal atua no 1º trimestre, na fase de hiperplasia celular. Os fetos são simétricos.
(b) O Tipo intermediário atua no 2º trimestre, compromete tanto a fase de hiperplasia, como a de hiperplasia.
(c) Tipo II atua no 3º trimestre, fase de hipertrofia. Os fetos são assimétricos.
(d) Todas as alternativas são corretas.

669. **Quanto à restrição de crescimento fetal (RCF):**
(a) O tipo II origina-se de anomalias congênitas (intrínseca) ou de infecções pré-natais e irradiações (extrínseca).
(b) O tipo I se manifesta mais tardiamente. A hipertensão arterial e a desnutrição materna são os principais fatores etiológicos.
(c) Os fatores desconhecidos constituem o maior grupo, correspondendo a 40% dos casos de CIR.
(d) Todas as alternativas são corretas.

670. **Quanto ao diagnóstico da restrição de crescimento fetal (RCF):**
(a) O diagnóstico da RCF é muito complexo, envolvendo tanto a propedêutica clínica obstétrica, como a propedêutica subsidiária.
(b) A anamnese não tem importância uma vez que o diagnóstico é exclusivamente ecográfico, avaliando seriadamente a biometria fetal.
(c) No exame físico a mensuração seriada da altura uterina não tem relevância, pois na maioria dos casos ela está normal.
(d) Todas as alternativas são corretas.

671. **Quanto ao diagnóstico da restrição de crescimento fetal (RCF):**
    (a) A ecografia pode classificar em três tipos os fetos com RCF, de acordo com os fatores etiológicos. *Anormal:* em razão da cromossomopatia. *Restrito:* em decorrência da insuficiência placentária e *Normal* ou biológico.
    (b) A determinação precoce da idade gestacional é fato de consenso entre clínicos e ultrassonografistas.
    (c) A detecção de RCF por meio da mensuração da CA é de, aproximadamente, 85% quando a idade gestacional é bem definida por ecografia precoce.
    (d) Todas as alternativas são corretas.

672. **Quanto ao diagnóstico da restrição de crescimento fetal (RCF), podemos afirmar que:**
    (a) Provas laboratoriais para a pesquisa de infecções congênitas, do tipo: rubéola, toxoplasmose, citomegalovírus e herpes, são dispensáveis.
    (b) Estudo do cariótipo fetal é dispensável frente a alterações da morfologia fetal, detectadas ao exame ultrassonográfico.
    (c) Estudo hemodinâmico da circulação fetal não auxilia, pois independente desses, a taxa de mortalidade perinatal é 8 a 10 vezes maiores, e a morbidade de 50 a 75%.
    (d) Conhecimento do biotipo dos pais por parte do examinador no momento do exame pode ser de extrema valia no diagnóstico diferencial e caracterização dos fetos com CIR do tipo biológico.

673. **Quanto ao diagnóstico da restrição de crescimento fetal (RCF), podemos afirmar que:**
    (a) Melhor parâmetro ecográfico isolado para o diagnóstico da RCF é a circunferência abdominal fetal (CA).
    (b) Melhor parâmetro ecográfico isolado para o diagnóstico da RCF é o comprimento do fêmur.
    (c) Melhor parâmetro ecográfico isolado para o diagnóstico da RCF é a circunferência cefálica.
    (d) Melhor parâmetro ecográfico isolado para o diagnóstico da RCF é a circunferência abdominal fetal (CA), pois permite diagnóstico diferencial entre a RCF assimétrica da simétrica.

674. **Quanto ao diagnóstico da restrição de crescimento fetal (RCF), podemos afirmar que:**
    (a) Os marcadores anatômicos ecográficos da RCF correspondem a toda e qualquer alteração da morfologia fetal, que pode estar ou não associada a cromossomopatias ou síndromes fetais
    (b) Na ecografia morfológica é possível precocemente diagnosticar a maioria destas alterações estruturais embrionárias ou fetais.
    (c) O estudo Doppler dos três compartimentos circulatórios: materno (artérias uterinas); placentário-umbilical (artérias umbilicais) e fetal (aorta e artéria cerebral média), pode possibilitar o diagnóstico dos fetos chamados "restritos", em decorrência da insuficiência.
    (d) Todas as alternativas são corretas.

675. **Os principais achados do Doppler associados à restrição de crescimento fetal(RCF) são:**
    (a) Fase inicial com preservação da vitalidade fetal, aumento da impedância vascular associado ou não à presença de incisura protodiastólica das artérias uterinas (se bilateral, com a incisura existe maior probabilidade).
    (b) Diminuição da impedância vascular nas artérias umbilicais.
    (c) Aumento da impedância vascular no território cerebral (vasodilatação compensatória da artéria cerebral média) com pré-centralização ou centralização normoxêmica.
    (d) Todas as alternativas são corretas.

676. **Os principais achados tardios do Doppler associados à restrição de crescimento fetal(RCF) com hemodinâmica alterada são:**
    (a) Fase tardia com alteração da vitalidade fetal, pode haver presença de incisura bilateral protodiastólica e aumento da impedância vascular nas artérias uterinas.
    (b) Aumento acentuado do fluxo diastólico nas artérias umbilicais, podendo, nos casos mais graves, encontrarmos diástole zero ou reversa.
    (c) Não há alteração do perfil hemodinâmico fetal (PHF) com sinais evidentes de centralização hipoxêmica ou descentralização.
    (d) Todas as alternativas são incorretas.

677. **Quanto aos principais achados tardios do Doppler associados à restrição de crescimento fetal (RCF) com hemodinâmica alterada:**
    (a) Doppler venoso alterado: ducto venoso com sístole atrial ausente ou reversa, pulsação na veia umbilical, nos fetos com hipóxia grave.
    (b) Neste momento todas as provas de vitalidade (CTR, PBF) ainda indicam um padrão normal da vitalidade fetal.
    (c) Aumento acentuado do fluxo diastólico nas artérias umbilicais, podendo, nos casos mais graves, encontrarmos diástole zero ou reversa.
    (d) Todas as alternativas são incorretas.

678. A imagem representada na figura refere-se à avaliação de um feto com restrição de crescimento fetal (RCF). Assinale a alternativa correta:

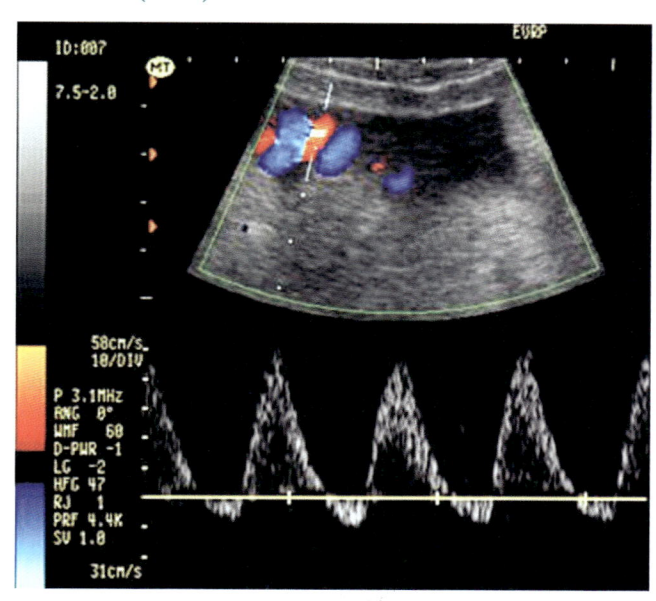

(a) Diminuição acentuada do fluxo diastólico nas artérias umbilicais. Trata-se caso grave de comprometimento fetal, encontramos reversa.
(b) Aumento acentuado do fluxo diastólico nas artérias umbilicais. Trata-se caso grave de comprometimento fetal, encontramos reversa.
(c) Doppler venoso alterado, ducto venoso com sístole atrial reversa.
(d) Aumento acentuado do fluxo diastólico na artéria cerebral média umbilicais. Trata-se caso grave de comprometimento fetal, encontramos reversa.

679. Quanto aos principais marcadores biométricos ultrassonográficos da restrição de crescimento fetal (RCF), podemos destacar:
(a) Circunferência abdominal.
(b) Peso fetal.
(c) Diâmetro transverso do cerebelo.
(d) Todas as alternativas anteriores.

680. Quanto às análises biométricas para o diagnóstico de restrição de crescimento fetal (RCF), podemos afirmar que está relacionada com:
(a) A parada do crescimento da CA por mais de duas semanas.
(b) CA abaixo do 10º percentil.
(c) Relação CC/CA acima do 2DP.
(d) Todas as alternativas anteriores.

681. Quanto às relações biométricas mais importantes para o diagnóstico de restrição de crescimento fetal (RCF):
(a) Relação CF/CA e CC/CA.
(b) Relação CA/CF e CA/CC.
(c) BDP/DOF e CC/CA.
(d) BDP/DOF e BDP/CA.

682. Quanto às análises biométricas para o diagnóstico de restrição de crescimento fetal (RCF), podemos afirmar que:
(a) A CA é o melhor parâmetro para a avaliação da RCF.
(b) O BDP é o melhor parâmetro para a avaliação da RCF.
(c) O CF é o melhor parâmetro para a avaliação da RCF.
(d) O cerebelo é o melhor parâmetro para a avaliação da RCF.

683. Quanto à classificação da restrição de crescimento fetal (RCF), podemos afirmar que:
(a) No tipo II simétrico ou harmônico, o feto é proporcionalmente pequeno desde o início da gestação.
(b) No tipo I simétrico ou harmônico, o feto é proporcionalmente pequeno desde o início da gestação.
(c) No tipo III simétrico ou harmônico, o feto é proporcionalmente pequeno desde o início da gestação.
(d) No tipo IV simétrico ou harmônico, o feto é proporcionalmente pequeno desde o início da gestação.

684. Quanto à classificação da restrição de crescimento fetal (RCF), podemos afirmar que o perímetro cefálico é normal ou levemente menor que fetos sem restrição de crescimento, enquanto a circunferência abdominal é menor que a esperada. Isto ocorre no tipo:
(a) Tipo II assimétrico ou desarmônico.
(b) Tipo I simétrico ou harmônico.
(c) Tipo I simétrico ou harmônico e no tipo IV.
(d) Tipo III misto.

685. Quanto à classificação da restrição de crescimento fetal (RCF), podemos afirmar que:
(a) No tipo II simétrico ou harmônico, o feto é proporcionalmente pequeno desde o início da gestação.
(b) No tipo II assimétrico ou desarmônico, o perímetro cefálico é normal ou levemente menor que fetos sem restrição de crescimento, enquanto a circunferência abdominal é menor que o esperado.
(c) No tipo III misto, a agressão afeta somente a fase de hiperplasia.
(d) Todas as alternativas são corretas.

686. **Quanto à classificação da restrição de crescimento fetal (RCF), podemos afirmar que:**
    (a) No tipo II assimétrico ou desarmônico, a agressão ocorre a partir do final do 1º trimestre.
    (b) O tipo I simétrico ou harmônico deve-se a insulto no início da gravidez, período durante o qual predomina hiperplasia, afetando o número de células.
    (c) No tipo III misto, os fatores determinantes são intrínsecos, aparecem tardiamente na gestação.
    (d) Todas as alternativas são corretas.

687. **Quanto à classificação da restrição de crescimento fetal (RCF), podemos afirmar que:**
    (a) No tipo I simétrico ou harmônico, o feto é proporcional. Infecções intrauterinas, cromossomopatias, anormalidades estruturais e síndromes genéticas são causas mais comuns.
    (b) No tipo III misto, a agressão afeta as fases de hiperplasia e hipertrofia celulares. Os fatores determinantes são extrínsecos, aparecem precocemente na gestação e comprometem o peso e o comprimento fetais.
    (c) No tipo III assimétrico ou desarmônico, o perímetro cefálico é normal ou levemente menor que fetos sem restrição de crescimento.
    (d) Todas as alternativas são corretas.

688. **Quanto à classificação da restrição de crescimento fetal (RCF), podemos afirmar que:**
    (a) No tipo II assimétrico ou desarmônico, hipertensão arterial, cardiopatias cianóticas, colagenoses, anemias graves, diabetes *melito* com vasculopatia são as principais causas. Geralmente está condicionado à insuficiência placentária. Ocorre em 80% dos casos.
    (b) Tipo I simétrico ou harmônico não tem relação com infecções intrauterinas ou cromossomopatias.
    (c) No tipo III misto, a agressão afeta as fases de hiperplasia e hipertrofia celulares. Os fatores determinantes são intrínsecos.
    (d) Todas as alternativas são incorretas.

689. **Quanto ao diagnóstico da restrição de crescimento fetal (RCF), podemos afirmar que:**
    (a) Diante de uma restrição de crescimento fetal (RCF) importante e na impossibilidade de afirmarmos precisamente a IG, o diâmetro transverso do cerebelo (DTC) poderá ser um parâmetro de grande valia.
    (b) O diâmetro transverso do cerebelo (DTC) poderá ser um parâmetro de grande valia na dependência do tipo de RCF.
    (c) O diâmetro transverso do cerebelo (DTC) poderá ser um parâmetro de grande valia na RCF tipo IV.
    (d) Todas as alternativas são corretas.

690. **Quanto ao diagnóstico da restrição de crescimento fetal (RCF), podemos afirmar que:**
    (a) A biometria da CC como, da CA podem refletir insuficiência vascular placentária, e em muitos casos o crescimento cefálico é mantido mesmo com redução do volume abdominal, característico dos fetos com CIR simétrico.
    (b) A biometria da CC como a da CA não refletem a insuficiência vascular placentária, e em muitos casos o crescimento cefálico é reduzido, e o CA é mantido, como é característico dos fetos com CIR assimétrico.
    (c) A biometria da CC como a da CA não refletem a insuficiência vascular placentária, e em muitos casos o crescimento cefálico é reduzido, e o CA é mantido, como é característico dos fetos com CIR simétrico.
    (d) A biometria da CC como a da CA podem refletir insuficiência vascular placentária, e em muitos casos o crescimento cefálico é mantido mesmo com redução do volume abdominal, característico dos fetos com CIR assimétrico.

691. **Quanto ao diagnóstico da restrição de crescimento fetal (RCF), podemos afirmar que:**
    (a) A relação CC/CA está anormal em 100% de todos os fetos com RCF, porém falha em diagnosticar 1/3 dos fetos com CIR simétrico.
    (b) Na prática, a relação CC/CA está normal em 2/3 de todos os fetos com RCF, porém consegue diagnosticar 90% dos fetos com CIR simétrico.
    (c) Na prática, a relação CC/CA está normal em 2/3 de todos os fetos com RCF, porém falha em diagnosticar 1/3 dos fetos com CIR simétrico. A sua sensibilidade em detectar fetos com RCF é de 90%.
    (d) A relação CC/CA está anormal em 2/3 de todos os fetos com RCF, porém falha em diagnosticar 1/3 dos fetos com CIR simétrico. A sua sensibilidade em detectar fetos com RCF é de 70%.

692. **Quanto ao diagnóstico da restrição de crescimento fetal (RCF), podemos afirmar que:**
    (a) Ela está aumentada em dois terços dos fetos com RCF tipo II ou assimétrica, mas falha em diagnosticar 1/3 dos fetos com RCF do tipo I ou simétrico.
    (b) A relação entre CF e CA é constante (22 ± 2), a partir da 20ª semana de gestação.
    (c) O valor preditivo desta relação não deverá ser maior que 25% para uma população normal, com o objetivo de rastrear os fetos com RCF.
    (d) Todas as alternativas são corretas.

693. **Quanto ao diagnóstico da restrição de crescimento fetal (RCF), podemos afirmar que as relações CC/CA e CF/CA:**
    (a) Não poderão determinar qual é o tipo mais provável de RCF.
    (b) Poderão determinar qual é o tipo mais provável de RCF em 100% das vezes.
    (c) Poderão determinar qual é o tipo mais provável de RCF.
    (d) Poderão determinar qual é o tipo mais provável de RCF na dependência do fator etiológico.

694. **No diagnóstico da restrição de crescimento fetal (RCF), quando analisamos o estudo hemodinâmico?**
    (a) Circulação uterina.
    (b) Circulação umbilical.
    (c) Circulação fetal.
    (d) Todas as alternativas anteriores.

Respostas Comentadas

664. (a)
- Um processo patológico que modifica o potencial de crescimento do produto conceptual, de forma a restringir o desenvolvimento intrauterino.
- Este conceito é mais atual e abrangente do que o de Bataglia e Lubchenco aceito durante várias décadas onde a RCF era caracterizada por peso fetal abaixo do percentil 10°. A maioria dos fetos portadores de RCF possui peso abaixo do percentil 10°, mas outros podem estar acima. De modo contrário, fetos com peso abaixo do percentil 10° podem não apresentar RCF, isto é, **baixo peso não significa necessariamente CIR.**

665. (d)

666. (b)
Grande parte dos fetos que apresentam peso adequado ao nascimento para a idade gestacional não atingiu seu adequado potencial genético de crescimento em razão da redução intrauterina do aporte de nutrientes.

667. (b)
A Síndrome de Angústia Respiratória (SAR) é tema controverso; na maioria dos casos de CIR a maturidade pulmonar fetal está acelerada.

668. (d)

669. (c)
- O tipo I origina-se de anomalias congênitas (intrínseca) ou de infecções pré-natais e irradiações (extrínseca). Entre as infecções destacam-se rubéola, citomegalovírus, herpes, influenza, varicela, hepatite, poliomielite, toxoplasmose, malária, sífilis e tuberculose, que constituem cerca de 20% dos casos e é de pior prognóstico, exceto os que se relacionam com fatores constitucionais.
- CIR tipo II se manifesta mais tardiamente. A hipertensão arterial e a desnutrição materna são os principais fatores etiológicos. Doenças que acarretam redução da oxigenação do espaço interviloso como as cardiopatias cianóticas, anemias graves, diabetes melito também se relacionam com RCF desarmônico. Doenças maternas e placentárias representam 35% do total e citam-se as doenças cardiopulmonares maternas, nefropatias, pré-eclâmpsia e a hipertensão arterial crônica. Outros fatores etiológicos incluem anomalias dos anexos, gravidez múltipla e hábitos maternos (fumo, álcool, drogas).
- Os fatores desconhecidos constituem o maior grupo correspondendo a 40% dos casos de CIR.

670. (a)
- O diagnóstico da RCF é muito complexo envolvendo tanto a propedêutica clínica obstétrica, como a propedêutica subsidiária.
- A anamnese minuciosa deve procurar identificar os fatores de risco, hábitos maternos (tabagismo, drogas etc.) Doenças maternas preexistentes à gestação (nefropatia, hipertensão arterial crônica etc.). Antecedentes obstétricos: doença hipertensiva específica da gestação (DHEG), antecedentes de RCF, óbito fetal intrauterino, infecções congênitas e cromossomopatias anteriores.
- Mensuração seriada da altura uterina e relacionar com a idade gestacional correspondente. No exame físico, deve-se observar a mensuração seriada da altura uterina e relacionar com a idade gestacional correspondente.

671. (d)

672. (d)
- Provas laboratoriais para a pesquisa de infecções congênitas do tipo: rubéola, toxoplasmose, citomegalovírus e herpes são muitas vezes imprescindíveis para auxílio diagnóstico.
- Estudo do cariótipo fetal é imprescindível frente a alterações da morfologia fetal, detectadas ao exame ultrassonográfico.
- Estudo hemodinâmico da circulação fetal é passo obrigatório, pois a taxa de mortalidade perinatal na CIR é oito a dez vezes maior, e a morbidade de 50 a 75%, com sofrimento fetal intraparto, hipoglicemia, hipotermia e policitemia neonatal.
- Entretanto, muitas vezes, o diagnóstico de certeza é difícil pelo desconhecimento da data da última menstruação pela paciente e a possibilidade de o feto ser pequeno, tipo normal ou biológico, de acordo com o seu potencial genético de crescimento, associado ou não à RCF de outra etiologia.

673. (a)
Muito embora o melhor parâmetro ecográfico isolado para o diagnóstico da RCF é a circunferência abdominal fetal, a avaliação dela isoladamente NÃO permite diagnóstico diferencial entre a RCF assimétrica da simétrica.

674. (d)

Várias doenças maternas são responsáveis pelo aumento da resistência na circulação uterina com redução do fluxo sanguíneo fetal. No nosso meio, a doença hipertensiva específica da gestação (DHEG) é a grande responsável pela etiologia da maioria dos fetos com RCF. O Doppler pode possibilitar rastrear os fetos que poderão desenvolver RCF com maior probabilidade.

675. (a)

- Fase inicial com preservação da vitalidade fetal, aumento da impedância vascular associado ou não à presença de incisura protodiastólica das artérias uterinas (se bilateral com a incisura existe maior probabilidade).
- Aumento da impedância vascular nas artérias umbilicais.
- Doppler venoso fetal normal. Diminuição da impedância vascular no território cerebral (vasodilatação compensatória da artéria cerebral média) com pré-centralização ou centralização normoxêmica. Neste estágio é importante a correlação com o perfil biofísico fetal (PBF) e o índice do líquido amniótico (ILA).

676. (a)

- Fase tardia com alteração da vitalidade fetal pode haver presença de incisura bilateral protodiastólica e aumento da impedância vascular nas artérias uterinas.
- DIMINUIÇÃO acentuada do fluxo diastólico nas artérias umbilicais, podendo, nos casos mais graves, encontrarmos diástole zero ou reversa.
- Frequentemente há alteração do perfil hemodinâmico fetal (PHF) com sinais evidentes de centralização hipoxêmica ou descentralização.

677. (a)

- Doppler venoso alterado: ducto venoso com sístole atrial ausente ou reversa, pulsação na veia umbilical, nos fetos com hipóxia grave.
- Neste momento todas as provas de vitalidade (CTR, PBF) indicam um padrão terminal da vitalidade fetal (o feto encontra-se agônico) com altas taxas de mobilidade e mortalidades fetal e perinatal.
- DIMINUIÇÃO acentuada do fluxo diastólico nas artérias umbilicais, podendo, nos casos mais graves, encontrarmos diástole zero ou reversa.

678. (a)

A Diástole Zero (DZ) e a Diástole Reversa (DR) caracterizam insuficiência placentária gravíssima. Diástole Zero (DZ): sonogramas de artérias umbilicais que exibem ausência de velocidade de fluxo durante a diástole. Diástole Reversa (DR): sonogramas de artérias umbilicais com presença de velocidade de fluxo reverso durante a diástole conforme demonstra a figura.

679. (d)
680. (d)

A restrição do crescimento fetal (RCF), também denominada de crescimento intrauterino restrito (CIUR), é classicamente definida como todo recém-nascido com peso inferior ao percentil 10º para determinada idade gestacional. Durante o pré-natal, a medida da altura uterina inferior à esperada para a idade gestacional faz o diagnóstico clínico de RCF, que deve ser confirmado pela ultrassonografia.

681. (a)
682. (a)

Se a CA estiver abaixo do percentil 10º da curva de crescimento para a IG respectiva, independentemente do peso fetal estar abaixo do percentil 10º, devemos considerar o feto de baixo peso. Podemos afirmar que a CA é o espelho do crescimento fetal. O fígado representa cerca de 4% do peso fetal total. Devemos lembrar que o fígado é o 1º órgão a ter seu volume reduzido nos casos de (RCF).

683. (b)
684. (a)
685. (b)
686. (b)
687. (b)
688. (a)

❑ COMENTÁRIOS DAS QUESTÕES 683 A 688

Para evitar correlação com função mental anormal, atualmente o termo preferido é restrição de crescimento fetal (RCF), em substituição ao termo crescimento intrauterino retardado anteriormente utilizado. Define-se como um processo patológico que afeta o crescimento fetal normal e resulta em um produto conceptual, cujo peso é inferior ao seu potencial inerente. Pela dificuldade na determinação objetiva do potencial de crescimento de cada feto, a maioria dos autores considera como recém-nascido que sofreu RCF aquele que se encontra abaixo do percentil 10º para idade gestacional da curva de crescimento da população estudada.

São classificados em:

- **Tipo I simétrico ou harmônico**, o feto é proporcionalmente pequeno desde o início da gestação. Deve-se a insulto no início da gravidez, período durante o qual predomina hiperplasia, afetando o número de células. Infecções intrauterinas, cromossomopatias, anormalidades estruturais e síndromes genéticas são causas. Ocorre em 1/3 dos casos.
- **Tipo II assimétrico ou desarmônico**, o perímetro cefálico é normal ou levemente menor que fetos sem restrição de crescimento, enquanto a circunferência abdominal é menor que o esperado. O fluxo sanguíneo preferencial para a cabeça fetal dá continuidade ao crescimento deste compartimento. A agressão ocorre a partir do final do 2º trimestre. Este é o período em que predomina hipertrofia celular. Hipertensão arterial, cardiopatias cianóticas, colagenoses, anemias graves, diabetes *melito* com vasculopatia são as principais causas. Geralmente está condicionado à insuficiência placentária. Ocorre em 80% dos casos.
- **Tipo III misto**, a agressão afeta as fases de hiperplasia e hipertrofia celulares. Os fatores determinantes são extrínsecos, aparecem precocemente na gestação e comprometem o peso e o comprimento fetais.

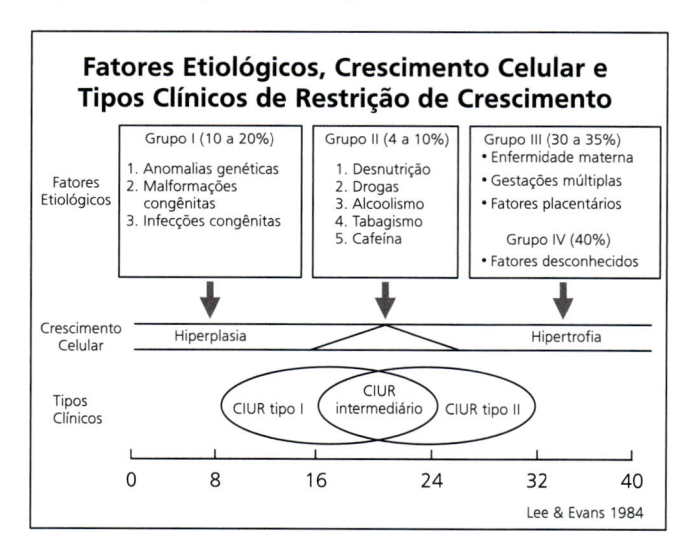

Fatores Etiológicos, Crescimento Celular e Tipos Clínicos de Restrição de Crescimento

Fatores Etiológicos

- Grupo I (10 a 20%)
  1. Anomalias genéticas
  2. Malformações congênitas
  3. Infecções congênitas
- Grupo II (4 a 10%)
  1. Desnutrição
  2. Drogas
  3. Alcoolismo
  4. Tabagismo
  5. Cafeína
- Grupo III (30 a 35%)
  - Enfermidade materna
  - Gestações múltiplas
  - Fatores placentários
- Grupo IV (40%)
  - Fatores desconhecidos

Crescimento Celular: Hiperplasia → Hipertrofia

Tipos Clínicos: CIUR tipo I — CIUR intermediário — CIUR tipo II

0 — 8 — 16 — 24 — 32 — 40

Lee & Evans 1984

Diagnóstico Ecográfico do Tipo de Restrição de Crescimento

TIPO	DBP	CC	CF	CA	CC/CA	CF/CA	LA
I	↓	↓	↓	↓	N	N	N
II	N	N	N	↓	↑	↑	↓

689. (a)
690. (d)
691. (d)

Na prática, a relação CC/CA está anormal em 2/3 de todos os fetos com RCF, porém falha em diagnosticar 1/3 dos fetos com CIR simétrico. A sua sensibilidade em detectar fetos com RCF é de 70%.

692. (d)
693. (c)

Feto simétrico, intrínseco, harmônico ou tipo I – 20%.

1. As relações CC/CA e CF/CA são normais.
2. A presença de malformações fetais deverá ser descartada, pois ocorre na fase inicial da gestação (0-14 semanas).
3. Cuidado para não confundir este tipo de RCF com erro na DUM.
4. Na anamnese pesquisar o emprego de drogas teratogênicas, irradiações ou a presença de infecções maternas (rubéola, toxoplasmose, citomegalovírus etc.).

Feto assimétrico, extrínseco, desarmônico ou tipo II – 65%.

1. As relações CC/CA e CF/CA estão elevadas – existe assimetria entre o segmento cefálico e o abdome fetal.
2. O feto frequentemente é normal do ponto de vista morfológico, pois a RCF aparece com a gestação mais avançada (após a 28ª semana).
3. Associação a doenças maternas, sendo a DHEG a mais frequente no nosso meio.

Feto intermediário, extrínseco, simétrico ou tipo III – 10%

1. Ocorre uma maior dificuldade em diagnosticar e classificar os fetos com este tipo de RCF, pelas relações CC/CA e CF/CA, que poderão estar normais ou alteradas.
2. Incide entre a 14ª e a 28ª semana, persistindo até o termo da gestação.
3. Tabagismo, desnutrição, anemia etc. costumam estar entre os fatores etiológicos maternos.

Feto normal, constitucional, biológico ou genético – 5%

1. Os fetos com este tipo de RCF, também denominado idiopático, podem apresentar as relações CC/CA e CF/CA normais ou alteradas, dependendo exatamente das variações biológicas (raciais e genéticas).

2. A avaliação da idade gestacional e do crescimento fetal ocorre de forma simultânea, sendo dois dos principais objetivos da sistematização e rotina da ultrassonografia obstétrica.

694. (**d**)

CAPÍTULO 23

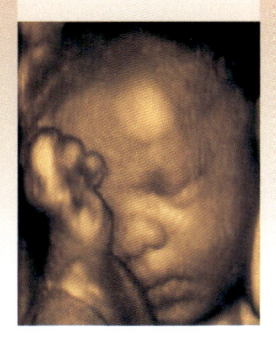

CASOS COM IMAGENS

Adilson Cunha Ferreira
João Francisco Jordão
Manuel Gallo Vallejo

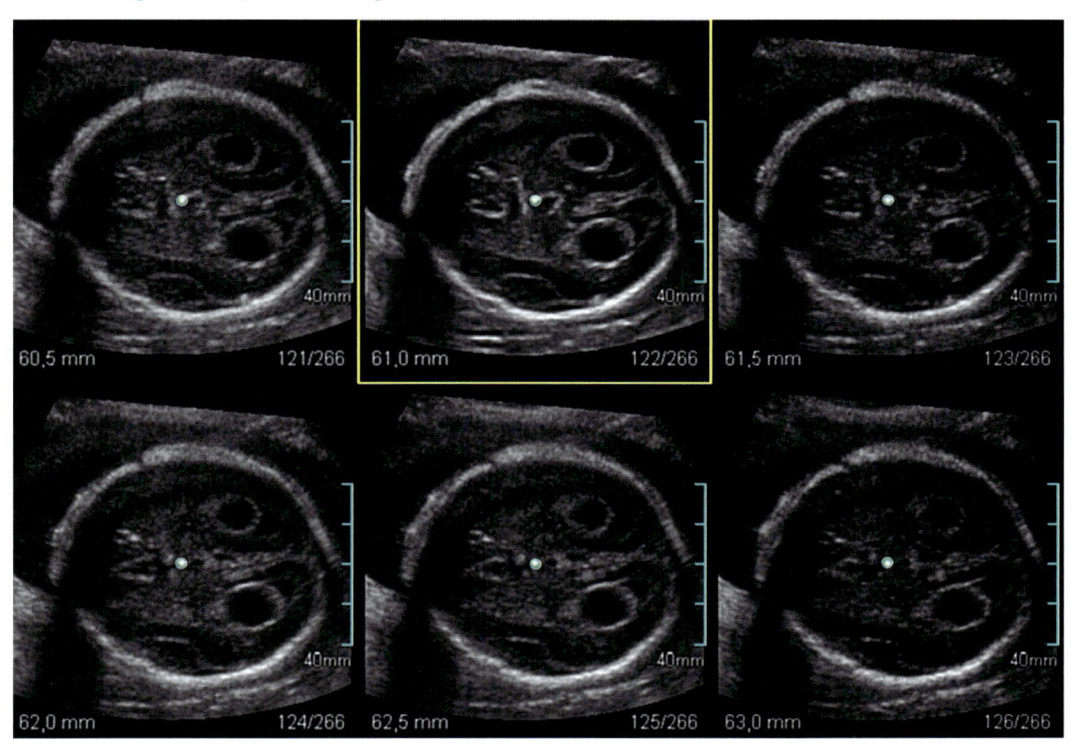

695. Qual o diagnóstico para as imagens abaixo?

(a) Cistos simples de plexo coroides e estão frequentemente relacionados com a síndrome do T18.
(b) Dilatação do átrio posterior.
(c) Cistos simples de plexo coroides e estão frequentemente relacionados com a síndrome do T13.
(d) Porencefalia.

696. Os achados das imagens abaixo estão frequentemente relacionados com qual síndrome?

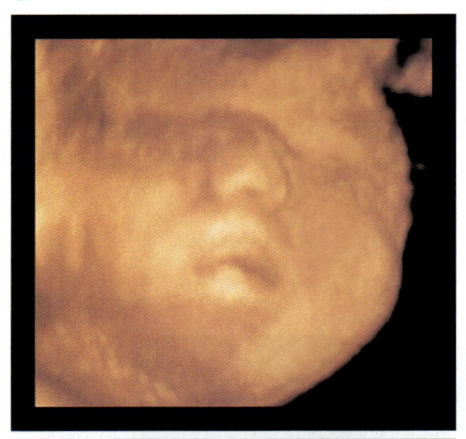

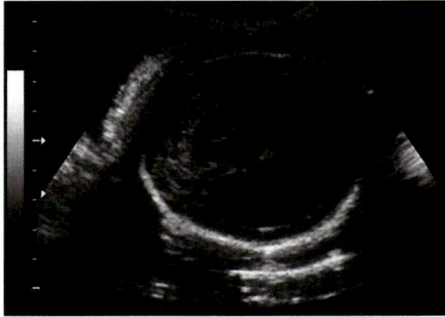

(a) Síndrome de Patau.
(b) Síndrome de Down.
(c) Síndrome de Edward.
(d) Síndrome de Warkany.

697. Os achados das imagens abaixo estão frequentemente relacionados com qual trissomia?

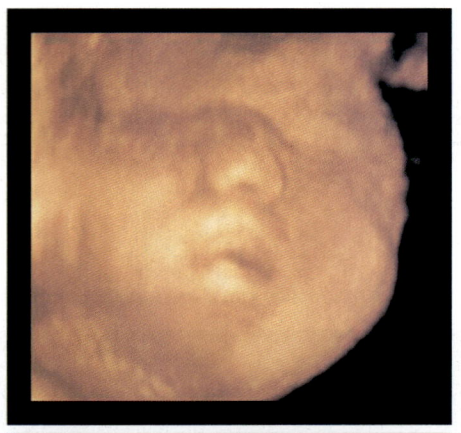

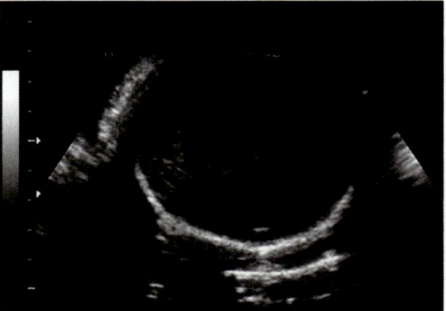

(a) Trissomia 21.
(b) Trissomia 18.
(c) Trissomia 13.
(d) Trissomia 8.

698. Quanto à síndrome das imagens acima, podemos afirmar que:
(a) A sua incidência foi estimada em cerca de 1 caso para 6.000 nascimentos. Aproximadamente 45% dos afetados falecem após 1 mês de vida; 70%, aos 6 meses, e somente menos de 5% dos casos sobrevivem mais de 3 anos. A maior sobrevida relatada na literatura foi a de 10 anos de idade.
(b) Assim como a maioria das outras trissomias, associa-se à idade materna avançada, por estarem mais propícias à ocorrência da não disjunção dos cromossomos. A idade da mãe é superior a 35 anos em 40% dos casos.
(c) A trissomia tem origem do óvulo feminino, pelo fato de a fêmea maturar geralmente apenas um ovócito, em antagonismo com o macho, que matura milhões de espermatozoides. Gametas masculinos portadores de alterações numéricas cromossômicas têm menor viabilidade que gametas normais, sendo mínimas as possibilidades de um gameta masculino com 24 cromátides fecundar um ovócito.
(d) Todas as alternativas são corretas.

699. O achado abaixo frequentemente se relaciona com:

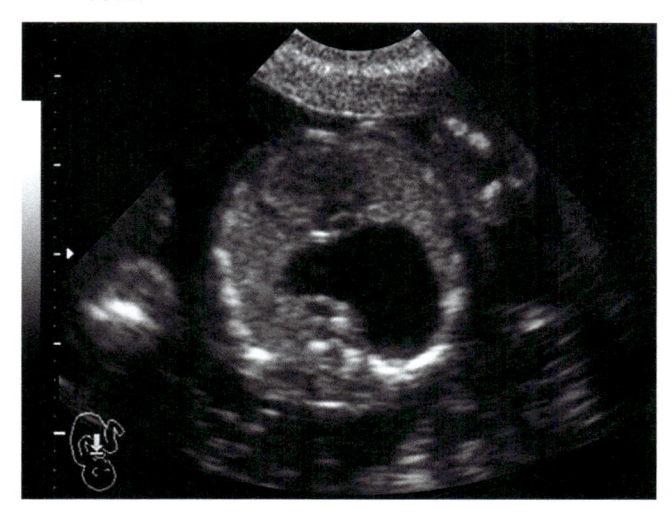

(a) A hérnia diafragmática congênita é a anormalidade do desenvolvimento mais comum do diafragma e ocorre em aproximadamente 1/2.000 a 1/5.000 nascidos vivos e está associada a elevado índice de morbimortalidade.
(b) Geralmente os defeitos diafragmáticos são unilaterais (97%) e à esquerda (75 a 90%). Em 3 a 4% são bilaterais, e em 1,5% o diafragma está totalmente ausente.
(c) As principais malformações associadas incluem defeitos cardíacos (9 a 23%), defeitos abertos do tubo neural (28%), trissomias (18 e 21) e síndromes bem definidas.
(d) Todas as alternativas são corretas.

700. O achado abaixo está relacionado com:

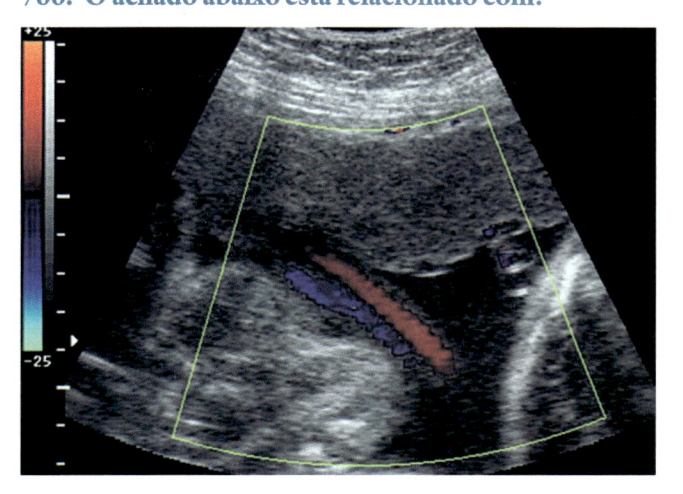

(a) Anomalias congênitas em 20 a 50% dos casos.
(b) Incidência aumentada da restrição de crescimento intrauterino (placenta pequena).
(c) Mortalidade perinatal aumentada.
(d) Todas as alternativas são corretas.

701. Identifique as estruturas indicadas na imagem abaixo:

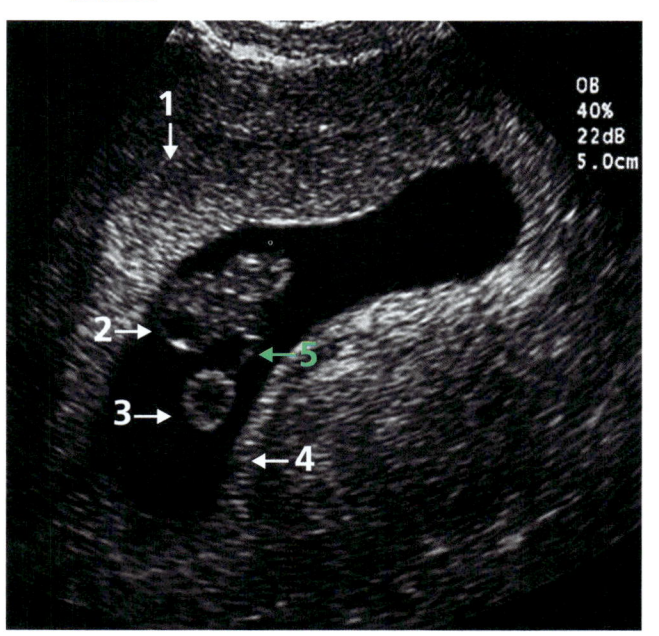

1. _____
2. _____
3. _____
4. _____
5. _____

702. **Quanto ao diagnóstico da imagem abaixo, podemos afirmar:**

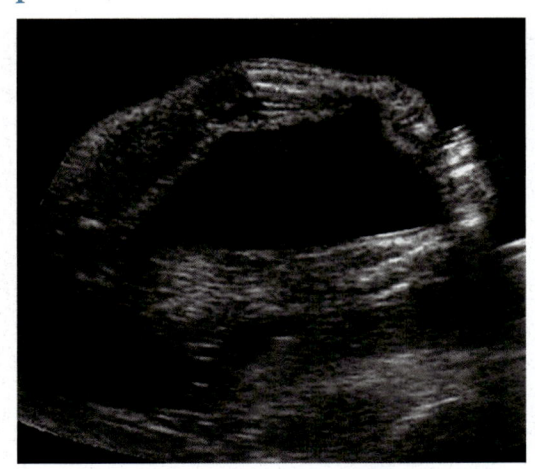

(a) Pé torto congênito (PTC) é o termo usado para descrever a deformidade complexa que inclui alterações de todos os tecidos musculoesqueléticos distais ao joelho, ou seja, dos músculos, tendões, ligamentos, ossos, vasos e nervos.
(b) A deformidade resultante consiste em equino do retropé, varo (ou inversão) da subtalar, cavo por flexão plantar do antepé e adução do médio e do antepé.
(c) O PTC idiopático ocorre em crianças sem alterações subjacentes que justifiquem o quadro e não se resolve de forma espontânea. Outros tipos de pés tortos são: o postural, que se resolve habitualmente com manipulações; o neurológico, associado à mielomeningocele; e o sindrômico, presente nas crianças com outras anomalias congênitas; os dois últimos são, geralmente, rígidos e muito resistentes ao tratamento.
(d) Todas as alternativas são corretas.

703. **Identifique as estruturas abaixo:**

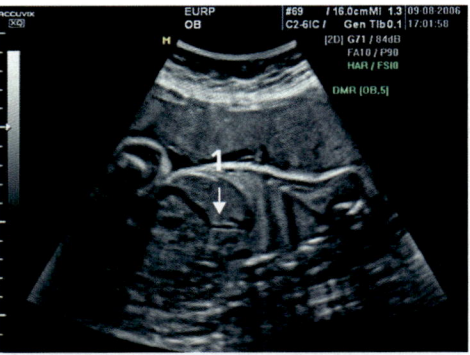

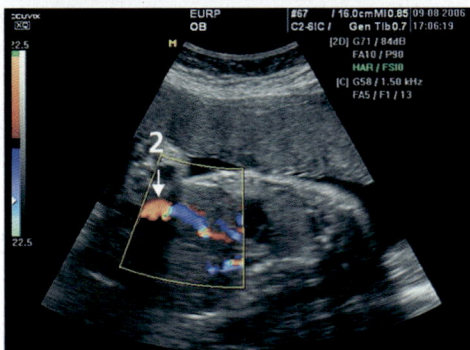

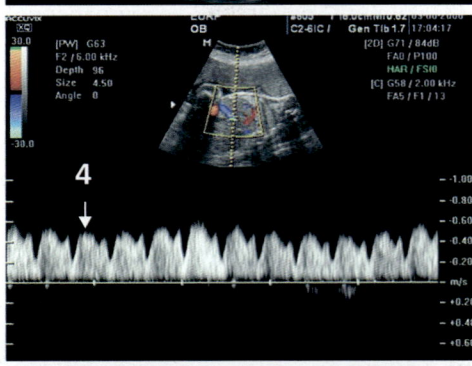

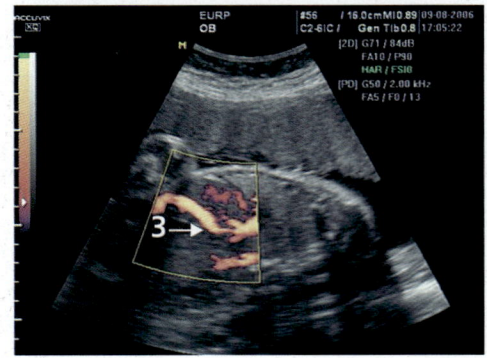

(a) Seio venoso; ducto venoso; sístole ventricular; ducto venoso.
(b) Ducto venoso; seio venoso; sístole atrial; ducto venoso.
(c) Seio venoso; seio venoso; sístole ventricular; ducto venoso.
(d) Ducto venoso; seio venoso; sístole ventricular; ducto venoso.

704. Identifique as estruturas abaixo:

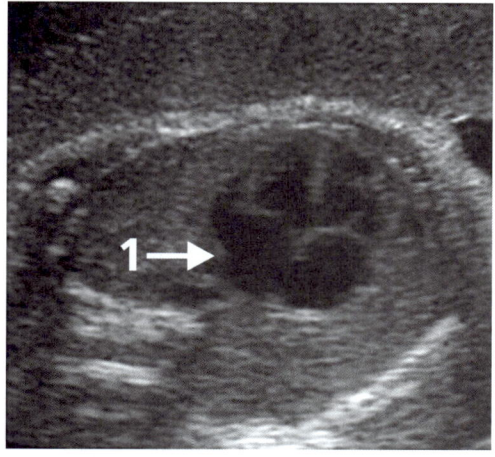

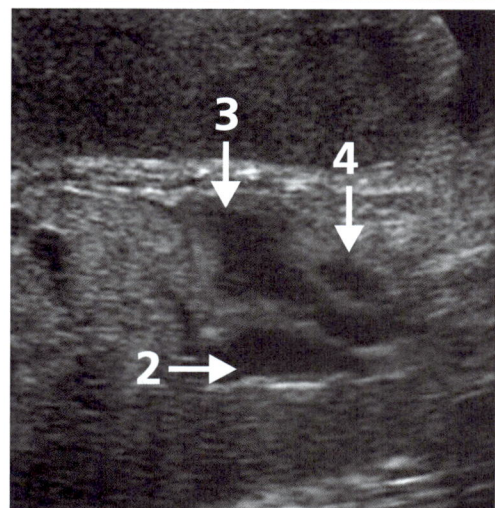

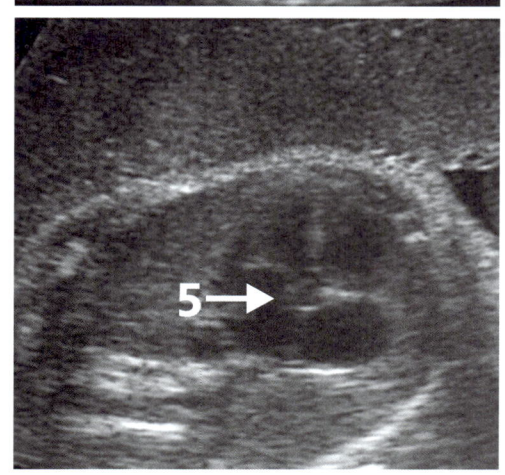

(a) Átrio esquerdo; átrio esquerdo; ventrículo esquerdo; átrio direito; válvula aórtica.
(b) Átrio direito; átrio esquerdo; ventrículo esquerdo; átrio esquerdo; válvula aórtica.
(c) Átrio esquerdo; átrio esquerdo; átrio direito; ventrículo esquerdo; válvula aórtica.
(d) Átrio esquerdo; átrio esquerdo; ventrículo direito; átrio direito; válvula aórtica.

705. Qual o diagnóstico para a imagem abaixo?

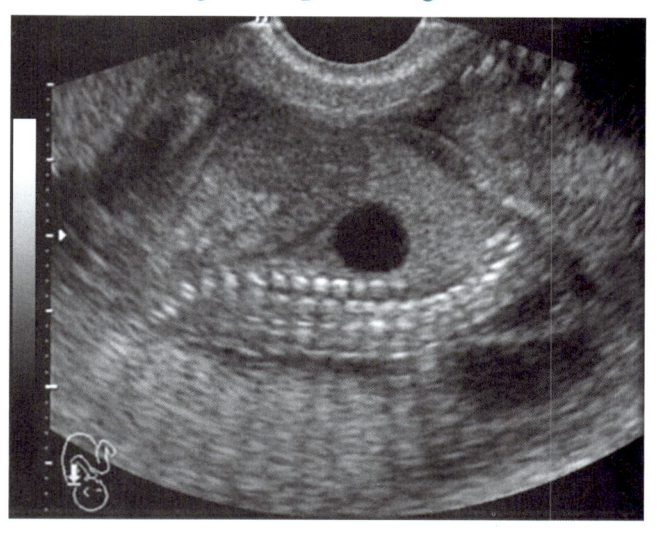

706. Qual o diagnóstico para a imagem abaixo?

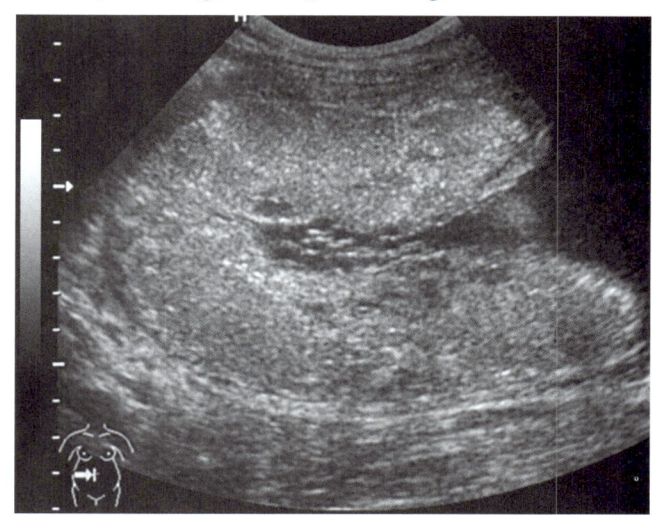

707. Qual o diagnóstico para a imagem abaixo?

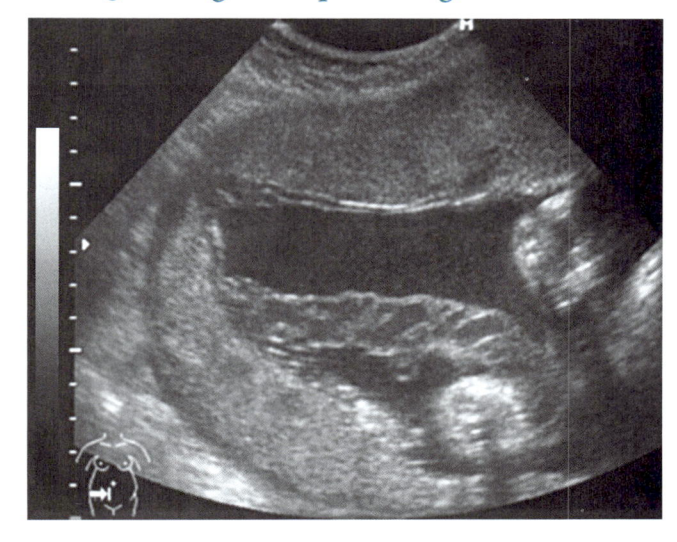

708. Qual o diagnóstico para a imagem abaixo?

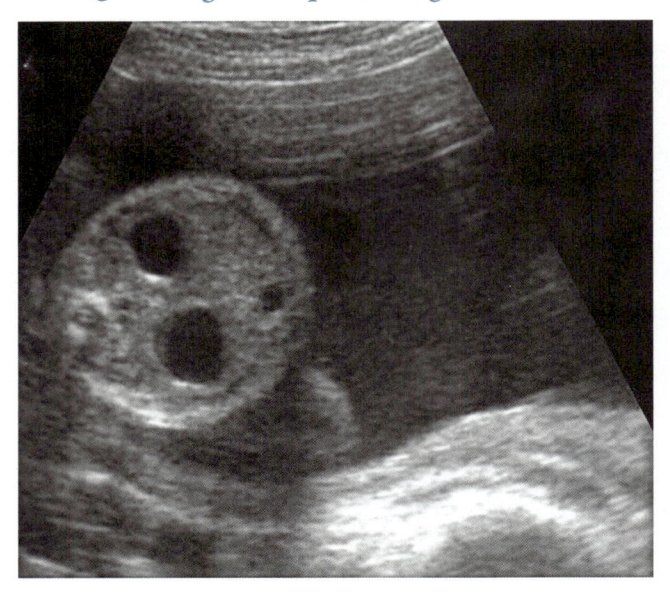

(a) Achados ecográficos de poli-hidrâmnio.
(b) A imagem típica do "sinal da dupla bolha" é sugestiva de atresia duodenal.
(c) É produzido por um estômago distendido no quadrante superior esquerdo, ligado a um bulbo duodenal aumentado de volume à direita.
(d) Todas as alternativas são corretas.

709. Qual o diagnóstico para a imagem abaixo?

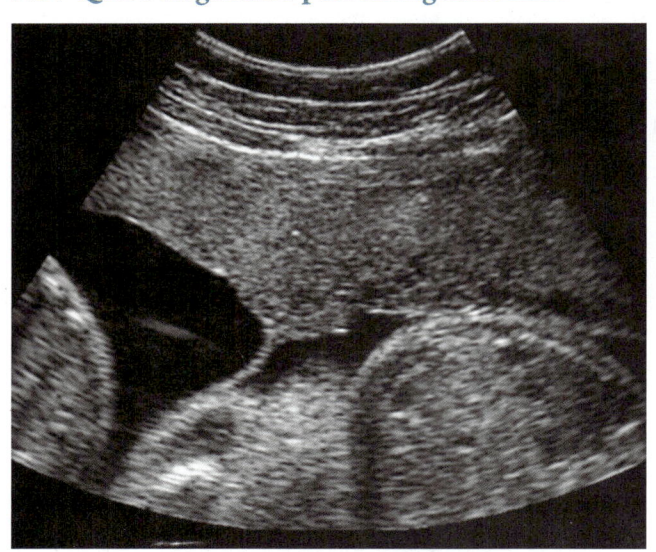

(a) Sinal do "T" e está relacionado com a gestação gemelar dicoriônica monoamniótica.
(b) Sinal do "T" e está relacionado com a gestação gemelar dicoriônica diamniótica.
(c) Sinal do "Y" e está relacionado com a gestação gemelar dicoriônica monoamniótica.
(d) Sinal do "Y" e está relacionado à gestação gemelar dicoriônica diamniótica.

710. Qual o diagnóstico para a imagem abaixo?

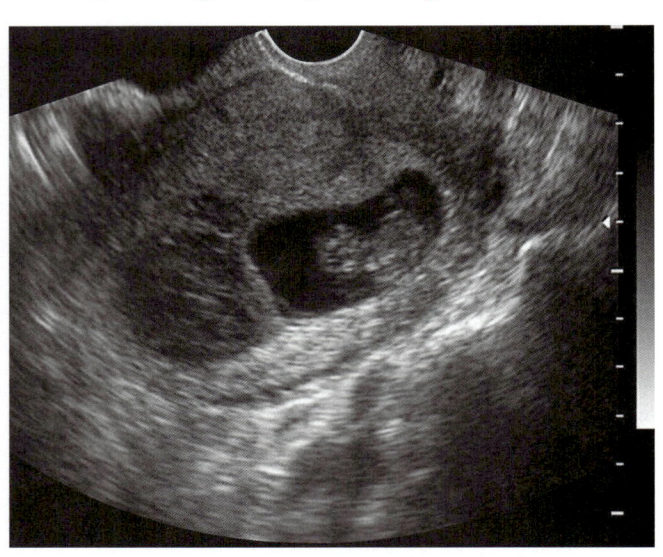

711. Qual o diagnóstico para a imagem abaixo?

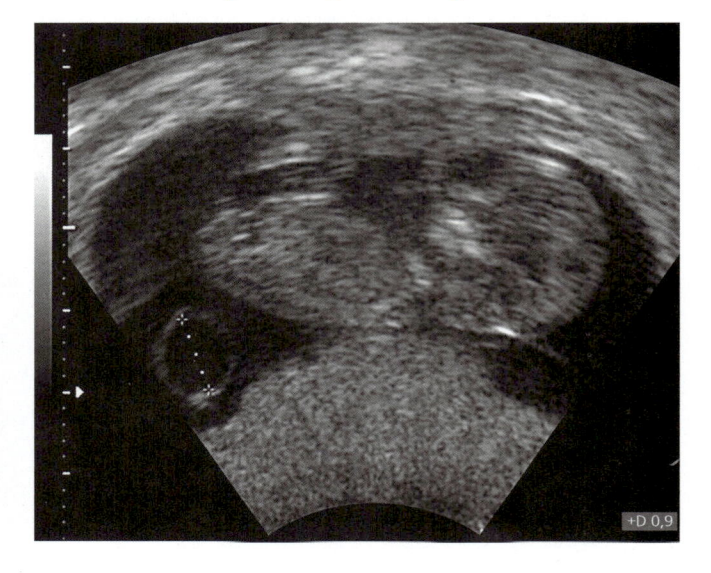

712. Qual o diagnóstico para a imagem abaixo?

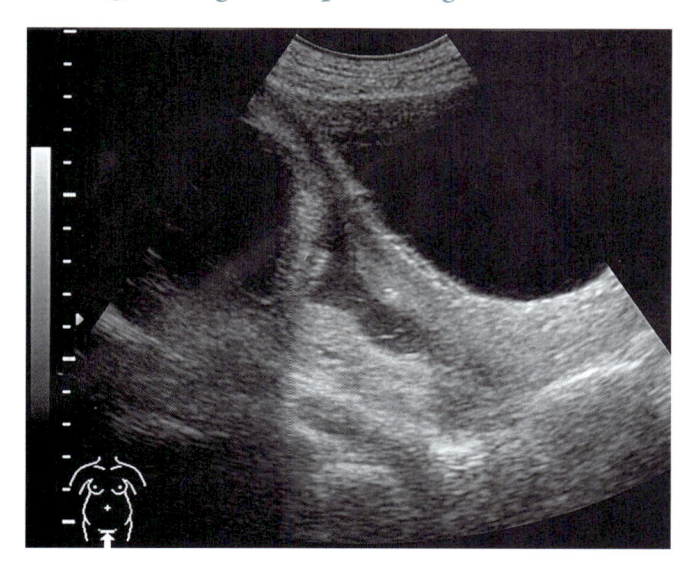

713. Identifique a estrutura abaixo assinalada pela seta:

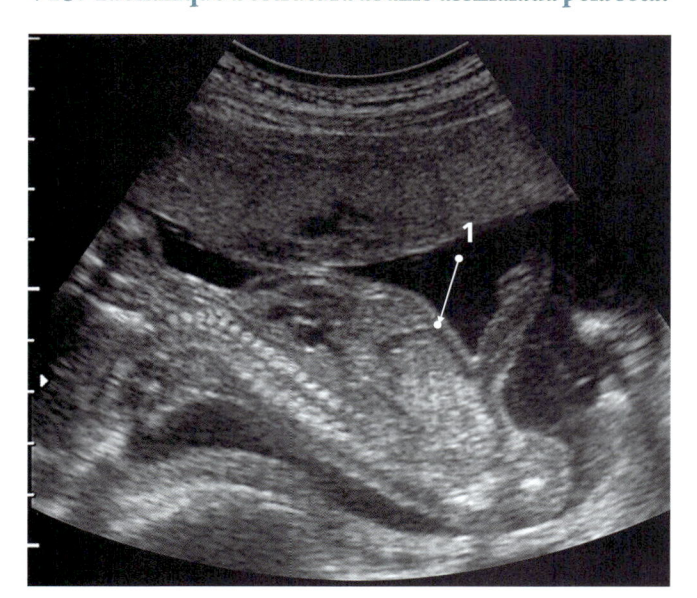

714. Qual o diagnóstico para a imagem abaixo?

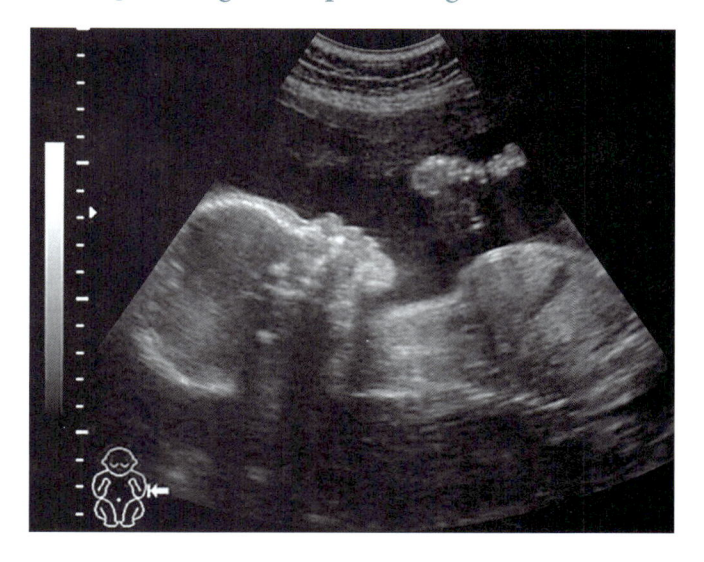

715. Qual o diagnóstico para a imagem abaixo?

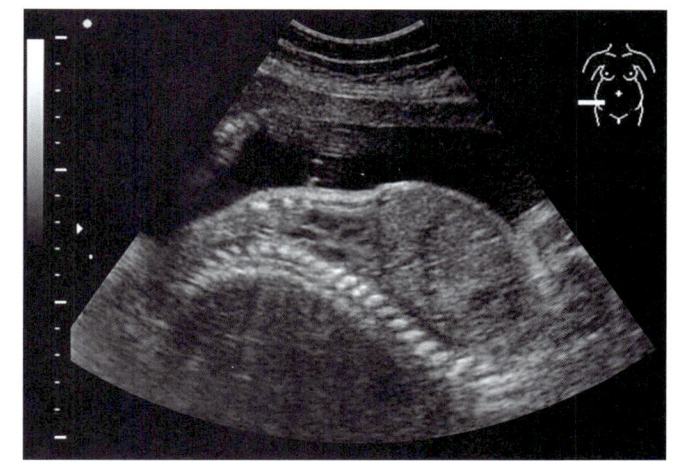

716. Qual o diagnóstico para a imagem abaixo?

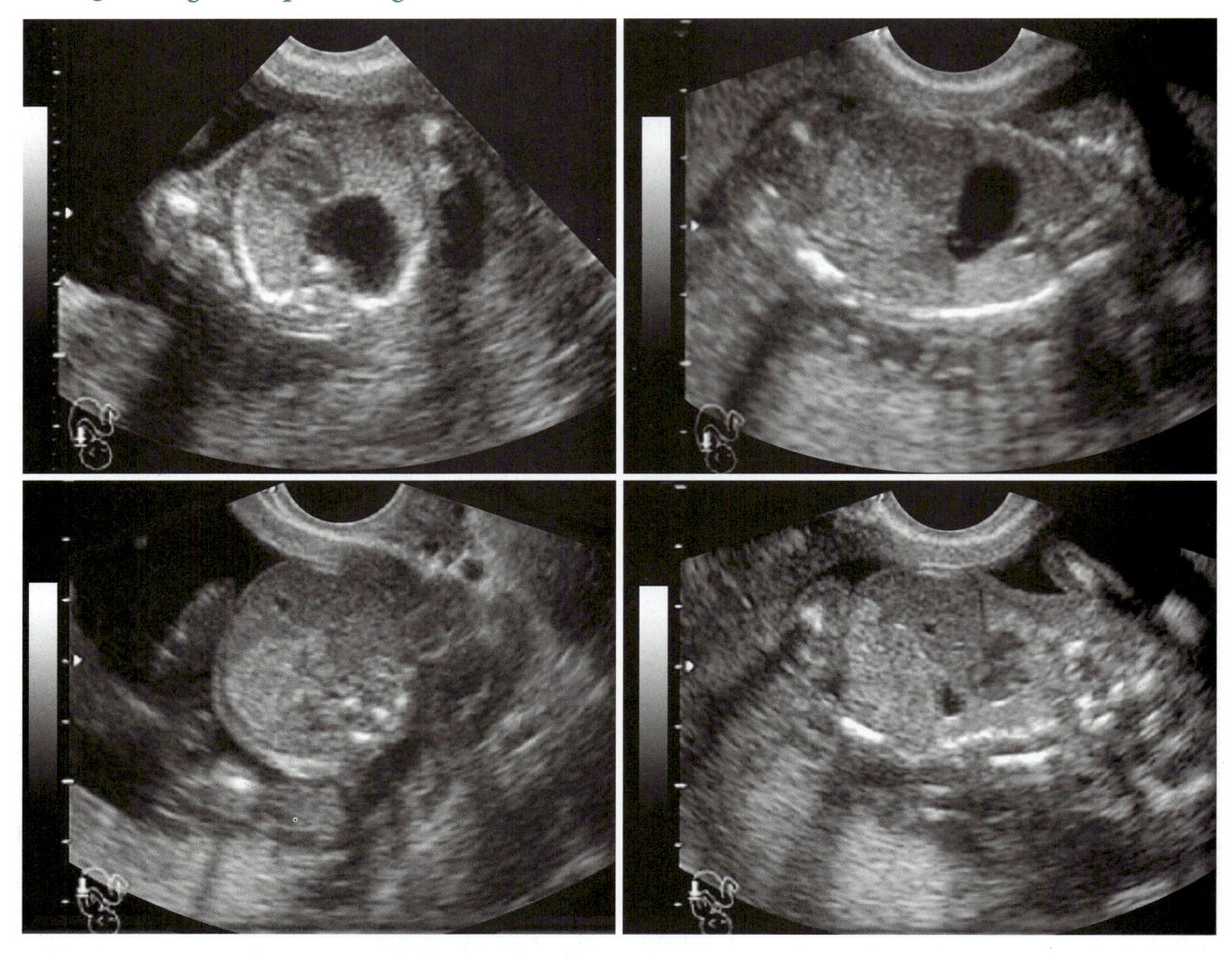

717. Qual o diagnóstico para a imagem abaixo?

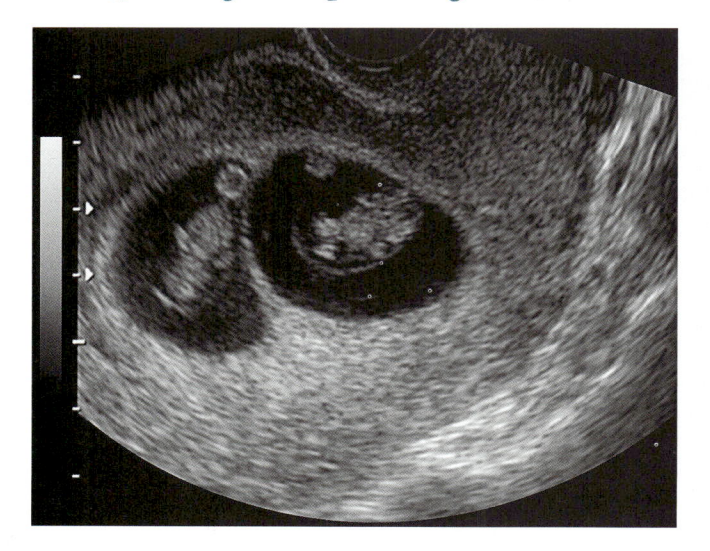

718. Qual o diagnóstico para a imagem abaixo?

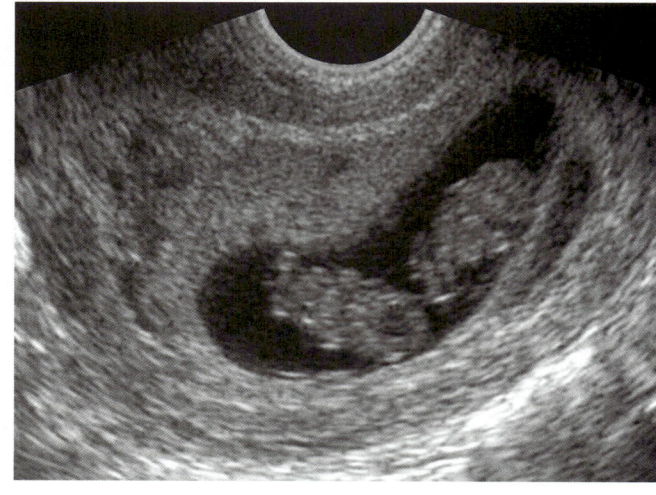

Capítulo 23 ■ Casos com Imagens

719. Qual o diagnóstico para a imagem abaixo?

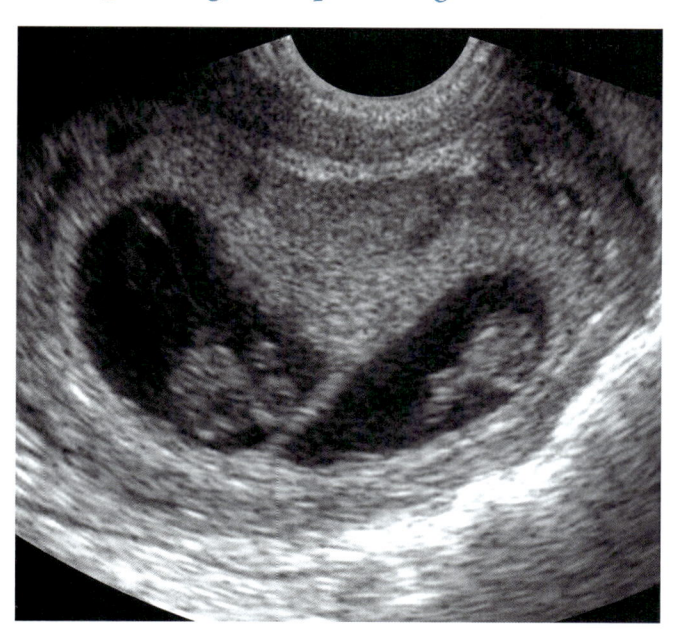

720. Qual o diagnóstico para a imagem abaixo?

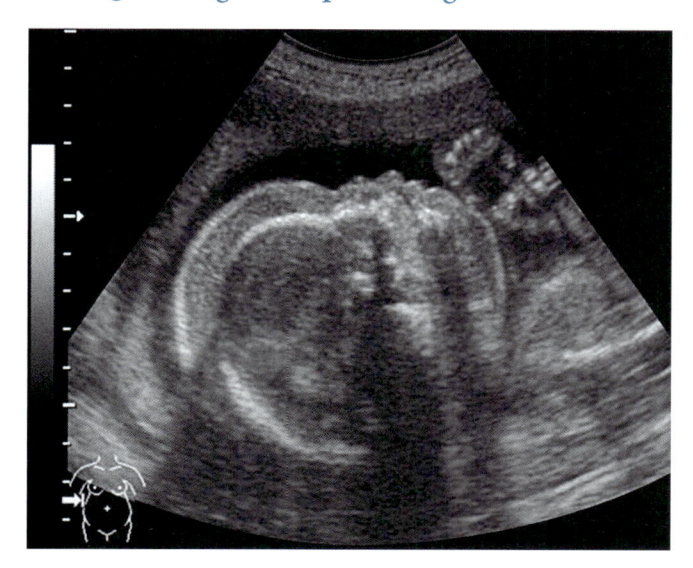

721. Qual o diagnóstico para a imagem abaixo?

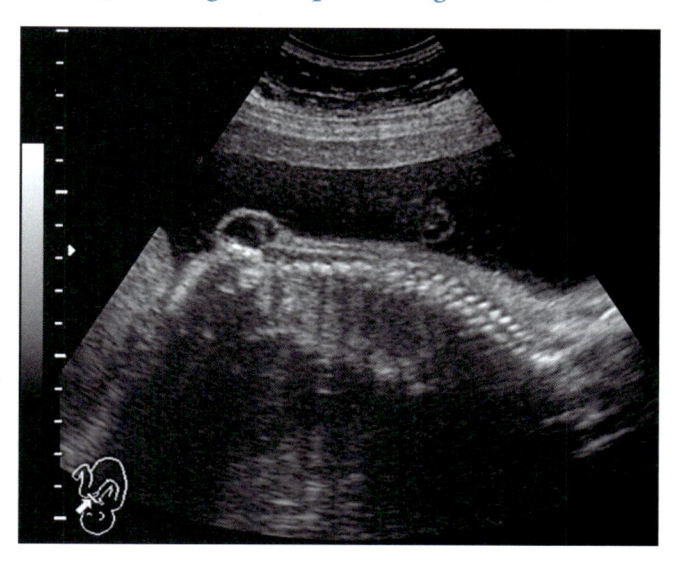

722. Qual o diagnóstico para a imagem abaixo?

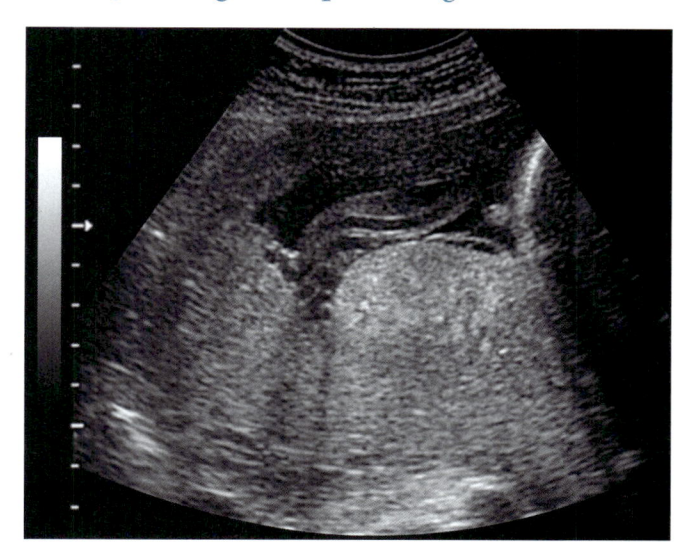

Parte 2 ■ Ultrassonografia em Obstetrícia

723. Qual o diagnóstico para a imagem abaixo?

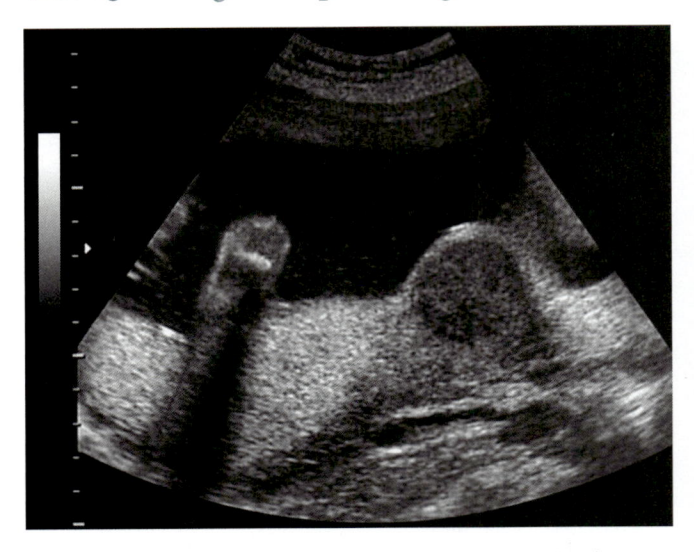

724. Qual o diagnóstico para as imagens abaixo?

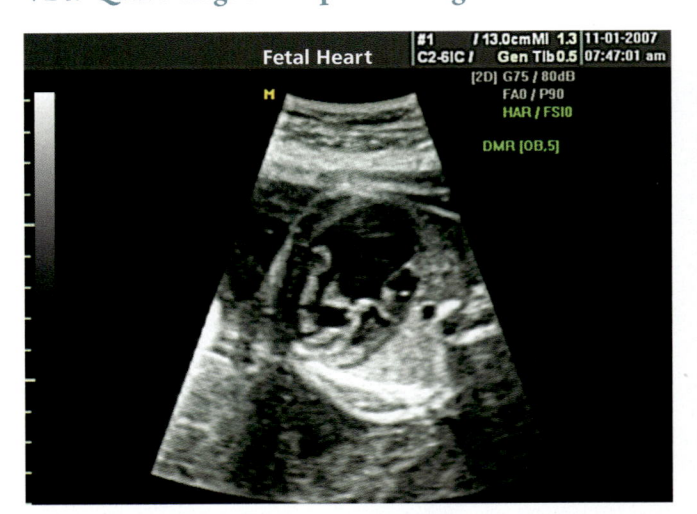

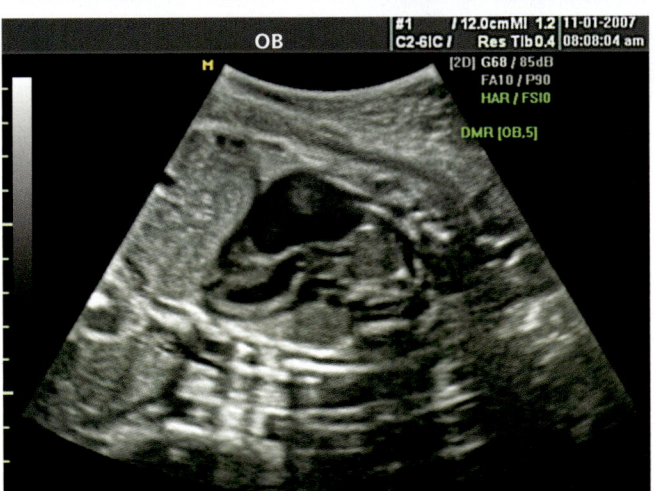

725. Qual o diagnóstico para a imagem abaixo?

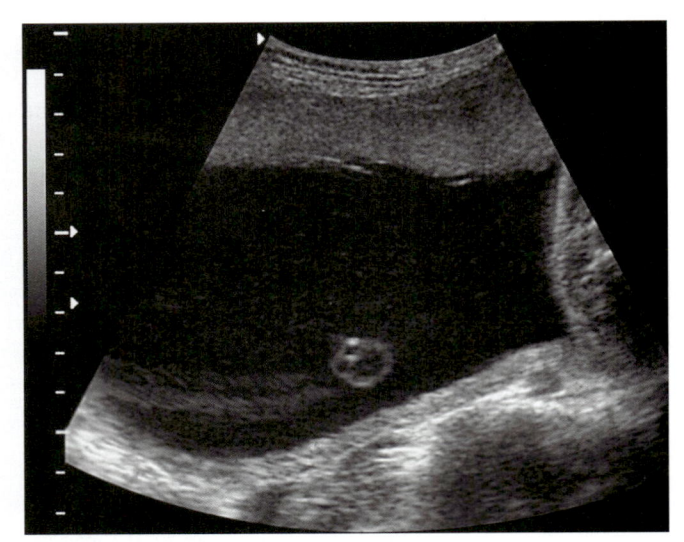

726. Qual o diagnóstico para a imagem abaixo?

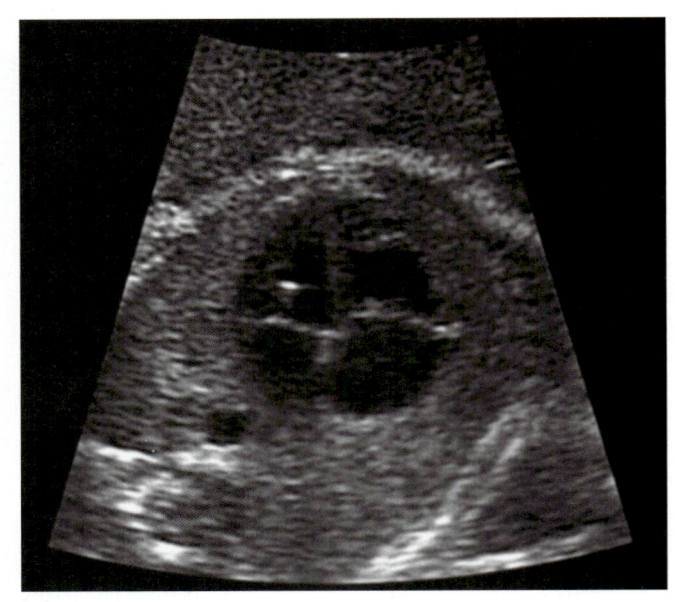

Respostas Comentadas

695. (a)

Porencefalia é uma doença extremamente rara que acomete o sistema nervoso central. Surgem cistos e cavidades em um hemisfério cerebral, podendo acontecer antes ou depois do nascimento. Os cistos são, em geral, resultado de destruição tecidual por infecção ou doença vascular comumente. Também podem ser resultado de falha no desenvolvimento.

Plexos coroides são estruturas localizadas no interior dos ventrículos laterais, constituídos por epitélio secretor, cuja principal função é a produção do liquor cefalorraquidiano.

As **imagens ultrassonográficas** dos **plexos coroides** consistem em estruturas hiperecogênicas, intraventriculares ao nível do corpo, trígono e corno inferior. A presença de estrutura cística no interior dos plexos é facilmente visibilizada, particularmente entre a 16ª e 20ª semanas de gestação.

O **cisto de plexo coroide** é considerado um marcador menor para aneuploidias, principalmente para trissomia do cromossomo 18. É rara a presença isolada do cisto como a única característica desta aneuploidia. Habitualmente, associa-se a outras alterações anatômicas fetais identificadas ecograficamente. A incidência de cisto de plexo coroide em fetos normais varia de 0,4 a 2,8%, e em fetos com alterações cromossômicas de 0,5 e 7%.

696. (a)

697. (c)

O fenótipo inclui malformações graves do sistema nervoso central como arrinencefalia. Um retardamento mental acentuado está presente. Em geral há defeitos cardíacos congênitos e defeitos urogenitais, incluindo criptorquidia nos meninos, útero bicornado e ovários hipoplásicos nas meninas, gerando inviabilidade e rins policísticos. Com frequência, encontram-se fendas labial e palato fendido, os punhos cerrados e as plantas arqueadas. A fronte é oblíqua, há hipertelorismo ocular e microftalmia bilateral, podendo chegar a anoftalmia, coloboma da íris, os olhos são extremamente pequenos afastados ou ausentes. As orelhas são malformadas e baixamente implantadas. As mãos e pés podem mostrar quinto dedo (polidactilia), sobrepondo-se ao terceiro e quarto, como na trissomia do 18.

698. (d)
699. (d)
700. (d)
701. 1. Córion frondoso.
     2. Rombencéfalo.
     3. Vesícula vitelínica.
     4. Córion liso.
     5. Conduto onfalomesentérico.
702. (d)
703. (d)
704. (a)
705. Cisto pulmonar.
706. Placentite.
707. Placenta sucenturiada.
708. (d)
709. (d)
710. Descolamento do córion liso do hematoma retrocorial.
711. Vesícula vitelínica hidrópica.
712. Avaliação abdominal em gestante de 19 semanas evidenciando herniação das membranas corioamnióticas no canal endocervical. Conhecido como sinal de *"dedo de luva"*. A avaliação abdominal deve ser sempre complementada pela via endovaginal.
713. Seio venoso: Veia umbilical quando entra no abdome fetal.

714. Tórax em sino. Relacionado frequentemente com as displasias, principalmente tanatofórica.

Existe uma classificação para as anomalias esqueléticas, classificação de Paris, que vem sendo utilizada à medida que as técnicas de diagnóstico evoluem, sendo sua última atualização estabelecida em 1992 (Keeling, 1994). A displasia tanatofórica ou nanismo tanatofórico é a displasia mais comum e letal, manifestando-se em 1 a cada 40.000 nascidos vivos. Os membros apresentam-se encurtados, em padrão rizomélico. Há um excesso de tecidos moles ao redor dos ossos, e os dedos se apresentam encurtados e afastados. O tórax é pequeno e o abdome em formato de sino. A cabeça se apresenta desproporcional ao corpo (maior). Pode haver hidrocefalia grave, aumento do volume encefálico, por alterações gliais e hepáticas. Parece não haver relação com herança genética. No tipo I, clássico, caracteriza-se pelo encurtamento proximal dos membros, o fêmur e o úmero, podendo apresentar deformidade em forma de "U" e postura de abdução. O tórax é relativamente normal, abdome protuberante e desproporção craniofacial. O tipo II apresenta acentuada desproporção entre a cabeça, o tronco e os membros inferiores, principalmente. A sinostose craniana faz surgir uma deformidade denominada crânio em folha de trevo. A hidrocefalia habitualmente está presente. Pode ser feito o diagnóstico em torno da 14ª semana, e o prognóstico é bastante sombrio, com ocorrência de morte logo após o nascimento.

715. Tórax em sino. Relacionado frequentemente com as displasias, principalmente tanatofórica.
716. Hérnia diafragmática. O estômago é identificado na cavidade torácica ao lado da imagem cardíaca.
717. Gestação em 1º trimestre gemelar dicoriônica diamniótica. O sinal do "Y" está bem evidente.
718. Gestação em 1º trimestre gemelar monocoriônica monoamniótica.
719. Gestação em 1º trimestre gemelar dicoriônica diamniótica.
720. Edema em todo seguimento cefálico associado a derrame cavitário. É um achado frequente nas hidropisias.
721. Meningomielocele sacral.
722. Corioangioma placentário.

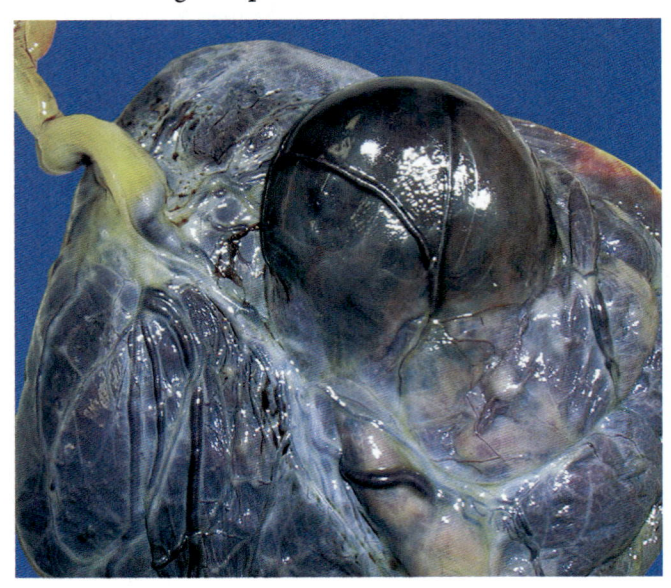

Os angiomas, frequentemente designados corioangiomas ou corangiomas, são tumores placentários formados por capilares ou sinusoides de dimensões variadas, únicos ou múltiplos, que se localizam com maior frequência na placa corial, projetando-se para a cavidade amniótica. Geralmente, quando são pequenos, não levam a alterações maternas e fetais importantes, porém, quando são grandes, comprometem a função placentária, podendo levar à restrição de crescimento intrauterino, malformação fetal, hidropisia fetal não imune e parto pré-termo. Entretanto, também se tem verificado a descrição da associação do coriangioma com poli-hidrâmnio, inclusive com resultado pós-natal de feto normal.

723. Corioangioma placentário.

724. Cardiopatia de Ebstein.
A anomalia de Ebstein é uma cardiopatia congênita, caracterizada por uma malformação da válvula tricúspide, cuja abertura é deslocada em direção ao ápice do ventrículo direito, o que causa uma *atrialização* do mesmo.

725. Polidramnia.

726. Golf Ball.
A presença do foco ecogênico ou hiper-refringência do músculo papilar no ventrículo do coração fetal, diagnosticado pela ultrassonografia, foi primeiramente descrita na década de 1980 por Allan, em 1986 e Schechter *et al.*, em 1987, recebendo o nome de "golf ball" (GB) ou "pérola" pelos autores de língua inglesa. A etiologia do GB ainda é desconhecida, e sua incidência tem grande variação, oscilando entre 0,5 e 20%, com a média de 5,6%. O local do coração mais frequentemente observado é o músculo papilar da valva mitral (60%), múltiplos focos em ventrículo esquerdo (16%), ventrículo direito (7%) e em ambos os ventrículos (16%). Em pacientes de baixo risco, a presença isolada do GB tem pouco valor diagnóstico, sendo considerada variação do normal.

Ultrassonografia em Mastologia

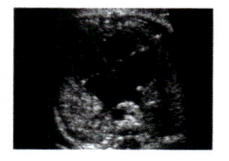

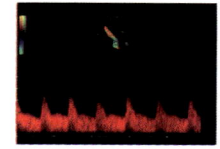

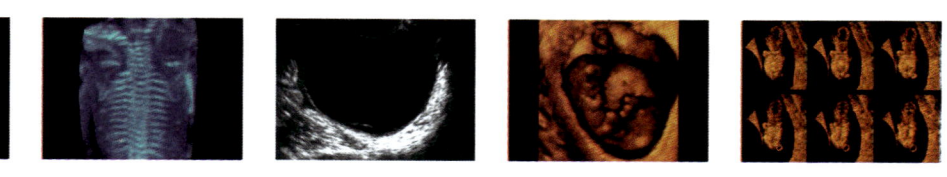

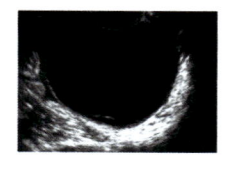

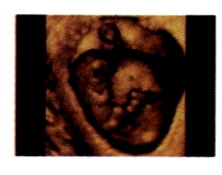

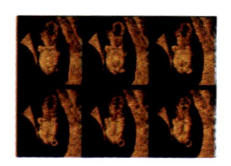

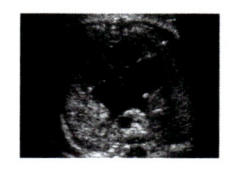

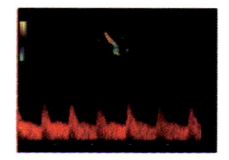

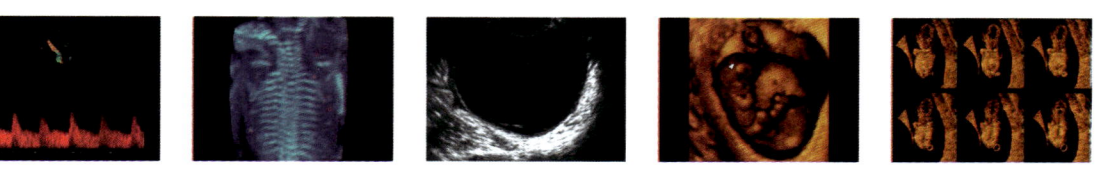

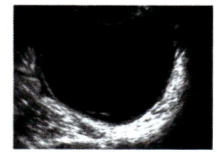

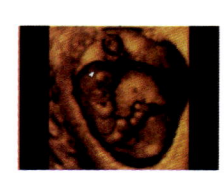

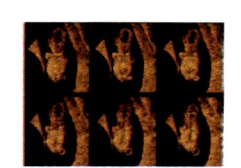

CAPÍTULO 24

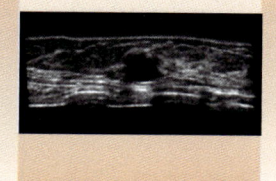

ECOGRAFIA DAS MAMAS

Adilson Cunha Ferreira
João Francisco Jordão
Carlos César Montesino
Fernanda Martelli D'Agostini

727. São critérios de malignidade para nódulos mamários:
    (a) Hiperecogenicidade, margens irregulares ou angulares, maior no sentido anteroposterior, sombra acústica posterior.
    (b) Hipoecogenicidade, margens irregulares ou angulares, menor no sentido anteroposterior, sombra acústica posterior.
    (c) Hipoecogenicidade, margens irregulares ou angulares, maior no sentido anteroposterior, reforço acústico.
    (d) Hipoecogenicidade, margens irregulares ou angulares, maior no sentido anteroposterior, sombra acústica posterior.

728. É correto afirmar que o tecido fibroglandular mamário, em geral, no estudo ultrassonográfico, apresenta-se:
    (a) Anecogênico.
    (b) Hiperecogênico.
    (c) Isoecogênico.
    (d) Todas as alternativas anteriores.

729. São indicações da ecografia mamária, EXCETO:
    (a) Rastreamento de câncer de mama na menopausa.
    (b) Orientar procedimentos intervencionistas.
    (c) Avaliar problemas relacionados com implantes mamários.
    (d) Avaliar nódulos em mulheres com mais de 30 anos, lactentes ou grávidas.

730. O espessamento cutâneo mamário ocorre em:
    (a) Mastites.
    (b) Abscessos.
    (c) Câncer mamário inflamatório.
    (d) Todas as alternativas são corretas.

731. O câncer mamário mais comum, representando até 80% dos tumores mamários malignos é:
    (a) Carcinoma medular.
    (b) Carcinoma tubular.
    (c) Carcinoma ductal infiltrativo.
    (d) Carcinoma papilífero.

732. São critérios diagnósticos para cistos mamários simples, EXCETO:
    (a) Lesão anecogênica.
    (b) Lesão arredondada ou oval.
    (c) Margens bem definidas, particularmente as posteriores.
    (d) Apresentar sombra acústica posterior.

733. São achados suspeitos que podem estar presentes em cistos mamários complexos, EXCETO:
    (a) Septações espessas.
    (b) Parede espessa.
    (c) Nódulo mural.
    (d) Todas as alternativas são corretas.

734. Em relação ao aspecto ultrassonográfico dos fibroadenomas mamários, é incorreto afirmar:
    (a) Apresentam-se geralmente como nódulo oval ou elipsoide, embora possa ser redondo.
    (b) É o tumor maligno comum em mulheres com idade inferior a 25 anos.
    (c) Geralmente é hipoecogênico em relação à tela subcutânea, de ecogenicidade homogênea.
    (d) Tendem a ser mais superficiais com relação aos cânceres mamários.

735. É incorreto afirmar sobre o papiloma mamário intraductal:
    (a) São tumores papilares malignos.
    (b) Podem se apresentar como um componente sólido intracístico.
    (c) São tumores do epitélio dos ductos lactíferos.
    (d) São bem visibilizados pelo método de galactografia.

736. O diagnóstico de mastite é clínico, porém, quando o paciente não melhora após o tratamento medicamentoso, a avaliação ultrassonográfica (USG) é o método complementar de escolha. Frente a isto, pode-se observar na análise USG:
    (a) Ecogenicidade aumentada focal ou difusa da mama acometida em relação à contralateral.
    (b) Ductos lactíferos proeminentes.
    (c) Geralmente há perda de definição ecográfica das camadas teciduais.
    (d) Todas as alternativas estão corretas.

737. Em relação à galactocele é incorreto afirmar que:
    (a) É comum em gestante ou lactentes.
    (b) Podem ser uni ou bilaterais.
    (c) É um tumor sólido benigno.
    (d) Podem ser palpáveis.

738. Em relação ao tumor mamário masculino, é incorreto afirmar que:
    (a) A maioria é bilateral.
    (b) Geralmente são indolores.
    (c) O câncer de mama masculino corresponde a 1% dos tumores mamários.
    (d) Pode ocorrer retração mamária ou fluxo papilar.

739. No estudo Doppler de tumores mamários malignos, utilizam-se como critério de malignidade índices de resistência superiores a:
    (a) 0,50.
    (b) 0,70.
    (c) 0,60.
    (d) 0,90.

740. Em relação à vascularidade intrínseca de tumores mamários, é incorreto afirmar que:
    (a) São demonstrados na maioria dos nódulos malignos.
    (b) Podem ser denominados como intranodulares.
    (c) Não são visibilizados em lesões benignas.
    (d) Nos tumores malignos, podem ser amorfos, anárquicos e irregulares.

741. São características de vasos penetrantes, em lesões mamárias malignas, EXCETO:
    (a) Irregularidade.
    (b) Tortuosidade.
    (c) Perda do eixo principal do vaso.
    (d) Todas as alternativas estão corretas.

742. São critérios que proporcionam variações da vascularidade de tumores mamários ao estudo Doppler, EXCETO:
    (a) Volume do nódulo.
    (b) Localização (profundidade) do nódulo.
    (c) Eventual terapia dirigida à mama.
    (d) Todas as alternativas estão corretas.

743. Macrocalcificações mamárias podem estar associadas a:
    - Fibroadenomas.
    - Necrose gordurosa.
    - Cicatrizes.
    - Linfonodos.
    (a) Apenas uma está correta.
    (b) Duas estão corretas.
    (c) Três estão corretas.
    (d) Todas as alternativas estão corretas..

744. Na ultrassonografia de mama, espessamento cutâneo e edema podem significar:
    (a) Câncer mamário inflamatório.
    (b) Mastites.
    (c) Abscessos.
    (d) Insuficiência cardíaca congestiva.
    (e) Todas as alternativas anteriores.

745. Sobre o carcinoma ductal infiltrativo, assinale V ou F:
    ( ) É o câncer mamário mais comum. Representa 80% dos tumores mamários malignos.
    ( ) As lesões podem parecer maiores à palpação do que a mamografia ou à ultrassonografia em razão da reação desmoplásica em resposta à presença do tumor.
    ( ) Apresentam-se geralmente como lesões sólidas e heterogêneas, hipoecogênicas em relação ao tecido adiposo e fibroglandular.
    ( ) Nunca se associam a microcalcificações.
    (a) V, F, F, V.
    (b) V, V, F, F.
    (c) V, V, V, F.
    (d) V, V, V, V.

746. Sobre o carcinoma mamário infiltrativo:
    - É o segundo tipo mais comum de câncer mamário.
    - Apresenta propensão à unilateralidade e multicentricidade.
    - A mamografia pode apresentar-se como área de desarranjo arquitetural.
    - À ultrassonografia, apresentam formato regular, contornos bem definidos e causam distorção dos tecidos adjacentes.
    - Representam 8 a 10% dos carcinomas mamários.
    (a) Apenas uma está correta.
    (b) Duas estão corretas.
    (c) Três estão corretas.
    (d) Todas as alternativas estão corretas..
    (e) Todas estão erradas.

747. **Sobre o carcinoma medular mamário, assinale a alternativa FALSA:**
   (a) Representa cerca de 5% dos cânceres mamários.
   (b) Mais frequente em mulheres acima dos 50 anos.
   (c) Seu aspecto ultrassonográfico pode simular um cisto.
   (d) Podem apresentar reforço acústico posterior.

748. **O carcinoma mucinoso à ecografia das mamas:**
   (a) É uma forma comum de câncer mamário.
   (b) Ocorre em mulheres mais jovens.
   (c) Tem pior prognóstico que o carcinoma ductal infiltrativo.
   (d) Seu aspecto ecográfico e mamográfico pode ser semelhante ao do tumor medular.

749. **Sobre o carcinoma mamário tubular:**
   - É um tumor incomum.
   - Tem excelente prognóstico em sua forma pura.
   - Pode apresentar-se como pequeno tumor de contornos irregulares.
   - Os achados ultrassonográficos são específicos.
   (a) Apenas uma está correta.
   (b) Duas estão corretas.
   (c) Três estão corretas.
   (d) Todas as alternativas estão corretas..

750. **O carcinoma mamário papilífero:**
   ( ) É raro e geralmente acomete mulheres na pós-menopausa.
   ( ) Pode manifestar-se como fluxo papilar sanguinolento.
   ( ) A mamografia pode apresentar-se como nódulo sólido e bem circunscrito.
   ( ) À ultrassonografia pode apresentar-se como nódulo sólido, cisto complexo ou nódulo sólido com projeção intracística.
   (a) V, F, F, V.
   (b) V, V, F, F.
   (c) V, V, V, F.
   (d) V, V, V, V.

751. **Enumere, em ordem decrescente, os cânceres mamários de acordo com a frequência:**
   ( ) Carcinoma papilífero.
   ( ) Carcinoma medular.
   ( ) Carcinoma lobular infiltrativo.
   ( ) Carcinoma ductal infiltrativo.
   ( ) Carcinoma mucinoso.
   (a) 1, 2, 3, 4, 5.
   (b) 5, 1, 2, 3, 4.
   (c) 5, 3, 2, 1, 4.
   (d) 5, 4, 3, 2, 1.

752. **Sobre os cistos mamários, identifique a alternativa falsa:**
   (a) Os critérios clássicos para cistos simples são os seguintes: lesão anecogênica, redonda ou oval, margens bem definidas, apresentar reforço acústico posterior.
   (b) Cistos complicados são encontrados incidentalmente durante um exame de ultrassonografia realizado por outra razão.
   (c) Os cistos complexos apresentam nódulo mural, septações espessas ou parede espessa ou irregular.
   (d) Os cistos complexos são classificados na categoria 3 do BI-RADS.

753. **Sobre os fibroadenomas, assinale a alternativa verdadeira:**
   (a) Independem da estimulação estrogênica para se desenvolver e crescer.
   (b) Geralmente são hipoecogênicos em relação à tela subcutânea de ecogenicidade heterogênea.
   (c) Reforço acústico posterior pode ser observado em cerca de 70% dos fibroadenomas.
   (d) Todas as alternativas são falsas.

754. **Sobre o tumor "phillodes", assinale a alternativa verdadeira:**
   (a) É um tumor fibroepitelial caracterizado por estroma hipercelular.
   (b) Acomete mulheres entre 50 e 60 anos.
   (c) Caracteriza-se pelo crescimento rápido, com taxas de recidiva local que variam entre 3,7 e 58,8%.
   (d) Todas as alternativas são verdadeiras.

755. **Assinale a alternativa falsa sobre ectasia ductal:**
   (a) Os ductos lactíferos apresentam alargamento luminal progressivo enquanto afastam-se da papila.
   (b) A etiologia da ectasia ductal não é conhecida.
   (c) O fluxo papilar decorrente da ectasia ductal é espontâneo e intermitente, de coloração variável (clara, amarela, verde ou marrom).
   (d) É responsável por 30% dos casos de fluxo papilar.

756. **Assinale a alternativa correta quanto aos cistos mamários:**
    (a) Ultrassonograficamente, cistos simples podem ser definidos como benignos.
    (b) Com base na experiência da literatura, a maioria dos cistos complicados não palpáveis, incidentais, que contêm ecos de baixo nível ou nível *debris*-fluido pode ser classificada como provavelmente benignos e devem ser categorizados como BI-RADS® categoria 2.
    (c) Cistos complicados sintomáticos deverão ser conduzidos de acordo com o quadro clínico e geralmente merecem aspiração com o abscesso, hematoma, necrose gordurosa e galactocele com diagnóstico diferencial e devem ser categorizados como BI-RADS® categoria 4a.
    (d) Ultrassonograficamente, cistos simples podem ser definidos como benignos e classificados como provavelmente benignos e devem ser categorizados como BI-RADS® categoria 3.

757. **Assinale a alternativa correta quanto aos cistos mamários:**
    (a) Massas císticas, complexas, com paredes grossas e/ou septações grosseiras, massas intracísticas, massas com componente sólido cístico e massas sólidas com foco cístico excêntrico; não é necessário biópsia, se a análise Doppler for negativa.
    (b) Massas císticas, complexas, com paredes grossas e/ou septações grosseiras, massas intracísticas, massas com componente sólido cístico e massas sólidas com foco cístico e devem ser categorizadas como BI-RADS® categoria 3.
    (c) Aproximadamente 23% das lesões císticas complexas são malignas.
    (d) Nenhuma das alternativas anteriores.

758. **Nos nódulos malignos mamários, ocorre uma tendência à centralização quando feito estudo ao Doppler. São critérios observados, nestes casos:**
    1º - Calibre variável.
    2º - Vasos irregulares.
    3º - Vasos fragmentados.
    4º - Vasos com morfologia tortuosa ou em forma de contas em rosário.
    (a) Apenas uma está correta.
    (b) Duas estão corretas.
    (c) Três estão corretas.
    (d) Todas as alternativas estão corretas.

759. **Qual o procedimento demonstrado na figura abaixo?**

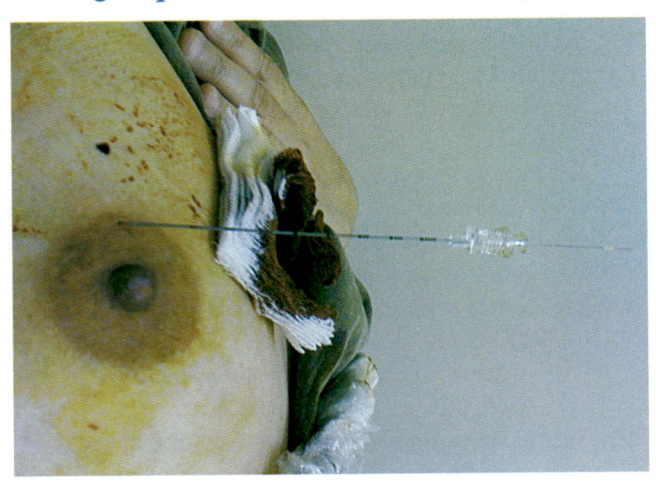

    (a) Punção biópsia por agulha fina (PBAF).
    (b) Punção biópsia por agulha grossa (PBAG).
    (c) Core biópsia.
    (d) Agulhamento pré-cirúrgico.

❑ QUESTÕES DISCURSIVAS

760. O que é Ectasia Ductal e como diferenciá-la do tecido adiposo?
761. Com qual tecido mamário devem ser comparadas as lesões?
762. A ordem das medidas de uma lesão é importante: Ou seja, diâmetros longitudinal (L), anteroposterior (AP) e laterolateral (LL).
763. Qual o significado das calcificações dentro das lesões mamárias?
764. Deve ser realizado exame físico das mamas antes da realização da ecografia?
765. Linfonodo(s) deve(m) ser classificado(s) no BI--RADS® como nódulo?
766. Como diferenciar cisto simples do cisto complicado?
767. Devemos liberar laudo da ecografia em pacientes que realizaram mamografia sem analisar laudo mamográfico?
768. Como devemos fazer a classificação (descrição) das lesões mamárias?
769. A vascularização de uma lesão altera sua categoria?
770. Qual a periodicidade recomendada para o rastreamento mamográfico?
771. Quais homens devem realizar mamografias e/ou ecografias?

Respostas Comentadas

727. (d)
À US a maioria dos cânceres mamários é hipoecogênicas. O carcinoma típico tem margens irregulares ou apresenta angulações. O nódulo sólido, que é maior no sentido anteroposterior que no horizontal, tem sido reportado como provavelmente maligno. A sombra acústica posterior representa reposta fibrótica incitada pela presença do tumor, podendo ser encontrada em 40 a 60% dos carcinomas.

728. (b)
Em geral, ao estudo ultrassonográfico da mama, o tecido fibroglandular aparece hiperecogênico, enquanto a maioria dos nódulos é hipoecogênica ou anecogênica.

729. (a)
As indicações do Ultrassom das mamas, segundo o Colégio Americano de Radiologia, são: orientar procedimentos intervencionistas, avaliar problemas relacionados com implantes mamários, avaliar nódulos em mulheres com mais de 30 anos, lactentes ou grávidas, identificação e caracterização de anormalidades palpáveis e não palpáveis e melhor avaliação de achados clínicos ou mamográficos. O método de escolha para rastreamento, na menopausa, é a mamografia.

730. (d)
Nas mamas, espessamento cutâneo e edema podem significar: mastites, abscessos, câncer mamário inflamatório, radioterapia e processos sistêmicos, como insuficiência cardíaca congestiva.

731. (c)
O carcinoma ductal infiltrativo é o câncer mamário mais comum, representando até 80% dos tumores mamários malignos.

732. (d)
Os critérios clássicos para o diagnóstico de cisto mamário simples são: lesão anecogênica, arredondada ou oval, margens bem definidas, particularmente as posteriores e apresentar reforço acústico posterior.

733. (d)
Os cistos mamários complexos apresentam achados suspeitos, tais como: septações espessas, parede irregular ou espessada e nódulo mural.

734. (b)
Os fibroadenomas são os tumores mamários benignos mais comuns em mulheres com idade inferior a 25 anos, e o tumor sólido mais comum em mulheres de todas as idades. Apresentam-se, geralmente, como nódulo oval ou elipsoide, embora possam ser redondos. Geralmente é hipoecogênico em relação à tela subcutânea de ecogenicidade homogênea. Tendem a ser mais superficiais em relação aos cânceres mamários e quando ovais, seu maior eixo é longitudinal à pele.

735. (a)
Papilomas mamários intraductais são tumores papilares benignos do epitélio dos ductos lactíferos mais frequentes na região retropapilar, entretanto podem ocorrer em qualquer quadrante mamário. Podem se apresentar como nódulo sólido, sem atenuação distal, no interior de um ducto dilatado em relação aos demais ou como um componente sólido intracístico, geralmente com menos de 1 cm. A galactografia ainda é o melhor método para demonstrar estas lesões.

736. (d)
A mastite aguda à ultrassonografia apresenta: ecogenicidade aumentada focal ou difusa da mama acometida, em relação à contralateral; ductos lactíferos proeminentes; geralmente há perda de definição ecográfica das camadas teciduais. Quando há formação de abscessos, este se apresenta como área focal hipoecogênica em relação ao tecido fibroglandular, solitária ou múltipla, com muitos focos em seu interior.

737. (c)
É um nódulo cístico contendo leite. É encontrada na mulher gestante ou lactente, podendo ser palpável ou não. Resultam do acúmulo de leite em um ducto lactífero dilatado. Porém, existem relatos de galactoceles associados a galactorreias crônicas, causadas por adenoma hipofisário, ou ainda galactocele em homens ou crianças. Podem ser únicos ou múltiplos, uni ou bilaterais. O tamanho médio é de 2 cm, mas chega a 5 cm ou mais.

738. (a)
1. O câncer de mama masculino é uma neoplasia rara, correspondendo a 1% dos tumores mamários.
2. A maioria é retropapilar, podendo assumir localidades excêntricas.
3. O risco de bilateralidade é menor do que 3%.
4. Cerca de 75% dos pacientes referem que os tumores são indolores.
5. Se não houver nódulo, o tumor é notado em decorrência da ulceração, retração ou fluxo papilar.

739. (b)
São considerados como critério de malignidade ao estudo Doppler dos tumores mamários com índices de resistência superiores a 0,70.

740. (c)
A vascularidade intrínseca ou "intranodular" pode ser demonstrada entre 50 a 80% dos nódulos mamários malignos. Em lesões benignas, revelam-se entre 15 a 25% dos casos, sendo vasos simples, uniformes e regulares. Em contrapartida, nos nódulos malignos, os vasos serão centrais, amorfos, anárquicos e irregulares.

741. (d)
São características de vasos penetrantes, em lesões mamárias malignas: irregularidade; tortuosidade; perda do eixo principal do vaso; presença de bifurcações assimétricas, característica pela qual é denominado "vaso penetrante vinculante".

742. (d)
Ao estudo Doppler dos tumores mamários, deve-se ter em mente que, muitas vezes, a característica da vascularidade dependerá do volume do nódulo, da localização (profundidade) em que se encontra este nódulo, a idade do paciente, eventual terapia dirigida à mama (medicamentosa ou radioterapia).

743. (d)
Macrocalcificações mamárias podem estar associadas a fibroadenomas, necrose gordurosa, cicatrizes e linfonodos comprometidos por doenças granulomatosas ou câncer.

744. (e)
Na ultrassonografia de mama, espessamento cutâneo e edema podem significar câncer mamário inflamatório, mastites, abscessos, insuficiência cardíaca congestiva e radioterapia.

745. (c)
O carcinoma ductal infiltrativo é o câncer mamário mais comum. Representa 80% dos tumores mamários malignos. As lesões podem parecer maiores à palpação do que a mamografia ou a ecografia em razão da reação desmoplásica em resposta à presença do tumor. Apresentam-se geralmente como lesões sólidas e heterogêneas, hipoecogênicas em relação ao tecido adiposo e fibroglandular. Eventualmente, microcalcificações são encontradas no interior da lesão.

746. (c)
O carcinoma mamário infiltrativo é o segundo tipo mais comum de câncer mamário. Apresenta propensão à bilateralidade e multicentricidade. Na mamografia pode apresentar-se como área de desarranjo arquitetural. À ultrassonografia, apresentam formato irregular, contornos mal definidos e causam distorção dos tecidos adjacentes. Representam 8 a 10% dos carcinomas mamários.

747. (b)
O carcinoma medular representa cerca de 5% dos cânceres mamários. É mais frequente em mulheres abaixo dos 50 anos. Seu aspecto ultrassonográfico pode simular um cisto. Podem apresentar reforço acústico posterior. A aspiração por agulha fina pode ser necessária para fazer o diagnóstico diferencial entre tumor, cisto ou abscesso.

748. (d)
O carcinoma mucinoso é uma forma incomum de câncer mamário, constituindo 1 a 2% dos mesmos. Ocorre em mulheres mais idosas. Tem melhor prognóstico que o carcinoma ductal infiltrativo. Seus aspectos ecográfico e mamográfico podem ser semelhantes ao do tumor medular.

749. (c)
O carcinoma tubular é um tumor incomum. Tem excelente prognóstico em sua forma pura. Pode apresentar-se como pequeno tumor de contornos irregulares. Os achados ultrassonográficos são inespecíficos.

750. (d)
O carcinoma papilífero é raro e geralmente acomete mulheres na pós-menopausa. Pode manifestar-se como fluxo papilar sanguinolento. Na mamografia pode apresentar-se como nódulo sólido e bem circunscrito. À ecografia pode apresentar-se como nódulo sólido, cisto complexo ou nódulo sólido com projeção intracística.

751. (c)
O carcinoma ductal infiltrativo corresponde a 80% dos tumores mamários. Carcinoma lobular infiltrativo, 8 a 10%. Carcinoma medular, aproximadamente 5%. Carcinoma mucinoso, 1 a 2%. E o carcinoma papilífero menos de 1%.

752. (e)
Os critérios clássicos para cistos simples são os seguintes: lesão anecogênica, redonda ou oval, margens bem definidas, apresentar reforço acústico posterior. Cistos complicados são encontrados incidentalmente durante um exame de ultrassonografia realizado por outra razão. Cistos complicados contêm ecos internos homogêneos. Os cistos complexos apresentam nódulo mural, septações espessas ou parede espessa ou irregular. Os cistos complexos são classificados na categoria 4 do BI-RADS, achado suspeito de malignidade, requerendo punção aspirativa por agulha fina.

753. (d)
Os fibroadenomas dependem da estimulação estrogênica para se desenvolver e crescer. Geralmente são hipoecogênicos em relação à tela subcutânea de ecogenicidade homogênea. Reforço acústico posterior pode ser observado em cerca de 30% dos fibroadenomas. Clinicamente apresenta-se, na maioria das vezes, como um nódulo solitário, indolor, móvel, firme e bem circunscrito.

754. (d)
O tumor "phillodes" é um tumor fibroepitelial, caracterizado por estroma hipercelular. Acomete mulheres entre 50 e 60 anos. Caracteriza-se pelo crescimento rápido, com taxas de recidiva local que variam entre 3,7 e 58,8%. À ultrassonografia são observadas como nódulos de margens bem definidas, hipoecogênicos e com moderado reforço acústico posterior.

755. (a)
Os ductos lactíferos apresentam alargamento luminal progressivo enquanto dirigem-se à papila. A etiologia da ectasia ductal não é conhecida. O fluxo papilar, decorrente da ectasia ductal, é espontâneo e intermitente, de coloração variável (clara, amarela, verde ou marrom). É responsável por 30% dos casos de fluxo papilar. Os ductos lactíferos podem estar ectasiados em condições fisiológicas.

756. (a)
- Com base na experiência da literatura, a maioria dos cistos complicados não palpáveis, incidentais que contêm ecos de baixo nível ou nível *debris*-fluido, podem ser classificados como provavelmente benignos e devem ser categorizados como BI-RADS® categoria 3.
- Como foi discutido anteriormente cistos complicados sintomáticos deverão ser conduzidos de acordo com o quadro clínico e geralmente merecem aspiração com o abscesso, hematoma, necrose gordurosa e galactocele com diagnóstico diferencial e devem ser categorizados como BI-RADS® categoria 3. Os cistos complexos que devem ser categorizados como no mínimo 4a.
- Ultrassonograficamente, cistos simples podem ser definidos como benignos e classificados como provavelmente benignos e devem ser categorizados como BI-RADS® categoria 2 e não categoria 3.

757. (c)
- Massas císticas complexas com paredes grossas e/ou septações grosseiras, massas intracísticas, massas com componente sólido, cístico, e massas sólidas com foco cístico excêntrico é necessário biópsia **independente da análise Doppler**.
- Massas císticas complexas com paredes grossas e/ou septações grosseiras, massas intracísticas, massas com componente sólido, cístico, e massas sólidas com foco cístico e devem ser categorizadas como no mínimo BI-RADS® categoria 4a.

758. (d)
Nos nódulos malignos mamários, são critérios observados ao Doppler: calibre variável, vasos irregulares, fragmentados e com morfologia tortuosa ou em forma de contas em rosário.

759. (d)
Agulhamento (demarcação de lesão de mama pré-cirúrgica) que pode ser realizado guiado por ecografia ou mamografia.

❏ QUESTÕES DISCURSIVAS

760. Os ductos lactíferos apresentam alargamento luminal progressivo ao dirigirem-se à papila, podendo atingir calibre de 0,1 a 0,8 cm. Distalmente os ductos ramificam-se e se tornam menos calibrosos. A etiologia da ectasia ductal não é conhecida. Para alguns, a dilatação ductal é consequência da involução e da atrofia glândular que ocorre em mulheres mais idosas, levando à estase de secreção intraluminal e à inflamação intraductal.

A ectasia ductal é comum, ocorrendo em até 50% das mulheres com mais de 50 anos, e em geral é assintomática. No entanto, pode ocorrer fluxo papilar espontâneo de todas as colorações. A dor é outro sintoma que pode estar associada ao endurecimento subareolar e a progressão para abscesso.

Na ultrassonografia, a ectasia ductal apresenta suas paredes separadas por líquido anecoico ou hiperecoico, e comprime os tecidos periductais frouxos do estroma.

A diferenciação entre a ectasia e o tecido adiposo normal se faz pela movimentação do transdutor, realizando o alongamento do ducto e seguindo o seu trajeto. A compressão do transdutor tambem é uma ferramenta útil, fazendo com que ocorra redução no calibre do ducto. O tecido adiposo é mais calibroso.

761. Todas as imagens ultrassonográficas da mama **devem ser comparadas com o padrão da gordura mamária**. Isso deve ser feito porque uma hipoecogenicidade acentuada da substância de um nódulo sólido (em comparação à gordura) é um achado suspeito para malignidade. Esta hipoecogenicidade da lesão em comparação com a gordura pode ser ocasionado pelo alto teor de ácido hialurônico. É muito importante ao documentarmos um nódulo colocar o tecido adiposo adjacente para comparação. Se o aparelho for dotado da função panorâmica devemos sempre utilizá-la.

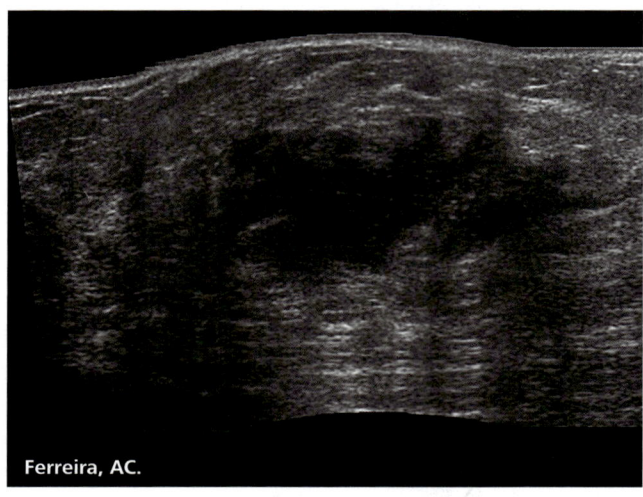

Imagem de nódulo classificado como BI-RADS®5. Observa-se a hipoecogenicidade em relação ao tecido adiposo.

762. As lesões cujas dimensões anteroposteriores são maiores do que qualquer dimensão horizontal são suspeitas de malignidade. Esta diferença nas dimensões é um achado que pode ser visto tanto nas lesões invasivas como nos carcinomas *in situ*. Este é um achado único da ultrassonografia, e a lesão mais alta do que larga (não paralela) é principalmente uma característica de nódulo sólido maligno pequeno, com volume de 1 cm³ ou menos.

No entanto como as lesões malignas se expandem no sistema lobar ductal, que é orientado no sentido horizontal da mama, elas costumam se tornar mais largas do que altas. Cerca de 70% dos nódulos malignos com diâmetros máximos inferiores a 10 mm têm altura superior à largura, e só 20% dos nódulos malignos com mais de 20 mm de diâmetro têm altura maior que largura.

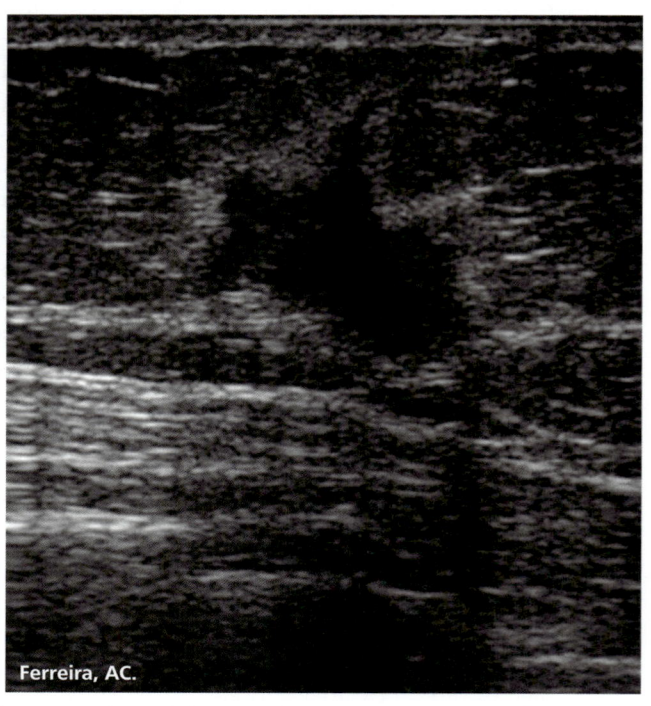

Imagem de nódulo classificado como BI-RADS®5. Observa-se a orientação não paralela, a medida AP é maior que a LL.

763. As calcificações diminutas (ou microcalcificações) muito embora a ecografia não tenha sensibilidade para rastreá-las e muitas vezes até diagnosticá-las, quando identificadas dentro dos nódulos sólidos são achados ultrassonográficos suspeitos, levemente sugestivos da presença de componentes de carcinoma ductal *in situ*. Essas calcificações ocorrem em resíduos necróticos na luz dos dúctulos ou dos ductos distendidos por carcinoma ductal *in situ*, e podem estar associadas a outros achados suspeitos. Elas aparecem como ecos brilhantes que parecem maiores do que realmente são (Fig. **A**).

As calcificações grosseiras (ou macro) são frequentemente evidenciadas nos nódulos benignos (Fig. **B**).

764. A ultrassonografia é muito útil na avaliação de nódulos palpáveis ou não principalmente quando existe tecido denso na área do nódulo. Deve ser realizado um exame físico pré-ultrassonográfico, no mínimo, sempre que existir uma lesão palpável, ou suspeita da mesma pelo médico assistente ou pela paciente para reduzir o risco de falso negativo.

Os objetivos da avaliação ultrassonográfica dos nódulos palpáveis correspondem a localizar uma lesão benigna e evitar a realização de uma biópsia, ou localizar uma lesão maligna que pode ter sido obscurecida por tecido denso adjacente à mamografia. Se a US for verdadeiramente eficaz em evitar a biópsia de tecidos normais da mama ou de lesões definitivamente benignas (BI-RADS® 1 e 2), é importante que a anormalidade seja palpada durante o exame e que a imagem seja registrada junto da palavra "palpável". Portanto é muito importante realizar a palpação simultânea previamente ou durante o exame ecográfico.

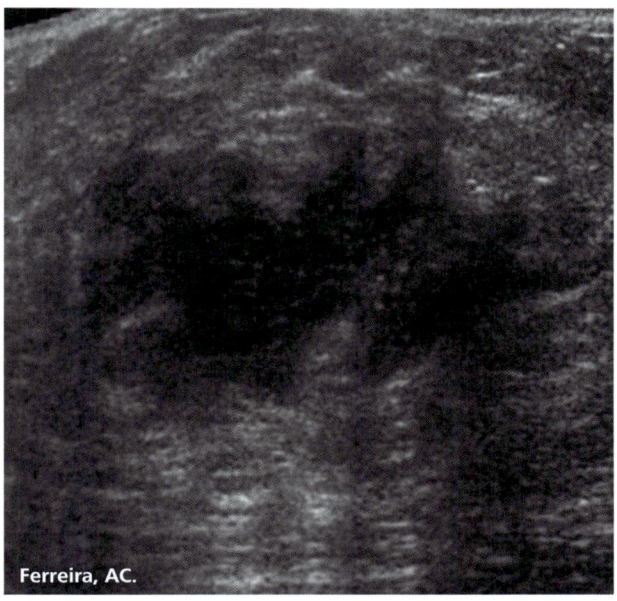

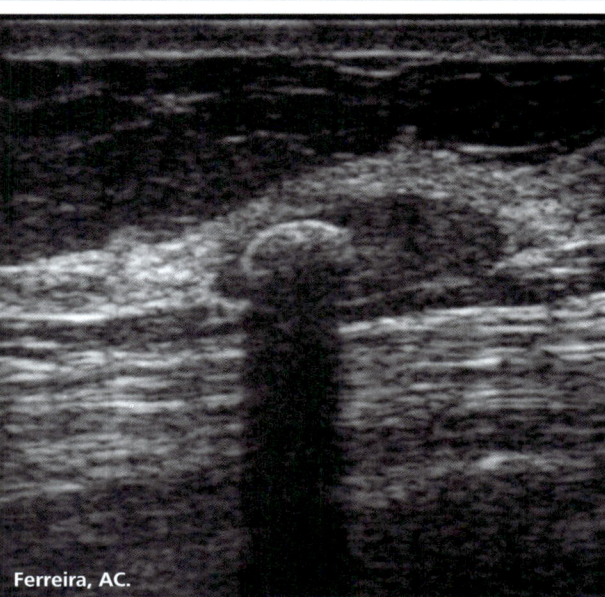

(**A**) Imagem de nódulo classificado como BI-RADS®5 típica de microcalcificações. (**B**) Imagem de nódulo classificado como BI-RADS®2 típica de um fibroadenoma calcificado.

765. Os linfonodos não são considerados nódulos, pois podem ser identificados sob circunstâncias ideais, mas não em todas as pacientes.

Pacientes apresentam linfonodos no interior da mama ou chamado linfonodos intramamários Devem ser classificadas como BI-RADS® 2, podendo até ser classificadas como categoria 1. Estes podem ficar em qualquer lugar no interior da mama, mas são mais comuns no segmento axilar, logo abaixo da axila. Os linfonodos intramamários também são relativamente comuns na parte medial da mama, paralelamente aos linfonodos da cadeia mamária interna (Figs. **A** e **B**).

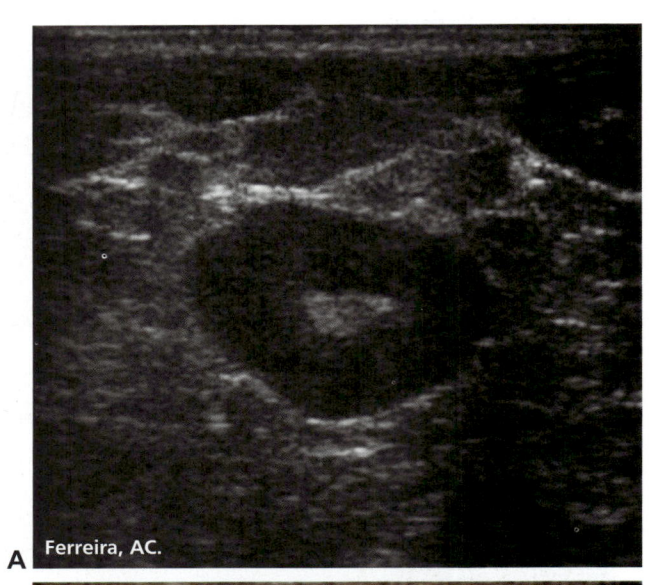

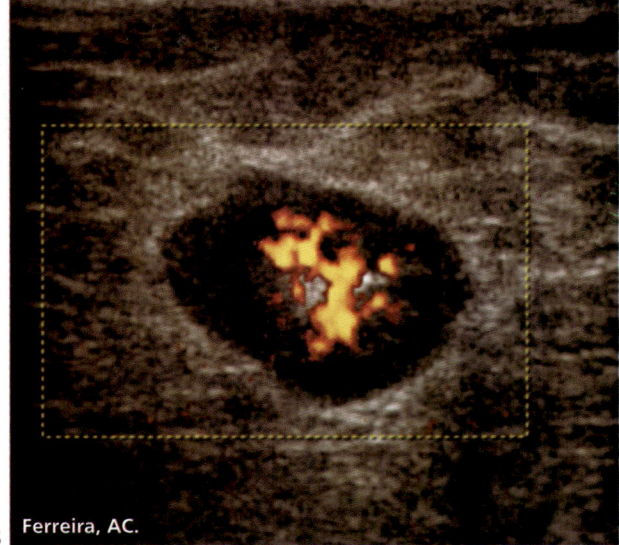

(A) Imagem do modo B típica de linfonodo intramamário. A porção periférica hipoecogênica e homogênea e a porção central hiperecogênica que corresponde ao hilo. **(B)** Mesma imagem ao lado avaliada com Doppler de amplitude.

766. O cisto é considerado simples quando apresenta conteúdo anecogênico, reforço acústico posterior, margens bem definidas, paredes finas e forma redonda, oval ou lobulada. Estes são considerados definitivamente benignos e não há necessidade de avanço investigativo através de biópsias. A aspiração pode ser realizada como medida de alívio dos sintomas, como dor ou sensibilidade.

Os cistos complicados diferenciam-se dos simples por apresentar *debris* celulares no interior, que podem estar difusamente distribuídos, formar níveis ou aderir à parede. A probabilidade de malignidade de um cisto complicado assintomático é de 0,3%, dessa forma o controle precoce é adequado para os cistos complicados isolados e assintomáticos, e a aspiração deve ser considerada para os cistos complicados sintomáticos, novos ou que aumentaram de tamanho (Figs. **A** e **B**).

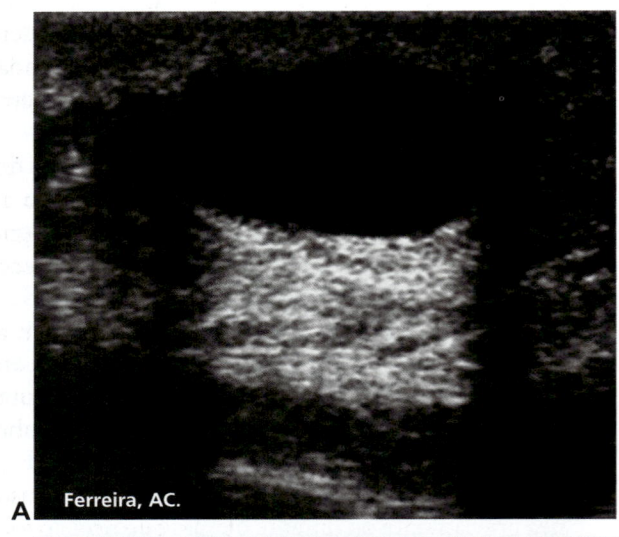

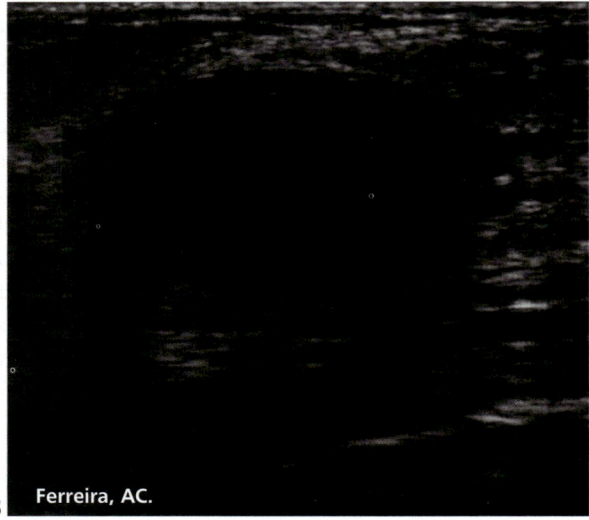

(A) Imagem de cisto simples classificado como BI-RADS® 2. Evidencia-se típico reforço posterior. **(B)** Imagem de cisto complicado que foi confundido com módulo sólido. Classificado como BI-RADS®3. Evidenciam-se ecos de baixa amplitude e sombra laterais.

767. A mamografia de uma paciente sempre deve ser revisada antes da realização de uma ecografia das mamas. Isto é relevante para que se possa ter uma ideia prévia de quais imagens devem ser observadas com mais cuidado, ou quais locais da mama devem ser escaneadas com mais atenção. Não é incomum que profissionais com ótimos equipamentos deixem de observar imagens até certo ponto simples, quando não analisam previamente a mamografia. Por isso, é importante que o ultrassonografista tenha em mãos uma mamografia prévia, para que esta sirva como um guia para a avaliação ecográfica.

768. As lesões mamárias são descritas conforme inúmeras características, e a partir delas diferenciadas em benignas e malignas.

As margens e o formato de uma lesão parecem ser as características mais importantes para predizer malignidade ou benignidade, mas estes achados podem se sobrepor. Geralmente lesões ovoides e redondas são características benignas, e lesões irregulares serrilhadas são malignas.

Quanto à ecogenicidade, vários estudos têm demonstrado que a hipoecogenicidade em relação ao tecido adiposo é um achado sugestivo de malignidade. No entanto, 1/3 das malignidades são isoecogênicas.

A presença de sombra acústica posterior é um achado sugestivo de malignidade, podendo ser encontrada em 60% dos carcinomas. No entanto, estruturas normais da mama também podem causar sombra posterior, devendo ser diferenciadas.

A presença de nódulo mais *"alto do que largo"*, isto é, maior no sentido anteroposterior que no horizontal, tem sido considerada como sinal de malignidade.

Por fim, a presença de microcalcificações são achados ultrassonográficos suspeitos, neste caso, geralmente pelo seu reduzido tamanho, estas calcificações não lançam sombra acústica. Esses critérios já estão claramente estabelecidos na classificação BI-RADS®

769. As lesões mamárias benignas e malignas apresentam diferenças importantes de vascularização. A princípio, 80 a 90% de todas as lesões nodulares apresentam vascularização extrínseca ou extranodular, estando estes vasos em torno de 5 mm da margem tumoral.

As lesões benignas apresentam vasos isolados simples (30%) próximos ou nas adjacências da lesão, que na maioria dos casos correspondem aos vasos nutridores normais. Nas lesões císticas simples ou complicadas não há vascularização intranodular, pois normalmente estes vasos são vistos como círculos sobre a superfície externa das lesões. Em outras ocasiões, podem ocorrer vasos penetrantes (próximo a 20%) que apenas atravessam a superfície do nódulo, em um curto trajeto, sempre direto e de calibre regular.

Nas lesões malignas, os vasos perinodulares têm uma apresentação dominante e apresenta ao menos um vaso penetrante, que apresentam irregularidade, tortuosidade, perda do eixo principal do vaso e bifurcações assimétricas. Aproximadamente 80% das lesões malignas apresentam pelo menos um vaso deste tipo.

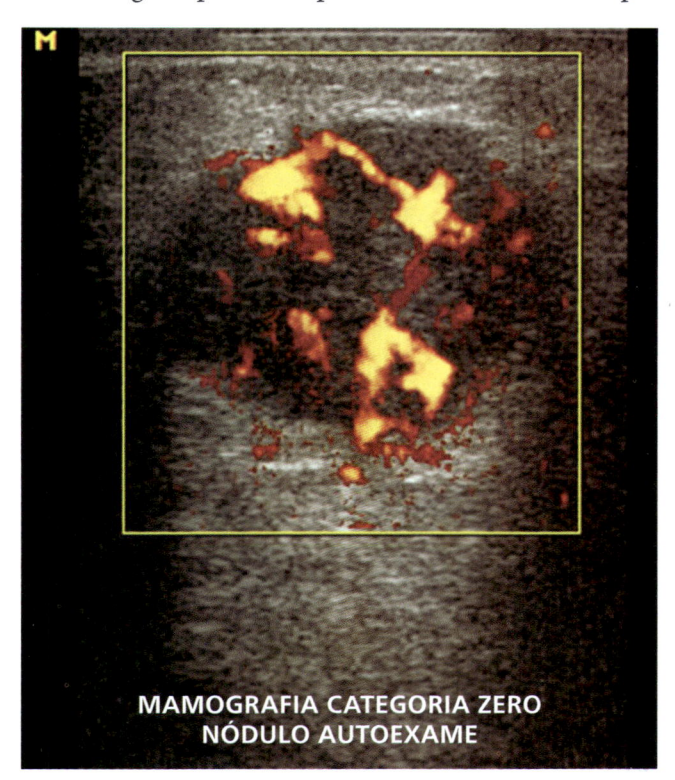

Imagem mostra que a análise B era compatível com benignidade em função da análise Doppler amplitude, a paciente foi categorizada como BI-RADS®4b. Core biópsia revelou carcinoma ductal.

770. O rastreamento mamográfico é recomendado a partir dos 40 anos, com intervalos anuais pela maioria das sociedades médicas, incluindo o Colégio Americano de Radiologia e o Colégio Brasileiro de Radiologia. Em mulheres com maior risco para desenvolver câncer de mama, a mamografia de rotina deve ser iniciada mais cedo. Quando há um parente de primeiro grau com câncer de mama, a proposta é iniciar o rastreamento 10 anos antes da idade em que a enfermidade foi diagnosticada no parente de primeiro grau, mas não antes dos 30 anos, a não ser que haja suspeita ou prova de mutação nos genes BRCA 1 e 2.

Do ponto de vista médico, a periodicidade deve ser sempre anual, a partir dos 40 anos. Isto é recomendado porque intervalos de 1 ano (em vez de 2) resultam em detecção de tumores menores e mais frequentemente linfonodos negativos.

A idade em que deve ser encerrado o rastreamento ainda é incerta, mas a maioria dos especialistas recomenda que seja após os 70 anos. A **realização da mamografia pode e em algumas situações deve ser individualizada para cada paciente**. Após os 70 anos, a mamografia deve ser indicada para mulheres cuja expectativa de vida não esteja comprometida por outra enfermidade.

771. O câncer de mama masculino representa 1% do total dos cânceres de mama e 0,17% de todos os cânceres que acometem os homens. Em razão da baixa incidência de câncer de mama no homem, não existe um programa de rastreamento mamográfico em homens, ficando os métodos de imagem reservados paro o diagnóstico de alterações clínicas. O câncer de mama manifesta-se clinicamente como uma nodulação endurecida, fixa e indolor.

Na mamografia, traduzem-se por nódulos irregulares, densos, com margens microlobuladas, indistintas ou espiculadas, com raras calcificações. Na ultrassonografia os tumores malignos em homens mostram-se como nódulos sólidos, redondos ou ovais, hipoecoicos, com margens não circunscritas.

Em homens, a avaliação dos nódulos mamários deve ser associada ao exame da região axilar, pois linfonodopatia pode ser encontrada em 50% destes pacientes. Também é importante realizar o estudo histológico dos nódulos mamários sólidos em homens, pois são sempre suspeitos de malignidade.